结核病学继续医学教育培训系列教材
许绍发◎丛书主编

结核病
合并相关疾病

首都医科大学附属北京胸科医院
北京市结核病胸部肿瘤研究所
组织编写

初乃惠　高微微◎主编

北京科学技术出版社

图书在版编目(CIP)数据

结核病合并相关疾病 / 初乃惠，高微微主编. — 北京：北京科学技术出版社，2017.1

（结核病学继续医学教育培训系列教材）

ISBN 978-7-5304-8770-9

Ⅰ.①结… Ⅱ.①初… ②高… Ⅲ.①结核病－并发症－防治－继续教育－教材 Ⅳ.①R520.6

中国版本图书馆CIP数据核字（2016）第291853号

结核病合并相关疾病

主　　编：初乃惠　高微微
策划编辑：宋玉涛
责任编辑：张　洁　吕　艳　张晓雪
责任校对：贾　荣
责任印制：李　茗
图文制作：樊润琴
出 版 人：曾庆宇
出版发行：北京科学技术出版社
社　　址：北京西直门南大街16号
邮政编码：100035
电话传真：0086-10-66135495（总编室）
　　　　　0086-10-66113227（发行部）　0086-10-66161952（发行部传真）
电子信箱：bjkj@bjkjpress.com
网　　址：www.bkydw.cn
经　　销：新华书店
印　　刷：三河市国新印装有限公司
开　　本：720mm × 1000mm　1/16
字　　数：294千字
印　　张：21
版　　次：2017年1月第1版
印　　次：2017年1月第1次印刷
ISBN 978-7-5304-8770-9/R·2229

定　价：58.00元

结核病学继续医学教育培训系列教材

丛书编委会

名誉主编 端木宏谨 傅 瑜 马 玙

主　　编 许绍发

副 主 编 张宗德 蔡 超 李 亮

编写秘书 周 爽 黄艳伶

《结核病流行和预防控制》

主　　编 刘宇红 李 亮

《结核病诊断新进展》

主　　编 陈效友

《结核病治疗新进展》

主　　编 唐神结 李 亮

《结核病护理新进展》

主　　编 王秀华 聂菲菲

《结核病合并相关疾病》

主　　编 初乃惠 高微微

《结核病相关疑难病例》

主　　编 高孟秋

编者名单

主　编

初乃惠（首都医科大学附属北京胸科医院）

高微微（首都医科大学附属北京胸科医院）

副主编

戈启萍（首都医科大学附属北京胸科医院）

韩喜琴（首都医科大学附属北京胸科医院）

陈晓红（福建省福州肺科医院）

李志惠（河北省胸科医院）

编　者（以姓氏笔画为序）

马丽萍（首都医科大学附属北京胸科医院）

王玉洁（北京大学国际医院）

王仲元（解放军309医院）

王锦霞（北京回龙观医院）

戈启萍（首都医科大学附属北京胸科医院）

刘玉凤（北京地坛医院）

刘玉峰（山东青岛胸科医院）

杨晓丽（北京京煤集团总医院）

李　琦（首都医科大学附属北京胸科医院）

李志惠（河北省胸科医院）

吴国兰（福建省福州肺科医院）

吴树才（河北省胸科医院）

沙　巍（上海市肺科医院）

初乃惠（首都医科大学附属北京胸科医院）

张　青（上海市肺科医院）

张立群（首都医科大学附属北京胸科医院）

陈东进（北京京煤集团总医院）

陈晓红（福建省福州肺科医院）

陈燕琴（首都医科大学附属北京胸科医院）

赵　红（北京地坛医院）

胡　华（山东省胸科医院）

段鸿飞（首都医科大学附属北京胸科医院）

聂文娟（首都医科大学附属北京胸科医院）

聂理会（首都医科大学附属北京胸科医院）

高微微（首都医科大学附属北京胸科医院）

黄学锐（首都医科大学附属北京胸科医院）

董　娇（山东省胸科医院）

韩喜琴（首都医科大学附属北京胸科医院）

谢　雯（北京地坛医院）

蔡宝云（首都医科大学附属北京胸科医院）

操　敏（首都医科大学附属北京胸科医院）

魏　敏（山东省胸科医院）

序

人类与结核病的斗争经历了漫长的岁月，结核病至今仍是危害人体健康的主要传染病之一。人体以肺为主的多个组织器官都会感染结核分枝杆菌，结核病的临床诊断费时耗力，现代短程化疗也需历时 6 个月以上，还有复发和耐药之虞。在我国，结核病死亡率居各种传染病之首。

有效控制结核病是我们肩负的重任，面对摆在面前的诸多难题，我们首要的任务是学习、掌握相关的知识和技术，应对结核病危害的挑战。医学知识浩如烟海，在互联网上可以搜索到的结核病相关结果约 2430 万个。“结核病学继续医学教育培训系列教材”为我们解答了结核病相关难题，帮助我们提高结核病临床诊断的能力，从而使结核病患者获得更快、更好的治疗效果。

“结核病学继续医学教育培训系列教材”由首都医科大学附属北京胸科医院组织编写，总主编为首都医科大学附属北京胸科医院院长、北京市结核病胸部肿瘤研究所所长许绍发教授。该丛书的编写和出版将为解决结核病临床诊治面临的难题提供正确的思路和科学的方法。

“结核病学继续医学教育培训系列教材”共分为六册：《结核病流行和预防控制》《结核病诊断新进展》《结核病治疗新进展》《结核病护理新进展》《结核病合并相关疾病》《结核病相关疑难病例》。全套书涵盖内容全面，共 100 余万字。

首都医科大学附属北京胸科医院精心组织100余位来自全国各地各单位的专家，汇集了国内结核病及相关学科的高精尖人才，其中有白发苍苍的老专家，也有风华正茂的学科领军人物，更不乏年轻有为的后起之秀，他们来自结核病及相关学科的知名单位，大多是本学科的骨干，在临床、科研、防治领域辛勤耕耘，具有丰富的经验，取得了明显的成绩，获得了多项成果。专家们积极参与编写，使该丛书得以博采众长。该丛书体现了结核病的多学科特点，结核分枝杆菌多侵入肺部，但人体各组织器官皆可由此发病，不断发展的医学逐步将分子生物学、介入技术和磁共振等现代高科技手段引入结核病的诊断、治疗和预防。该丛书着眼于“三个结合”——理论与实际相结合、普及与提高相结合、临床与科研及防治相结合，对相关新技术在结核病领域的应用做了重点论述，对传统学科和新学科在结核病领域的应用做了全面介绍，并将多种相关疾病以及患者护理、感染控制、健康教育等融为一体。

期盼该丛书成为广大医务人员，尤其是从事结核病医疗、教学、科研和防治工作者的良师益友。让我们展望未来，共同实现控制结核病的远大目标。

端木宏谨

2016年11月

前　言

结核病是一种古老的传染性疾病，人类与其的斗争从未间断。随着结核病防控策略的大力实施，结核病发病率和患病率均较前明显下降，世界卫生组织已提出了2035年“终止结核病”的结核病控制目标。虽然结核病疫情较前有所缓解，但它仍是严重威胁人类生命健康的重大传染性疾病。我国虽在结核病治疗和控制方面已取得巨大成就，但结核病在我国仍是一种重要的传染病，结核病患病人数目前仍位居世界第三的高位。因结核病与糖尿病、免疫系统疾病、器官移植、肿瘤等各系统疾病密切相关，且从诊断到治疗均有各自不同的特点，如何处理好结核病与各系统相关疾病的关系并安全有效地诊治是临床医生们密切关注的问题。

结核病与呼吸、消化、血液、内分泌等多系统疾病均有密切相关性，结核病可发病于全身各个器官，且其发病、诊断及治疗也都可受到其他各系统疾病的影响。例如，糖尿病与结核病相互影响，糖尿病患者为结核病高发人群，血糖控制不佳亦可对结核病的预后产生明显影响；免疫系统疾病，如结缔组织疾病患者，因长期服用激素或免疫抑制剂，免疫功能低下，为结核病患病高危人群，需密切监测结核病发病情况。结核病患者在服用抗结核药物过程中，可发生肝脏、肾脏、血液系统等各器官系统的不良反应，如患者存在肝肾、血液系统等器官系统的基础疾病则更增加了结核病的治疗困难，导致出现治疗方案不规范等情况。本书系统介绍了结核病与各相关疾病的关系，合并相关疾病时的临床表现、诊断方面的特点及治疗措施，以及如何能够在保证治疗安全的前提下达到最好的治疗效果。

本书的两位主编是长期从事临床工作的国内知名专家，编委也多为临床资深专家或中青年专家，具有深厚的结核病理论知识及丰富的临床经验。本书的创新之处在于针对不同结核病合并相关疾病，从两病相关性、互相影响，到疾病的诊断、治疗方面的最新进展均进行了详尽叙述，本书的出版将对从事结核病及相关疾病的临床工作者提供重要的参考和借鉴。

本书实用性、可读性强，适用于结核科临床医生、各级综合医院结核病相关学科临床医生及进修医生、医学生等学习参考，对促进他们深入了解结核病及相关疾病的诊治等情况有重要的指导作用。

编　者

2016年12月

目　录

第三章 抗结核治疗相关药物性肝损伤

第四章 结核病合并胃肠道疾病

第五章 肺结核合并咯血

第九章 结核病合并尘肺病

第十章 结核病合并自发性气胸

第十一章 结核病合并妊娠

第十二章 结核病合并慢性肾病

第十三章 肺结核合并甲状腺疾病

第十四章 肺结核合并结缔组织疾病

第十五章 结核病合并血液系统疾病

第十六章 肺结核合并精神疾病

第十七章 实体器官移植术后结核病

第十八章 抗结核药物与其他药物的相互作用

第十九章 抗结核药物不良反应

第一章
肺结核合并肺部感染

一、概述

肺结核合并肺部感染是指由结核分枝杆菌以外的其他病原菌引起的肺结核患者的肺部感染，在医院内外均可发生，主要导致患者发生医院获得性肺炎（HAP）和社区获得性肺炎（CAP）。据世界卫生组织报道，目前全球结核分枝杆菌感染人口接近总人口的30%。我国是全球肺结核高负担国家之一，每年新发病例约870万，死于结核病和相关并发症的患者大于200万例，而合并肺部感染是结核病患者死亡的主要原因之一，也是肺结核患者最常见的并发症。有研究对3924例肺结核患者进行了细菌及真菌培养，结果发现细菌培养的阳性率为26%，真菌培养的阳性率为23%，说明至少有25%的住院肺结核患者合并了细菌和（或）真菌感染。感染发生的主要原因：① 肺结核属于慢性消耗性疾病，长期疾病导致患者细胞免疫功能低下，T淋巴细胞数量减少及功能下降；②结核的增生、渗出、空洞、干酪样病变对肺组织造成损害，病原菌一旦侵入，对其定植与生长繁殖极为有利，再加之肺结核患者大多存在不同程度的支气管上皮受损，净化作用减退，气道反应性增高，口咽部的病原菌易侵犯肺组织；③患者合并其他基础疾病，如糖尿病、低蛋白血症等，导致自身免疫力下降；④肺结核患者长期接受化学药物治疗，抗结核药物在抗结核的同时还具有普通抗菌作用，而且肺结核的治疗时间长，化疗药物种类多，一旦继发普通细菌感染，需两种以上抗菌药物治疗，导致患者自身菌群失调；⑤患者治疗期间各种侵入性操作，如气管插管等，对支气管及肺组织的防御功能造成破坏。

随着临床广谱抗菌药物用量的增加，病原菌为了维持自身的生长和代谢，随环境的变化而不断进化，在复制过程中不断地发生基因突变，导致了大量耐药菌株的产生，使临床感染患者的治疗难度越来越大。防治肺结核患者并发肺部感染是结核病治疗的瓶颈，也是临床亟待解决的问题。

二、临床表现

（一）症状、体征

肺结核合并肺内感染与一般肺内感染不同，病程迁延，一般长于社区感染，症状可轻可重，无特异性，可伴有低热，感染加重时可伴中到高度发热。肺部感染的临床症状主要是发热、咳脓痰，而肺结核合并肺部感染一般不具有发热、咳脓痰等典型临床症状，有时候患者只是低热，但是已经出现严重的肺部感染，因此，临床上很容易出现误诊。有学者指出：当肺结核患者的病情好转且痰菌检查转阴，但是却出现不明原因的发热、咳嗽、咳痰、呼吸急促等症状时，应怀疑患者出现肺部感染，必须立即进行相关检查确诊。

（二）胸部X线

肺部感染患者的胸部X线表现为淡片影，但是在肺结核合并肺部感染的影像学表现上，肺部感染的病灶容易与肺结核的病灶混淆，故而影像学上也不典型，对此必须提高医生的阅片能力，仔细观察影像学检查结果。一般情况下，若肺结核患者的影像学检查发现新的病灶，则应考虑合并肺部感染的可能。

（三）辅助检查

1.化验检查　一般情况下，肺结核合并肺部感染者血常规检查，白细胞计数和中性粒细胞比例增高，但也可不典型。白细胞可在正常范围，但中性粒细胞比例常增高，同时常伴有血小板增高。降钙素原水平在肺部合并细菌及真菌感染的患者中均可升高。

2.红细胞沉降率（ESR）　可正常或轻中度升高，个别结核病病情严重者可明显升高。注意有许多疾病都可以使ESR增快，最常见如贫血、炎症或结缔组织疾病等。但明显升高者要注意排除恶性病变及其他疾病，ESR增快对结核病特异性诊断意义不大。

3.牛乳甘露聚糖检测（GM试验）与1，3-B-D葡聚糖检测（G试验）　合并肺部真菌感染时，可采集患者外周血进行GM试验与G试验。这两种试验检测方便、重复性好，具有早期诊断价值。真菌培养耗时长、具有滞后性、敏感性不佳，但其能对培养出的真菌进行鉴定和药敏试验，对临床用药有指导作用。血清GM试验仅针对曲霉菌，对广谱真菌感染并不十分敏感，支气管肺泡灌洗液（BALF）的GM试验灵敏度虽较血清有很大提高，但因目前尚无统一的cut-off值，结果仅具有参考价值。血清G试验为广谱真菌检测项目，但影响血清G试验检测结果的因素较多。增加BALF的检测对正在进行抗真菌治疗的患者，可有效动态监测血中GM试验、G试验的检测值，能快速评估抗真菌治疗的疗效。

（四）临床特点

（1）肺结核合并肺部感染患者以高龄患者居多，达66%以上，特别是真菌感染多见（46%~80%），这可能与老年患者病史较长、免疫功能减退、并发症较多及病情较重有关。

（2）此类患者多有长期应用抗生素及糖皮质激素病史，且抗生素应用多联合用药或是抗生素多为广谱抗生素。

（3）肺结核病史较长且病变范围较大的患者易合并肺部感染。有研究报道，肺结核继发真菌感染的患者中结核病灶在3个肺野以上者达82%。另外，结核病合并肺部感染多见于合并其他基础疾病患者，如糖尿病、营养不良等。

（4）肺结核患者合并肺部感染时常出现发热，热型及伴随症状取决于病原菌，与CAP或院内感染类似。患者可出现咳嗽加重、痰量增多，细菌感染多咳黄痰，真菌感染时常痰液黏稠。另外，合并真菌感染时，患者可反复咯血、痰中带血或少量咯血。

（5）肺结核患者继发真菌感染是引起呼吸衰竭甚至死亡的重要原因。

三、诊断

由于肺结核本身是一种感染，与其他类型的感染相比，在症状、体征及影像学检查上没有特征性的表现，如果没有可靠的病原学依据，肺结核合并肺部感染的诊断很难确立。而细菌性肺部感染的病原学诊断由于咳痰标本易受口咽部菌群污染，尚有痰标本的不均质性，故很难从通常的分离结果来确定下呼吸道感染的真正病原体。因此，肺结核合并肺部感染的诊断颇具难度。

肺结核的临床诊断目前仍为综合诊断，即根据相应的临床症状、体征和胸部X线特点结合痰结核分枝杆菌的检查，参考特殊的免疫学检测等。需要排除与结核病相类似的疾病（异病同影等）。必要时还要参考诊断性抗结核治疗效果进行综合分析。痰中找到结核分枝杆菌依然是结核病诊断的金标准（详见肺结核诊断标准）。肺部感染诊断标准如下。①患者发热、咳嗽、肺部出现湿啰音，且X线显示肺部有炎性浸润性病变；②合格痰标本连续2次分离到同种细菌，BALF分离到细菌；③合格痰标本连续2次分离到同种真菌，和（或）BALF分离到真菌；④有免疫血清学、组织病理学的病原学诊断证据；⑤持续发热时间大于96小时，经抗菌药物治疗无效；⑥如下危险因素中任何1项：持续应用肾上腺糖皮质激素3周以上、创伤、大手术、长时间机械通气、体内留置导管以及长期使用广谱抗菌药物等。符合①＋②/④则诊断为合并肺部细菌感染，符合①＋⑤＋⑥＋③/④则诊断为合并肺部真菌感染。

另外，诊断时需注意密切观察高危人群，如年老、结核病变范围大、合并其他基础疾病、反复和（或）长期应用激素等患者。及时的病原体检测和药敏试验对于诊断和治疗该病尤为重要，怀疑结核病合并肺部感染患者，应及时采集痰及血标本，必要时行电子气管镜毛刷采集痰液标本送检。

四、影响因素

肺部感染是肺结核患者的主要并发症，也是导致患者死亡的重要原因。因此，对肺结核患者肺部感染的影响因素进行分析，有利于并发症的预防。诸多研究提示，高龄、使用抗菌药物、合并糖尿病、营养状况差、合并慢性支气管炎、合并低蛋白血症、复治等因素均已被多个文献证实为感染的高危因素。反复的抗结核治疗与抗菌治疗，一方面使病菌耐药率增加，另一方面可使病菌变异，这是肺结核患者并发感染的重要影响因素之一。众所周知，肺结核患者的治疗应遵循早期、联合、适量、规则、全程5项原则，不规则治疗、疗程不足、依从性差是初治失败的重要原因。因此，要降低患者的感染率，应加强对肺结核患者的管理和长期督导。

五、病原学研究

在一般HAP和CAP中，Aliberti等报道肺炎链球菌与金黄色葡萄球菌是CAP的主要致病菌；Dalhoff等应用循证医学研究方法证实了大肠埃希菌、流感嗜血杆菌、金黄色葡萄球菌、肺炎链球菌为HAP的主要致病菌。但导致肺结核合并肺部感染的微生物则独有其特点：以肺炎克雷伯杆菌、铜绿假单胞菌、大肠埃希菌等革兰阴性菌为主（分别占7%～20%、6%～17%和5%～12%）；继发真菌、肺炎支原体等肺部感染远较一般HAP与CAP常见（分别为43.8% *vs* 16%～23%和59.6% *vs* 20.7%），细菌与真菌混合感染多见（44% *vs* 22%）。

革兰阴性菌感染为下呼吸道感染和致死的主要原因，其比例高的原因主要为：①肺结核患者免疫力低下，革兰阴性菌中的大肠埃希菌、肺炎克雷伯杆菌、铜绿假单胞菌为最重要的条件致病菌，易在其体内引起多种感染；②肺结核患者由于长期使用抗结核药，干扰了机体的微生态平衡，导致菌群紊乱，正常菌群转变为条件致病菌引起二重感染，而二重感染以革兰阴性菌、金黄色葡萄球菌、白色念珠菌等多见；③当结核分枝杆菌在体内增殖时会出现厌氧倾向，宿主组织中如结节区、干酪区氧分压很低，近于厌氧环境，而肺炎克雷伯杆菌、大肠埃希菌为兼性厌氧，适宜温度37℃，与结核分枝杆菌的生存环境相似，因而可能导致肺结核患者更易感染肺炎克雷伯杆菌及大肠埃希菌。

在医院中广谱抗菌药物应用广泛，且多选用强有力的抗菌药物，导致真菌感染明显上升，已成为不容忽视的问题。导致肺结核患者合并真菌感染的主要原因与如下几点有关。①患者长期接受抗结核治疗；患者病情反复，容易受到外界致病菌的侵袭；患者住院期间需要接受各种有创治疗及检查，如气管插管及呼吸机应用，使得患者肺部组织受到损害，从而增加患者感染风险。②伴多种慢性基础病变的肺结核患者由于机体长期受到致病菌的侵袭，机体免疫力下降，免疫功能出现紊乱，导致T淋巴细胞分泌及生成出现紊乱，且大部分患者气道黏膜上皮细胞受到损伤，导致外界致病菌侵入。③肺结核属于传染性疾病，患者肺部组织出现增生、空洞、渗出以及干酪样病变，从而对患者肺部组织造成破坏，为真菌及假单胞菌生长及定植提供了生长环境。白色念珠菌目前仍然是医院真菌感染的主要深部真菌。白色念珠菌的致病机制是抑制人淋巴细胞的增殖反应，降低免疫功能，并可通过自身分泌的磷脂酶A黏附到宿主免疫细胞上，它的致病力最强且具有抑制机体免疫功能的能力。因此，真菌感染疗程长，抗真菌药物对宿主细胞均有一定的毒性作用，且真菌具有坚韧的甲壳或葡聚糖，药物较难透入，故应根据感染部位和病变程度选药，随时观察药物不良反应和肝肾功能变化。临床对疑为肺结核合并真菌感染的病例应早期采集感染性标本进行真菌培养，以早期发现病原性真菌，及时选择有效的抗真菌药物进行治疗。

六、治疗

（一）社区获得性肺炎

我国的CAP诊治指南将患者分为4组。第1组为青壮年、无基础疾病者，抗菌药物选择多为大环内酯类、青霉素、复方磺胺甲噁唑、多西环素、第一代头孢菌素、新喹诺酮类。第2组为老年人或有基础疾病者，抗菌药物选择为第二代头孢菌素、β-内酰胺类/β-内酰胺酶抑制剂，或联合大环内酯类、新喹诺酮类。第3组为需要住院患者，抗菌药物选择为第二代头孢菌素单用或联合大环内酯类；头孢噻肟或头孢曲松单用，或联合大环内酯类；新喹诺酮类或新大环内酯类；青霉素或第一代头孢菌素，联合喹诺酮类或氨基糖苷类。第4组为重症肺炎患者（依据重症肺炎诊断标准），抗菌药物选择为大环内酯类联合头孢噻肟钠或头孢曲松；广谱β-内酰胺类/β-内酰胺酶抑制剂或头孢菌素类，或二者之一联合大环内酯类；碳氢霉烯类；青霉素过敏者选用新喹诺酮类联合氨基糖苷类。

（二）医院获得性肺炎

1．经验性治疗

（1）轻、中症HAP。

1）常见病原体。肠杆菌科细菌、流感嗜血杆菌、肺炎链球菌、甲氧西林敏感金黄色葡萄球菌（MSSA）等。

2）抗菌药物选择。第二、三代头孢菌素（不必包括具有抗假单孢菌活性者），β-内酰胺类/β-内酰胺酶抑制剂；青霉素过敏者选用氟喹诺酮类或克林霉素联合大环内酯类。

（2）重症HAP。

1）常见病原体。铜绿假单胞菌、耐甲氧西林金黄色葡萄球菌（MRSA）、不动杆菌、肠杆菌属细菌、厌氧菌。

2）抗菌药物选择。喹诺酮类或氨基糖苷类联合下列药物之一：抗假单胞菌

（β-内酰胺类如头孢他啶、头孢哌酮、哌拉西林、替卡西林、美洛西林等）；广谱β-内酰胺类/β-内酰胺酶抑制剂，如替卡西林/克拉维酸、头孢哌酮/舒巴坦钠、哌拉西林/他唑巴坦；碳青霉烯类，如亚胺培南；必要时联合万古霉素（针对MRSA）。

2.抗病原微生物治疗　经验治疗的药物种类和剂量，应结合当地细菌耐药性监测资料、治疗费用、有效性和医疗规定等限制因素综合考虑。无多重耐药性（MDR）病原体感染危险因素、早发HAP和VAP（呼吸机相关性肺炎）的病原菌主要为肺炎链球菌、流感嗜血杆菌、甲氧西林敏感的金黄色葡萄球菌；抗菌药物敏感的革兰阴性杆菌（大肠埃希菌、肺炎克雷伯杆菌、肠杆菌属、变形菌属、黏质沙雷菌）。推荐的抗菌药物主要为：头孢曲松、左氧氟沙星（Lfx）、莫西沙星、氨苄西林/ 舒巴坦、比阿培南等。有MDR感染危险因素、晚发的不同严重程度的HAP、VAP的病原菌主要为MDR病原菌，包括铜绿假单胞菌、产超广谱β-内酰胺酶（ESBL）的肺炎克雷伯杆菌不动杆菌属、MRSA以及嗜肺军团菌。推荐抗菌药物联合治疗方案包括：有抗铜绿假单胞菌活性的头孢菌素（如头孢吡肟、头孢他啶）或有抗铜绿假单胞菌活性的碳青霉烯类（如亚胺培南、美罗培南），或β-内酰胺类/β-内酰胺酶抑制剂（如哌拉西林/他唑巴坦），联合有抗铜绿假单胞菌活性的氟喹诺酮类（如环丙沙星、左氧氟沙星），或氨基糖苷类（如阿米卡星、庆大霉素、妥布霉素）。如有MRSA危险因素或当地MRSA发生率较高，尚需联合利奈唑胺或万古霉素。如肺炎克雷伯杆菌不动杆菌属疑为产ESBL菌株，应选用碳青霉烯类；如为嗜肺军团菌，联合用药方案中应包括大环内酯类或氟喹诺酮类，而不用氨基糖苷类。对于鲍曼不动杆菌感染，尤其是多重耐药和泛耐药菌株，目前大量文献建议采取联合治疗，如亚胺培南等碳青霉烯类联合利福平（RFP）、阿米卡星或舒巴坦，美罗培南联合多黏菌素B，替加环素联合多黏菌素或舒巴坦等。

3.肺真菌感染治疗

（1）两性霉素B去氧胆酸盐及其含脂制剂。多烯类抗真菌药，可用于曲霉菌属、念珠菌属、隐球菌属、组织胞质菌等引起的感染。目前有3种制剂：两性霉素B脂质复合体（ABLC）、两性霉素B胆固醇复合体（ABCC）［亦称两性霉素B胶质分散体（ABCD）］、两性霉素B脂质体（L-AmB），因这三种利剂的分布更集中于单核–吞噬细胞系统如肝、脾和肺组织，减少了在肾组织的浓度，故肾毒性较两性霉素B去氧胆酸盐降低。

（2）伊曲康唑。三唑类抗真菌药，适用于曲霉菌属、念珠菌属、隐球菌属和组织胞质菌等引起的感染的确诊、临床诊断及拟诊侵袭性真菌感染（IFI）的治疗（静脉注射剂和口服制剂序贯使用）。

（3）氟胞嘧啶。氟胞嘧啶类化合物，属抑菌剂，对隐球菌和念珠菌包括非白色念珠菌有良好抗菌作用，其他真菌则多耐药。单独应用易导致耐药，多与两性霉素B联合使用。

（4）氟康唑。三唑类抗真菌药，抗真菌谱包括念珠菌属（主要为白色念珠菌，对光滑念珠菌的活性逐步降低，对克柔念珠菌几乎无活性）和隐球菌属，对曲霉菌感染无效。

（5）伏立康唑。三唑类抗真菌药，适用于免疫抑制患者的严重真菌感染，如侵袭性曲霉菌、氟康唑耐药念珠菌引起的侵袭性感染、镰刀霉感染等。

（6）卡泊芬净。棘白菌素类抗真菌药，其抗真菌谱包括多种致病性曲霉菌属和念珠菌属，适用于侵袭性曲霉病。

（7）米卡芬净。为新型棘白菌素类广谱抗真菌药，对念珠菌属、曲霉菌属具有广泛抗真菌作用，对耐氟康唑与依曲康唑的念珠菌亦有作用，通过抑制真菌细胞壁的D-葡聚糖的合成发挥抗真菌作用。

4.疗程　应个体化，其长短取决于感染的病原体、严重程度、基础疾病及临床治疗反应等。一般的建议疗程：流感嗜血杆菌10～14日，肠杆菌科细菌、不动杆菌14～21日，铜绿假单胞菌21～28日，金黄色葡萄球菌21～28日，其中MRSA可适当延长疗程，军团菌、支原体及衣原体14～21日；肺真菌感染疗程一般为3～6个月。

七、注意事项

肺结核合并肺部感染的患者多长期应用抗生素，部分患者同时长期使用糖皮质激素，且多联合用药（两种以上抗生素），多为广谱抗生素（以第三代头孢菌素为主），特别是继发真菌感染的患者，使用的抗生素种类多达3种以上。抗结核化疗药物与其他抗微生物化疗药物联合应用，可能会产生药物相互作用，目前这方面研究不多，有研究提示利福平与氟喹诺酮类药物联合具有拮抗作用，不主张合用，但临床上尚待证实。利福平类药物和异烟肼可降低氟康唑、伊曲康唑、酮康唑等抗真菌药物的血药浓度，影响后者疗效，必要时应相应提高剂量。利福平通过诱导肝脏微粒体酶增加糖皮质激素的代谢失活，对免疫抑制剂环孢素和FK506亦具类似作用。同样，亚胺培南和唑类抗真菌药物也影响环孢素的代谢，使环孢素血药浓度升高。大环内酯类会增加激素和环孢素的血药浓度。

抗生素的发展日新月异，微生物也在不断地发生变异，产生更具毒力和耐药性的菌株。当前临床用药起点高、时间长、经验用药、不做细菌培养根据临床症状盲目停药等，可造成细菌产生耐药性和患者发生菌群失调症，增加双重和多重感染机会。肺结核继发细菌和（或）真菌感染的临床症状有时并无特异性，易被结核病的症状掩盖而被忽略。因此，在治疗结核病的同时，切记不要忽视其他致病菌的常规监测，应该以微生物鉴定和药敏结果为依据，避免过分依赖高效广谱抗生素。尽量减少合并感染而给结核病的治疗带来更大的困难，使抗结核能做到全程化疗。

八、病例

肺结核合并曲霉菌感染1例诊治经过。

（一）病例简介

患者，男性，62岁。

主诉 食欲缺乏半年，加重伴咳嗽、咳痰1周。

现病史 患者半年前无明显原因出现咳嗽，咳少量白黏痰，伴有胸闷、气短不适，活动后明显，自诉体温稍高，但未具体测量。无胸痛，无恶心、呕吐，无咯血及痰中带血，食欲缺乏，消瘦，饮食差，未正规诊治。1周前无明显诱因出现咳嗽、咳痰、胸闷、憋气，食欲缺乏加重，出现发热，体温最高达38.0℃，无胸痛，无心悸，无咯血及痰中带血，初期未治疗，上述症状逐渐加重，遂于1日前至当地就诊，行上消化道造影及胸部透视示胃炎，双肺不均片状及团块状密度增高影，血常规示白细胞（WBC）12.7×10^9/L，遂来医院就诊，门诊以“双肺感染性病变、胃炎”收入院。患者自患病以来，饮食差，睡眠一般，大便少且干，小便正常，体重下降不详。

既往史 平素健康状况一般；否认肝炎、结核、疟疾病史；否认高血压、心脏病病史；否认糖尿病、脑血管疾病、肾病、肺部疾病病史；预防接种史不详；否认食物、药物过敏史；否认手术史、外伤史、输血史。

个人史 吸烟史约30年，平均10支/日，少量饮酒。

家族史 无阳性记载。

查体 体温（T）39.0℃，心率（P）118次/分，呼吸（R）23次/分，血压（BP）90/60mmHg，体重40kg。老年男性，发育正常，恶病质，急性面容，表情疲惫，自主体位，神志清楚，查体合作。全身皮肤黏膜无黄染。胸廓无畸形，胸骨无叩痛。呼吸运动正常，肋间隙正常，语颤减弱。双肺叩诊清音，呼吸规整，双肺呼吸音低，左下肺可闻及少许哮鸣音，双肺中下野可闻及湿啰音，无胸膜摩擦音。心率118次/分，律齐，心音低钝，各瓣膜听诊区未闻及杂音，腹部查体无异常，下肢无水肿。

辅助检查 胸部CT（图1-1）示左肺下叶外基底段见团块状高密度影，边缘清晰，最大截面大小约2.6cm×1.9cm，内密度尚均匀，与邻近胸膜相连。余双肺内见弥散分布的斑点、斑片、结节及索条样高密度影，边界清，内密度不均，双肺上叶可见多发空洞影，洞内壁尚光整，部分病灶与胸膜相连，灶周气肿。双

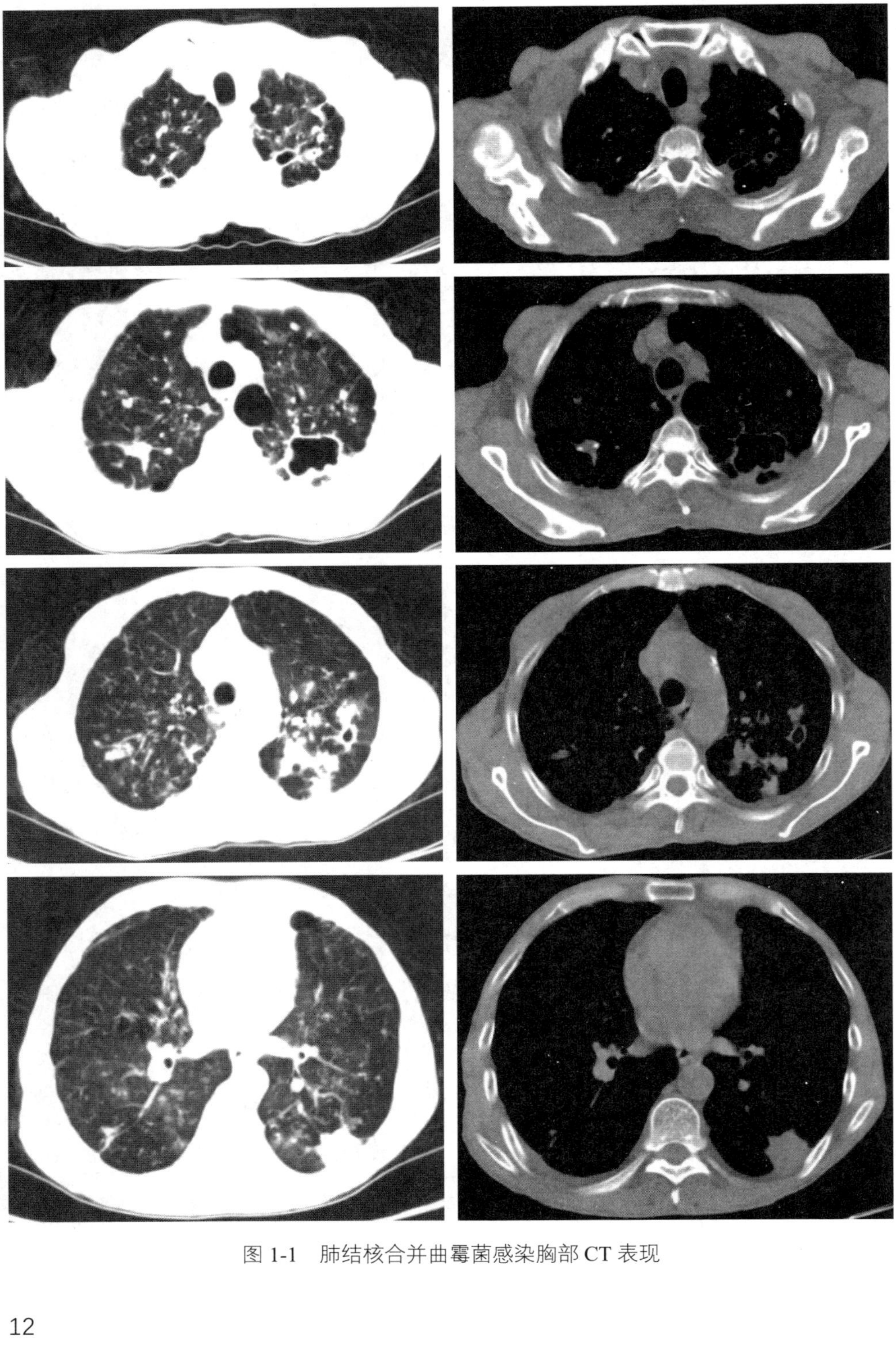

图 1-1　肺结核合并曲霉菌感染胸部 CT 表现

侧胸膜轻度增厚、粘连。双肺内见区域性密度减低区。段以上支气管开口通畅，4L、5、7区见肿大淋巴结。

血气分析：pH 7.49↑；$PaCO_2$ 31mmHg↓；PaO_2 77mmHg↓；吸氧浓度21.00%；氧饱和度 95.1%。血常规：WBC 11.25×10^9/L↑；中性粒细胞（N）82.1%↑；淋巴细胞（L）12.0%↓。C反应蛋白：159.00mg/L↑。免疫功能检测（T+B+NK）：T抑制细胞$CD3^+$、$CD8^+$ 10.80%↓，CD4/CD8 3.57↑。痰抗酸杆菌检测荧光法：阳性（+++）。痰结核分枝杆菌DNA检测：191000拷贝/毫升。痰涂片查真菌：找到真菌孢子。痰一般细菌涂片检查：找到革兰阳性球菌、真菌孢子。痰真菌培养：曲霉菌。

（二）接诊思路

1.患者的病例特点

（1）老年男性，营养差，长期食欲缺乏。

（2）无既往病史。

（3）胸部弥散分布的斑点、斑片、结节及索条样高密度影，双肺上叶可见多发空洞影。

（4）痰中明确找到抗酸杆菌、曲霉菌。

（5）查体：恶病质，急性面容，表情疲惫，双肺呼吸音低，左下肺可闻及少许哮鸣音，双肺中下野可闻及湿啰音，无胸膜摩擦音。心率118次/分，律齐，心音低钝，腹部及双下肢查体无异常。

2.病例分析　肺结核合并肺部感染患者以高龄患者居多，达66%以上，特别是真菌感染多见（46%~80%），可能与老年患者病史较长、免疫功能减退、并发症较多及病情较重有关。空洞性肺结核患者容易在空洞内继发曲霉菌感染。

（三）处置策略

（1）调节免疫功能，鼓励患者进食高蛋白、高营养、易消化食物，增强体质。

（2）同时给予抗结核、抗曲霉菌治疗，因利福平与伏立康唑合用会降低伏立康唑的血药峰浓度及给药间期的药时曲线下面积，注意两者禁止合用。

（3）定期监测血常规、电解质、肝功能等。

（四）诊治经过

完善检查后，予哌拉西林/他唑巴坦联合莫西沙星抗细菌治疗，予伏立康唑抗真菌治疗，同时给予止咳、化痰、调节免疫等治疗。患者住院3日后，体温逐渐下降至正常；咳痰量减少，痰较入院时易咳出。经抗结核、抗感染治疗2周后，黄痰消失，咳痰量明显减少，食欲缺乏、乏力、胸闷等不适症状基本消失，复查胸部CT，肺部病变较前有所吸收，空洞较入院时有所缩小。目前仍在抗结核、抗真菌治疗中。

（五）专家提示

（1）肺结核存在空洞性病变时，容易在空洞基础上继发真菌感染，对于老年患者及存在免疫功能下降、紊乱，并发症较多者，需要第一时间明确是否存在真菌感染。

（2）因空洞性肺结核容易出现咯血，而肺曲霉菌病患者常以咯血为首发症状，临床上需要注意鉴别。

（3）抗结核和抗真菌治疗同时进行时，需要密切监测肝功能，且在治疗中注重调节免疫功能及营养支持，对治疗效果可起到良好的辅助作用。

（董 娇　魏 敏　胡 华）

参考文献

1. 谭守勇，刘志辉.在肺结核诊疗中应加强对其他肺部感染性疾病的分析.结核病肺部健康杂志，2013,2(4):219-221.

2. 沈大勇，张莉.肺结核患者肺部合并其他病原菌感染特征分析.中国卫生检验杂志,2004,14(4):475-476.

3. Thomas J,Walsh.Treatment of Aspergillosis: Clinical Practice Guidelines of the Infectious Diseases Society of America.Clinical Infectious Diseases,2008,46:327-360.

4. 卢家泽,邝浩斌,李德宪,等.降钙素原检测对肺结核合并肺部细菌感染诊断的临床价值研究.中国防痨杂志,2013,35(11):923-926.

5. 马清，于农，尹秀云，等.GM、G 试验及真菌培养鉴定对肺部侵袭性真菌感染的诊断价值.军事医学，2016,40(3):234-236.

6. 胡华,杨燕,鞠云飞,等.血清半乳甘露聚糖抗原检测在肺曲霉菌病临床诊治的应用价值.中华医院感染学杂志,2010,20(20):3247-3249.
7. 胡华,杨燕,滕隔玲,等.支气管肺泡灌洗液半乳甘露聚糖抗原检测在肺曲霉病诊断中的价值.中华医学杂志, 2012,92(32):2268-2270.
8. Li xiao-ying,Duan Hong-fei, Yang Li-mei, et al. Pulmonary tuberculosis and bacterial pneumonia co-infection: a clinical etiology investigation in china. Chinese Journal of Zoonoses,2014,30(4):364-372.
9. Aliberti S, KayeK S. The changing microbiologic epidemiology of community-acquired pneumonia. Postgrad Med,2013,l25(6):31-42.
10. Dalhoff K, EWig S, Gideline Development Group, et al. Adult patients with nosocomial pneumonia: epidemiology, diagnosis, and treatment. Dtsch Arztebl Int,20l3,110(38):634-640.
11. 朱浩,胡君,张华芳,等.肺结核患者肺部感染的病原菌分布与耐药性分析.中华医院感染学杂志,2015,25(1):51-53.
12. 李国保,李沛.肺结核并发真菌及假单胞菌属感染临床特点分析.中外医疗,2014,8:38-39.
13. 宋斌,叶燕青,张瑾.肺结核患者合并医院真菌感染的相关因素分析.中华医院感染学杂志, 2012,22(7):1362-1363.
14. National Clinical Guideline Centre (UK).Pneumonia: Diagnosis and Management of Community- and Hospital-Acquired Pneumonia in Adults. London: National Institute for Health and Care Excellence (UK). 2014.
15. 杨燕,胡华,陈影,等.肺结核合并鲍曼不动杆菌感染的临床特点及对常用抗生素的耐药性分析.中国防痨杂志,2014,36(9):815-819.
16. 贺毅,吴伟元,陆坚,等.替加环素、米诺环素、多黏菌素B对碳青霉烯类敏感性降低和不敏感鲍曼不动杆菌体外抗菌活性.中国感染与化疗杂志,2014,14(1):42-46.
17. 刘杰.肺结核合并肺部感染的20例临床用药分析.中国卫生标准管理,2014,22:76-77.
18. 成人支气管扩张症诊治专家共识编写组. 成人支气管扩张症诊治专家共识.中华结核和呼吸杂志,2012,35(7):485-492.
19. 陈恩泰,何晴,苏丽芳,等.75例老年肺结核继发肺部真菌感染患者的临床特点.结核病与肺部健康杂志,2013,2(1):34-37.
20. 陈振华,谭笑,余艳艳,等.血清降钙素原在肺结核合并肺部感染诊断中的应用.中国感染控制杂志,2014,13(8):482-485.

第二章 肺结核合并糖尿病

一、概述

糖尿病是当前威胁全球人类健康的最重要的慢性非感染性疾病（noncommunicable diseases，NCD），根据国际糖尿病联盟（IDF）统计，2015年全球糖尿病患病率达到8.8%，即估测全球共有4.15亿糖尿病患者，其中75%来自中低收入国家，由于糖尿病而死亡的患者达到了500万。另有3.18亿糖耐量异常患者，到2040年，预计全球糖尿病患者可达6.43亿。

随着中国经济的发展，中国的糖尿病发病率近十年增长迅速。从1980年的低于1%，1994年的2.5%，2000~2001年的5.5%，2007年的9.7%，增加至2010年的11.6%。据IDF的年报，中国是世界上糖尿病患者最多的国家，2015年的患者总数达到了1.09亿。

糖尿病患者是结核病的高危人群，糖尿病患者的不断增加对全球结核病的控制造成了威胁。从1994年起实施的直接督导下短程化疗（DOTS）策略已将肺结核的治愈率提高到85%以上，然而该战略对降低结核病的发病率的影响并不明显。在20世纪早期，糖尿病合并肺结核曾引起广泛关注，但是随着治疗效果较好的药物相继被发现，这种情况逐渐被人遗忘。近十年来随着全球糖尿病患者的增多，糖尿病和肺结核患者之间的联系再次受到关注，尤其是发展中国家糖尿病和肺结核的发病率将同步增长，迫使我们来重新重视这个问题。为此，2011年世界卫生组织和国际结核病和肺部健康联盟（Union）共同出台了《肺结核与糖尿病防控协作框架》，呼吁各国的政策制定者和医务工作人员进行临床及相关的研究工作，为控制双重疾病的疫情提供高质量的证据。2015年世界糖尿病基金会（WDF）和Union在印尼的巴厘岛共同举办高峰论坛，并发表了《巴厘岛宣言》，承诺将促进对双重疾病的相关行动，控制两病共流行的疫情。

二、流行病学

国内外多项研究表明，糖尿病是肺结核发病的独立危险因素，糖尿病患者发生肺结核的危险度为普通人群的3倍以上，不同的研究人群和研究结果显示5%~30%的肺结核患者同时罹患糖尿病。例如，英国的研究表明，结核病患者中有11%的患者同时合并糖尿病，其中亚裔男性人群可达20%；在结核病和糖尿病发病高负担的发展中国家，这一比例更高，印度为15%，其中肺结核痰厚涂片阳性的患者中罹患糖尿病的患者为20.2%；在墨西哥，这一比例高达23%。近期的一项对墨西哥-美国边境地区的横断面调查结果显示，在这一区域的墨西哥境内，结核病患者中36%合并糖尿病，而美国境内（德克萨斯州）有39%的患者合并糖尿病。

赵光丹等对国内糖尿病患者合并社区获得性感染的种类进行Meta分析的结果显示，糖尿病患者最常见的社区获得性感染之一是结核病，发生率为10.8%，仅次于呼吸系统感染（40.74%）和泌尿系统感染（27.35%）；但是国内对于两病共患缺乏全国的流行病学调查结果，目前的流行病学数据以区域性调查为主。例如，广州市中心城区2004—2008年肺结核合并糖尿病患者占同期登记肺结核患者总数的5年平均比例为6.2%；上海市肺科医院2008—2009年肺结核合并糖尿病患者占同期登记的肺结核患者总数的9.5%；北京两个区2010—2011年两病合并的发病率为16.2%。陈红光等对中国内地肺结核合并糖尿病的患病率的Meta分析结果显示，肺结核合并糖尿病患病率为7.20%（95% *CI*：6.01%~8.39%），其中40岁以上年龄组（12.18%）高于40岁以下年龄组（2.33%），痰涂片阳性组（11.40%）高于阴性组（4.00%）。

总之，全世界范围内糖尿病发病率的增长将带动肺结核发病率的增长，在发展中国家尤为明显。糖尿病与肺结核并发的情况中，糖尿病先于肺结核者占多数，为70%~85%，其次为同时发现，或肺结核先于糖尿病。

三、临床表现

（一）症状

肺结核合并糖尿病患者的临床症状与单纯结核病患者相比并无特异性，主要表现为咳嗽、咳痰、咯血等呼吸道症状，以及发热、盗汗和乏力等全身症状，但症状较单纯肺结核患者严重，也有研究结果显示两类患者的临床症状无显著差别。由于糖尿病患者血糖控制不佳时易出现体重降低及呼吸道感染，其症状与结核病类似，因此，常常会造成误诊或者漏诊。相对于血糖控制良好的患者，控制不良者常起病较重、较急，咳嗽、咳痰、发热、盗汗乏力、痰血等症状较严重，病情进展迅速。

（二）体征

肺结核合并糖尿病患者的肺部由于干酪样肺炎和空洞发生率较高，因此，肺部听诊可闻及细湿啰音。若出现大面积干酪样肺炎可伴有肺实变体征，如语颤增强，叩诊呈实音或浊音，听诊闻及支气管呼吸音。当形成巨大空洞时，叩诊呈过清音或鼓音，听诊闻及空洞性呼吸音。

四、实验室检查

（一）病原学检查

直接镜检法是通过标本直接找到抗酸杆菌，标本来源可以是：痰液、超声雾化导痰、下呼吸道采样、支气管冲洗液、BALF、肺及支气管活检标本。分离培养法灵敏度高于涂片镜检法，可直接获得菌落并进行菌种鉴定和药敏检测。分离培养法采用改良罗氏和BACTEC法，前者所需时间较长，一般需培养4～8周；后者阳性率更高，而且检测时间可缩短2～4周。

随着分子生物学技术进入结核病领域，细菌学检测渐显活跃，基因诊断也取得了重大突破。研究结果显示分子生物学技术可获得明显高于涂片镜检的阳性率和略高于培养的阳性率，且省时快速，成为结核病病原学诊断的重要参考依据。例如，Xpert MTB/RIF的检测，可在2小时内获得结果，其灵敏度可达90%以上，特异性在95%以上，不仅可用于快速诊断结核病，同时也可快速筛查利福平的耐药情况。

大量的研究结果显示，肺结核合并糖尿病的患者痰菌阳性率，包括涂片阳性率和培养阳性率均较单纯肺结核患者高，尤其是血糖控制不理想的患者。根据国内的报道，合并糖尿病的肺结核患者的痰涂片阳性率在50%～78.4%，远高于单纯肺结核患者，说明双重疾病的患者更具有传染性。由于痰涂片检查阳性是确诊肺结核的重要依据，而且所需费用较低、技术要求不高，因此，在糖尿病患者中进行痰涂片的筛查有利于结核病的早期诊断和早期干预。

（二）免疫学检测

现有的研究结果表明，无论是结核菌素皮试试验（TST）还是γ-干扰素释放试验（IGRAs），肺结核合并糖尿病患者的阳性率与单纯肺结核患者相比并无显著差异，但是IGRAs的特异性要高于TST。根据高鸣的研究，酶联免疫斑点（ELISPOT）试验对肺结核合并糖尿病（菌阳+菌阴）诊断的灵敏度和特异性分别为83.6%和98.0%，而结核菌素纯蛋白衍生物试验（PPD）的灵敏度和特异性分别为83.1%和33.3%；而且血糖控制较差的人群和血糖控制较好的人群相比较，ELISPOT试验和PPD试验诊断的灵敏度、特异性、阳性预测值和阴性预测值并没有显著性差异。刘荣梅等的研究结果显示，IGRAs诊断肺结核合并糖尿病的灵敏度为92.9%（79/85），显著优于抗结核抗体的灵敏度［78.8%（67/85）］及痰结核分枝杆菌检查的灵敏度［54.1%（46/85）］。以上结果均提示，IGRAs对肺结核合并糖尿病患者具有较高的诊断价值，而且糖尿病患者的免疫抑制状态及血糖水平并不会影响这一检测技术的结果。

（三）影像学

可以进行胸部X线片或者胸部CT检查，前者可作为筛查，后者较前者能更全面地观察病灶的部位、形态、特征及治疗后的变化。与单纯结核病相比，肺结核合并糖尿病的患者胸部X线片及胸部CT多呈大片状密度增高影，呈浸润型改变，范围广，常侵犯多个肺野，表现为干酪性肺炎的患者较多。空洞性病灶发生率亦高，可表现为厚壁空洞、薄壁空洞及无壁空洞。此外，糖尿病患者的肺内病变部位与单纯结核病患者的结核病灶有位于两肺上叶后段和下叶背段的不同，糖尿病患者表现为双下肺的病灶较多，且与血糖水平相关。黄华等的回顾性数据显示，肺结核合并糖尿病空洞、肿块及浸润发生率较高；尹洪云等的数据显示，肺结核合并糖尿病特征性影像学变化以干酪样病变为主者占81.4%，其中空腹血糖超过10mmol/L者干酪样病变发生率增高。Chiang等对581例合并糖尿病和628例无糖尿病的结核病患者的影像学改变进行了分析，合并糖尿病的患者下肺病灶的发生率，肺实质病变的范围，空洞、多发空洞和3cm以上空洞的发生率均较高，糖化血红蛋白（HbA1c）为7%、7%~9%和9%的患者发生下肺病灶的相对危险度分别为0.80（95% *CI*：0.46~1.42），2.32（95% *CI*：1.36~3.98）和1.62（95% *CI*：1.12~2.36），发生空洞的相对危险度分别为0.87（95% *CI*：0.46~1.62）、1.84（95% *CI*：1.20~2.84）和3.71（95% *CI*：2.64~5.22）。

（四）病理学诊断

结核病具有特征性的病理学特征，因此，通过各种介入手段如经气管镜活检、经皮穿刺、胸腹腔镜活检技术获得标本，可通过病理学、特殊染色、免疫组化和分子病理学等方法诊断结核病。

（五）糖尿病相关检查

1.血糖和口服葡萄糖耐量试验（OGTT）　血糖升高是诊断糖尿病的主要依据，也是判断糖尿病病情和控制状况的主要指标，血糖值反映的是即时的血糖水平。诊断糖尿病时必须使用静脉血浆，而随访血糖时可使用便携式血糖仪测定指末血糖。

当血糖高于正常但未达到糖尿病诊断标准时可进行OGTT，该检测是在无摄入任何热量8小时后，清晨空腹进行，将75g无水葡萄糖溶于250~300ml水中，成人5~10分钟内饮完，2小时后测静脉血糖。

我国资料显示，仅查空腹血糖，则糖尿病的漏诊率较高，理想的调查是同时检查空腹血糖及OGTT后2小时血糖值，OGTT其他时间点血糖不作为诊断标准。

2.HbA1c　正常人的HbA1c占血红蛋白总量的3%~6%，血糖控制不佳者HbA1c升高，并与血糖升高的程度和持续时间相关。HbA1c反映患者8~12周平均血糖水平，不能反映即时血糖水平及血糖波动情况，也不能确定是否有低血糖。

3.胰岛B细胞功能检查　胰岛素分泌缺陷和（或）靶组织对胰岛素敏感性降低是糖尿病发病的重要病理生理机制。正确检测及评价胰岛B细胞功能，对于糖尿病的早期诊断、病情评估、早期干预、疗效评价及疾病预后具有极其重要的意义。检测胰岛B细胞功能有很多方法，包括胰岛素脉冲样分泌模式的检测和胰岛B细胞分泌刺激试验（葡萄糖刺激试验和非葡萄糖刺激试验），此外，还可通过分析胰岛B细胞分泌的其他肽类来判断其功能，如C肽、胰岛素原等。

（1）胰岛素脉冲式分泌。可分为快速脉冲分泌波动及慢速分泌波动。快速脉冲分泌异常是2型糖尿病患者B细胞功能缺陷的早期标志。糖尿病及其高风险人群中胰岛素脉冲式分泌异常的出现常早于1相胰岛素分泌异常，故可用于检出糖尿病易感者潜在的细胞功能缺陷，亦可用于观察糖尿病者B细胞功能的变化及治疗后功能的变化。

（2）葡萄糖刺激试验。正常人胰岛B细胞对葡萄糖反应迅速，血糖升高后数秒至数分即可观察到胰岛素水平的增高，采用葡萄糖刺激法可观察胰岛素早期分泌功能，其主要方法有以下几种。

1）高葡萄糖钳夹试验。通过输注外源性葡萄糖，使血糖快速升高并维持在相对平稳的高糖水平，以刺激内源性胰岛素分泌，可观察到胰岛素双相分泌。高葡萄糖钳夹试验是检测B细胞功能的金标准，但受胰岛素抵抗影响，所评估的是胰岛素分泌量，而非真正B细胞功能；而且方法复杂，技术要求高，临床普遍开展困难，仅用于科研。

2）静脉注射葡萄糖耐量试验。即一次性静脉注射葡萄糖，在注射后3小时内观察血糖和胰岛素的变化，亦可观察到胰岛素双相分泌。

上述两种方法在糖尿病前期（IGR）或早期糖尿病患者可见到胰岛素1相分泌消失，甚至在糖耐量正常阶段已发生变化，故可发现潜在的B细胞功能减退。

3）口服葡萄糖耐量试验联合胰岛素释放试验。这是临床常用的筛查糖尿病的方法。通常以早期胰岛素分泌指数（糖负荷后30分钟胰岛素和葡萄糖净增值的比值，$\Delta I_{30}/G_{30}$）代表早期相分泌，以胰岛素曲线下面积（*AUC*-1）代表2相分泌。

4） 血清C肽释放试验。C肽值评估B细胞功能常用于以胰岛素治疗的糖尿病患者，其值不受外源性胰岛素影响，故外周血中C肽能较稳定、全面地反映B细胞分泌胰岛素功能。

五、诊断

（一）结核病的诊断

按照2001年《中华人民共和国卫生行业标准》（WS196-2001），结核病分为以下五类：①原发性肺结核，包括原发综合征及胸内淋巴结结核；②血行播散性肺结核，包括急性血行播散性肺结核（急性粟粒性肺结核）及亚急性、慢性血行播散性肺结核；③继发性肺结核，包括浸润性、纤维空洞及干酪性肺炎等；④结核性胸膜炎，包括结核性干性胸膜炎、结核性渗出性胸膜炎、结核性脓胸；⑤其他肺外结核，其他肺外结核按部位及脏器命名。其中肺结核分确诊病例、临床诊断病例和疑似病例，根据其痰检的结果又可分为菌阳肺结核和菌阴肺结核（详见肺结核诊断标准）。诊断应根据患者的临床表现、影像学、免疫学和细菌学结果进行综合性分析，必要时取活检进行病理学检查。

（二）糖尿病的诊断和分型

1.糖尿病的诊断　典型糖尿病症状（多饮、多尿、多食、体重下降）+①随机血浆葡萄糖水平≥11.1mmol/L（200mg/dl）或②空腹血浆葡萄糖（FPG）水平≥7.0 mmol/L（126mg/dl）或③OGTT 2小时后血糖≥11.1mmol/L（200mg/dl）。如无糖尿病症状，应重复上述检查。

2. 糖尿病的分型

（1）1型糖尿病。①免疫介导性；②特发性。

（2）2型糖尿病。

（3）其他特殊类型糖尿病。

1）胰岛B细胞功能遗传性缺陷。例如，第12号染色体，肝细胞核因子-1α（HNF-1α）基因突变（MODY3）；第7号染色体，葡萄糖激酶（GCK）基因突变（MODY2）；第20号染色体，肝细胞核因子-4α（HNF-4α）基因突变（MODY1）等。

2）胰岛素作用遗传性缺陷A型胰岛素抵抗。如脂肪萎缩性糖尿病等。

3）胰腺外分泌疾病。胰腺炎、创伤或胰腺切除术后、胰腺肿瘤、胰腺囊性纤维化、血色病、纤维钙化性胰腺病等。

4）内分泌疾病。肢端肥大症、库欣综合征、胰高糖素瘤、嗜铬细胞瘤、甲状腺功能亢进症、生长抑素瘤、醛固酮瘤等。

5）药物或化学品所致的糖尿病。烟酸、糖皮质激素、甲状腺激素、二氮嗪、β肾上腺素受体激动剂、噻嗪类利尿剂、苯妥英钠、α-干扰素等。

6）感染。先天性风疹、巨细胞病毒感染等。

7）不常见的免疫介导性糖尿病。胰岛素自身免疫综合征、胰岛素受体抗体等。

8）其他与糖尿病相关的遗传综合征。Down 综合征、Klinefelter综合征、Turner综合征、强直性肌营养不良、卟啉病等。

3.1型和2型糖尿病的鉴别　血糖水平不能区分1型还是2型糖尿病。目前诊断1型糖尿病主要根据临床特征。1型糖尿病具有以下特点。

（1）发病年龄通常小于30岁。

（2）起病迅速。

（3）中度至重度的临床症状。

（4）明显体重减轻。

（5）体型消瘦。

（6）常有酮尿或酮症酸中毒。

（7）空腹或餐后的血清C肽浓度明显降低或缺如。

（8）出现自身免疫标记，如谷氨酸脱羧酶抗体（GADA）、胰岛细胞抗体（ICA）、人胰岛细胞抗原2抗体等。

六、治疗

（一）糖尿病的治疗

由于2型糖尿病占糖尿病患者中的多数，而且其治疗方案远较1型糖尿病复杂，因此，本节中的糖尿病治疗主要针对2型糖尿病。2型糖尿病理想的综合控制目标视患者的年龄、并发症等不同而异（表2-1），治疗未能达标不应视为治疗失败，控制指标的任何改善对患者都将有益，将会降低相关危险因素引发并发症的风险。制定2型糖尿病患者综合调控目标的首要原则是个体化，应根据患者的年龄、病程、预期寿命、并发症或并发症病情严重程度等进行综合考虑。

表2-1　中国2型糖尿病综合控制目标

指标	目标值
血糖/（mmol/L）	
空腹	4.4~7.0
非空腹	10.0
糖化血红蛋白（%）	<7.0%
血压/mmHg	<140/80
总胆固醇/（mmol/L）	<4.5
高密度脂蛋白胆固醇/（mmol/L）	
男性	>1.0
女性	>1.3
甘油三酯/（mmol/L）	<1.7
低密度脂蛋白胆固醇/（mmol/L）	
未合并冠心病	<2.6
合并冠心病	<1.8
体重指数/（kg/m^2）	<24.0
尿白蛋白/肌酐比值［mg/mmol（mg/g）］	
男性	<2.5（22.0）
女性	<3.5（31.0）
尿白蛋白排泄率/［μg/min（mg.d）］	<20.0（30.0）
主动有氧活动/（分/周）	≥150.0

1.饮食治疗　按糖尿病治疗的理想体重及工作性质计算总热量，在此基础上根据肺结核的全身消耗状况适当增加热量的摄入。摄入适量的碳水化合物、脂肪、高蛋白饮食，提高膳食纤维摄入的比例，提倡少食多餐。

（1）脂肪。

1）膳食中由脂肪提供的能量不超过饮食总能量的30%。

2）饱和脂肪酸摄入量不应超过饮食总能量的7%，尽量减少反式脂肪酸摄入。单不饱和脂肪酸是较好的膳食脂肪来源，在总脂肪摄入中的供能比宜达到10%~20%。多不饱和脂肪酸摄入不宜超过总能量摄入的10%。

3）食物中胆固醇摄入量应少于300mg/d。

（2）碳水化合物。

1）膳食中碳水化合物所提供的能量应占总能量的50%~60%。

2）糖尿病患者适量摄入糖醇和非营养性甜味剂是安全的。但是过多蔗糖分解后生成的果糖或添加过量果糖易致甘油三酯合成增多，使体脂积聚。

3）每日定时进餐，尽量保持碳水化合物均匀分配。

（3）蛋白质。

1）肾功能正常的糖尿病患者，推荐蛋白质的摄入量占供能比的10%~15%，保证优质蛋白质摄入超过50%。

2）有显性蛋白尿的患者蛋白质摄入量宜限制在每日0.8g/kg，从肾小球滤过率（GFR）下降起，应实施低蛋白饮食，推荐蛋白质摄入量每日0.6g/kg，为防止发生蛋白质营养不良，可补充复方α-酮酸制剂。

3）单纯摄入蛋白质不易引起血糖升高，但可能增加胰岛素分泌反应。

（4）糖尿病合并结核病患者的特殊性。由于结核病是一种慢性消耗性疾病，老年、病程较长的重症结核病患者往往会出现营养不良的表现，因此，双重疾病的患者应在合理控制总热量的前提下，调整蛋白质、脂肪、糖类三大产热营养素的摄入量，做到营养均衡。既满足结核病的营养需要，又使血糖、尿糖、血脂异常得到纠正。

许多研究结果显示，给予肺结核合并糖尿病患者饮食治疗，可提高患者痰菌转阴率，同时亦能将血糖控制在理想的范围，一般总热量每人每日28～30kcal/kg，其中碳水化合物占50%～60%，200～300g/d；蛋白质可提高至20%，每人每日1.5～2.0g/kg，其中优质蛋白（主要是鱼、肉、蛋、奶类）占蛋白质总量的1/2～2/3；脂肪供给低于60g/d。

2.运动治疗　成年糖尿病患者每周至少150分钟（如每周运动5日，每次30分钟）中等强度（50%～70%最大心率）的有氧运动，包括：快走、打太极拳、骑车、打乒乓球、打羽毛球和高尔夫球等运动。如无禁忌证，每周最好进行2次抗阻运动，锻炼肌肉力量和耐力。若重症肺结核起病初期或肺结核大咯血，合并严重肺部感染、高热、结核性脑膜炎神志改变、糖尿病视网膜病变（有眼底出血倾向）、心肺功能不全、高血压未得到有效控制、心脑梗死急性期等情况下，应暂时避免运动，以安静休养为宜。

3.药物治疗

（1）口服降糖药治疗。口服降糖药可分为主要以促进胰岛素分泌为主要作用的药物（磺脲类、格列奈类、二肽基肽酶Ⅳ抑制剂）和通过其他机制降低血糖的药物（双胍类、噻唑烷二酮类、α-糖苷酶抑制剂）等。

1）二甲双胍。双胍类药物的主要药理作用是通过减少肝脏葡萄糖的输出和改善外周胰岛素抵抗而降低血糖。许多国家和国际组织制定的糖尿病诊治指南中推荐二甲双胍作为2型糖尿病患者控制高血糖的一线用药和药物联合中的基本用药。二甲双胍可以使HbA1c下降1%～1.5%，并可减轻体重。单独使用二甲双胍不导致低血糖，但二甲双胍与胰岛素或胰岛素促泌剂联合使用时可增加低血糖发生的风险。双胍类药物禁用于肾功能不全、肝功能不全、严重感染、缺氧或接受大手术的患者。

2）磺脲类药物。属于胰岛素促泌剂，主要药理作用是通过刺激胰岛B细胞分泌胰岛素，增加体内的胰岛素水平而降低血糖。临床试验显示，磺脲类药物可使HbA1c下降1%～1.5%，是目前许多国家和国际组织制定的糖尿病诊治指南中推荐的控制2型糖尿病患者高血糖的主要用药。目前在我国上市的磺脲类药物主要为格列本脲、格列齐特、格列吡嗪和格列喹酮。磺脲类药物如果使用不当可导致低血糖，特别是老年患者和肝肾功能不全者；还可导致体重增加。患者依从性差时，建议每日只需服用1次磺脲类药物。

3）噻唑烷二酮类（TZDs）。主要通过增加靶细胞对胰岛素作用的敏感性而降低血糖。目前在我国上市的TZDs 主要有罗格列酮和吡格列酮。临床试验显示，TZDs 可使HbA1c下降1%～1.5%，TZDs单独使用时不导致低血糖，但与胰岛素或胰岛素促泌剂联合使用时可增加低血糖发生的风险。体重增加和水肿是

TZDs的常见副作用。

4）格列奈类药物。为非磺脲类胰岛素促泌剂，本类药物主要通过刺激胰岛素的早时相分泌而降低餐后血糖，可使HbA1c下降0.5%～1.5%。我国上市的有瑞格列奈、那格列奈和米格列奈。此类药物需在餐前即刻服用，可单独使用或与其他降糖药联合应用（磺脲类除外）。格列奈类药物的常见副作用是低血糖和体重增加，但低血糖的风险和程度较磺脲类药物轻。格列奈类药物可以在肾功能不全的患者中使用。

5）α-糖苷酶抑制剂。通过抑制碳水化合物在小肠上部的吸收而降低餐后血糖。适用于以碳水化合物为主要食物成分和餐后血糖升高的患者。国内上市的α-糖苷酶抑制剂有阿卡波糖、伏格列波糖和米格列醇。包括中国人在内的2型糖尿病患者群中开展的临床研究的系统评价显示，α-糖苷酶抑制剂使HbA1c下降0.5%，并能使体重下降。α-糖苷酶抑制剂的常见不良反应为胃肠道反应如腹胀、排气等，单独服用本类药物通常不会发生低血糖，合用α-糖苷酶抑制剂的患者如果出现低血糖，治疗时需使用葡萄糖或蜂蜜，而食用蔗糖或淀粉类食物纠正低血糖的效果差。

6）二肽基肽酶Ⅳ（DPP-T4）抑制剂。通过抑制DPP-T而减少胰高血糖素样肽-1（GLP-1）在体内的失活，使内源性GLP-1的水平升高。GLP-1以葡萄糖浓度依赖的方式增强胰岛素分泌，抑制胰高血糖素分泌。目前在国内上市的DPP-T 抑制剂有西格列汀、沙格列汀、维格列汀、利格列汀和阿格列汀。

（2）GLP-1受体激动剂。GLP-1受体激动剂通过激动GLP-1受体而发挥降低血糖的作用。GLP-1受体激动剂以葡萄糖浓度依赖的方式增强胰岛素分泌、抑制胰高血糖素分泌，并能延缓胃排空，通过中枢性的食欲抑制来减少进食量。目前国内上市的GLP-1受体激动剂为艾塞那肽和利拉鲁肽，均需皮下注射。多项临床研究结果显示，GLP-1受体激动剂在一种口服降糖药（二甲双胍、磺脲类）治疗失效后加用时疗效优于活性对照药物。GLP-1受体激动剂的常见副作用为胃肠道症状（如恶心、呕吐等），主要见于初始治疗时，副作用可随治疗时间延长逐渐减轻。

（3）胰岛素。

1）胰岛素的起始治疗注意事项。①1型糖尿病患者在发病时就需要胰岛素治疗，且需终身胰岛素替代治疗。②新发病2型糖尿病患者如有明显的高血糖症状、发生酮症或酮症酸中毒，可首选胰岛素治疗。待血糖得到良好控制和症状得到显著缓解后再根据病情确定后续的治疗方案。③2型糖尿病患者在生活方式和口服降糖药联合治疗的基础上，若血糖仍未达到控制目标，即可开始口服降糖药和胰岛素的联合治疗。一般经过较大剂量多种口服药物联合治疗后HbA1c仍高于7%时，即可考虑启动胰岛素治疗。④在糖尿病病程中（包括新诊断的2型糖尿病），出现无明显诱因的体重显著下降时，应该尽早使用胰岛素治疗。

目前临床常用胰岛素及其作用特点见表2-2。

表2–2 常用胰岛素及其作用特点

胰岛素制剂	起效时间 /min	峰值时间 /h	作用持续时间 /h
短效胰岛素（RI）	15~60	2~4	5~8
速效胰岛素类似物（门冬胰岛素）	10~15	1~2	4~6
速效胰岛素类似物（赖脯胰岛素）	10~15	1.0~1.5	4~5
速效胰岛素类似物（谷赖胰岛素）	10~15	1~2	4~6
中效胰岛素（NPH）	2.5~3.0	5~7	13~16
长效胰岛素（PZI）	3~4	8~10	长达 20
长效胰岛素类似物（甘精胰岛素）	2~3	无峰	长达 30
长效胰岛素类似物（地特胰岛素）	3~4	3~14	长达 24
预混胰岛素（HI30R，HI70 / 30）	0.5	2~12	14~24
预混胰岛素（50R）	0.5	2~3	10~24
预混胰岛素类似物（预混门冬胰岛素 30）	0.17~0.33	1~4	14~24
预混胰岛素类似物（预混赖脯胰岛素 25）	0.25	0.50~1.17	16~24
预混胰岛素类似物（预混赖脯胰岛素 50，预混门冬胰岛素 50）	0.25	0.50~1.17	16~24

2）胰岛素的起始治疗中基础胰岛素的使用。①基础胰岛素包括中效人胰岛

素和长效胰岛素类似物。当仅使用基础胰岛素治疗时，保留原有口服降糖药物，不必停用胰岛素促泌剂。②使用方法：继续口服降糖药治疗，联合中效人胰岛素或长效胰岛素类似物睡前注射。起始剂量为0.2U/（kg·d）。根据患者空腹血糖水平调整胰岛素用量，通常每3～5日调整1次，根据血糖水平每次调整1～4U，直至空腹血糖达标。③如3个月后空腹血糖控制理想但HbA1c不达标，应考虑调整胰岛素治疗方案。

3）起始治疗中预混胰岛素的使用。①预混胰岛素包括预混入胰岛素和预混胰岛素类似物。根据患者的血糖水平，可选择每日1～2次的注射方案。当使用每日2次注射方案时，应停用胰岛素促泌剂。②每日1次预混胰岛素：起始的胰岛素剂量一般为0.2U/（kg·d），晚餐前注射。根据患者空腹血糖水平调整胰岛素用量，通常每3～5日调整1次，根据血糖水平每次调整1～4U，直至空腹血糖达标。③每日2次预混胰岛素：起始的胰岛素剂量一般为0.2～0.4U/（kg·d），按1：1的比例分配到早餐前和晚餐前。根据患者空腹血糖水平调整胰岛素用量，通常每3～5日调整1次，根据血糖水平每次调整1～4U，直至空腹血糖达标。

4）短期胰岛素强化治疗方案。对于HbA1c高于9%或空腹血糖高于11.1mmol/L的新诊断2型糖尿病患者可实施短期胰岛素强化治疗，治疗时间以2周至3个月为宜，治疗目标为空腹血糖3.9～7.2mmol/L，非空腹血糖≤10.0mmol/L，可暂时不以HbA1c达标作为治疗目标。治疗方法包括以下两种。①多次皮下注射胰岛素：基础＋餐时胰岛素每日1～3次注射。血糖监测方案需每周至少3日，每日3～4次血糖监测。根据睡前和三餐前血糖水平分别调整睡前和三餐前的胰岛素用量，每3～5日调整1次，根据血糖水平每次调整的剂量为1～4U，直到血糖达标。②每日2～3次预混胰岛素（预混入胰岛素每日2次，预混胰岛素类似物每日2～3次）。血糖监测方案需每周至少3日，每日3～4次血糖监测。根据睡前和餐前血糖水平进行胰岛素剂量调整，每3～5日调整1次，根据血糖水平每次调整的剂量为1～4U，直到血糖达标。

5）胰岛素的强化治疗方案。在胰岛素起始治疗的基础上，经过充分的剂量调整，如患者的血糖水平仍未达标或出现反复的低血糖，需进一步优化治疗方案。可以采用餐时＋基础胰岛素或每日3次预混胰岛素类似物进行胰岛素强化治疗。使用方法包括以下几种。①餐时＋基础胰岛素：根据睡前和三餐前血糖的水平分别调整睡前和三餐前胰岛素用量，每3～5日调整1次，根据血糖水平每次调整的剂量为1～4U，直到血糖达标。开始使用餐时＋基础胰岛素方案时，可在基础胰岛素的基础上采用仅在一餐前（如主餐）加用餐时胰岛素的方案。之后根据血糖的控制情况决定是否在其他餐前加用餐时胰岛素。②每日3次预混胰岛素类似物。根据睡前和三餐前血糖水平进行胰岛素剂量调整，每3～5日调整1次，直到血糖达标。

6）持续皮下胰岛素输注（CSⅡ）。CSⅡ是胰岛素强化治疗的一种形式，需要使用胰岛素泵来实施治疗。经CSⅡ给入的胰岛素在体内的药代动力学特征更接近生理性胰岛素分泌模式。与多次皮下注射胰岛素的强化胰岛素治疗方法相比，CSⅡ治疗与低血糖发生的风险减少相关。在胰岛素泵中只能使用短效胰岛素或速效胰岛素类似物。

CSⅡ的主要适用人群有：1型糖尿病患者、计划受孕和已孕的糖尿病妇女或需要胰岛素治疗的妊娠糖尿病患者、需要胰岛素强化治疗的2型糖尿病患者。

（4）糖尿病合并结核病的特殊性。糖尿病患者合并结核病时，由于机体处于感染应激状态，血糖可较既往增高；而抗结核药物有较多的不良反应，尤其是肝毒性和肾毒性，可能会与口服降糖药物出现协同作用而加重不良反应的发生；大量的口服药物均会导致胃部不适，患者会出现恶心、呕吐、厌食等情况而导致依从性下降；此外，利福平作为肝酶诱导剂可能会导致口服降糖药物的作用减弱，导致患者的血糖控制不佳。因此，在糖尿病合并结核病的患者如不能耐受同时使用口服降糖药物和抗结核药物，或者血糖明显增高，或者使用既往的口服降糖药物不能有效控制血糖时，建议首选胰岛素进行治疗。

（二）结核病的治疗

1.治疗原则 应遵循“早期、规律、全程、适量、联合”的原则给予治疗，并全程进行DOTS策略。初治病例和复治病例均要进行痰结核分枝杆菌培养；在有条件的地区，应对所有菌阳的患者进行药物敏感性检测或者分子生物学的药物检测，以指导临床医生及时根据药物敏感情况调整方案。在经济不发达区域，亦应对耐多药高危患者（见相关章节）进行药物敏感性检测，以早期诊断和早期治疗耐多药结核病。

2.治疗方案和疗程 初治结核病使用一线抗结核药物，强化期使用异烟肼、利福平、吡嗪酰胺（PZA）和乙胺丁醇（EMB）四联治疗，巩固期使用异烟肼和利福平二联治疗。复治结核病应根据药物敏感性结果选用一线或者二线抗结核药物，如果无条件进行药物敏感性检测、患者又不符合耐多药高危条件或者在DST结果检出之前，可采用我国的标准复治方案，即在强化期使用异烟肼、利福平、吡嗪酰胺、乙胺丁醇和链霉素（Sm），在巩固期使用异烟肼、利福平和乙胺丁醇。耐药结核病的方案可参照我国《耐药结核病化学治疗指南（2015）》。

大量的临床研究表明，结核病合并糖尿病患者的疗程应延长，因为相对于单纯结核病患者，双重疾病的患者无论是2个月的痰菌转阴率还是6个月的治愈率都明显较低，病灶的吸收和空洞的关闭所需时间显著较长，以及治疗失败率、死亡率和复发率较高。一项Meta分析的结果表明，结核病合并糖尿病患者的死亡或者治疗失败的相对危险度*RR*为1.69（95% *CI*：1.36～2.12），复发的*RR*为3.89（95% *CI*：2.43～6.23）。坦桑尼亚的一项前瞻性研究结果甚至显示，在结核病治疗的前100日，合并糖尿病的患者死亡风险较无糖尿病者高5倍。结核病合并糖尿病患者的治疗失败和复发率较高的原因尚未完全明了，既往的研究表明糖尿病并不是耐药的危险因素，因此，疗效不佳并非耐药所导致。最近印度的一项研究显示，53%的肺结核合并糖尿病患者的血浆利福平浓度低于单纯肺结核患者，这种血药浓度的降低可能是导致治疗失败的原因之一。

目前尚缺乏结核病合并糖尿病患者的理想疗程的临床研究结果，我国台湾地区的一项回顾性研究表明，结核病合并糖尿病患者复发率为2.20%，高于单纯结核病患者的1.38%。相对于6个月的方案，9个月疗程的患者复发的概率明显下降，风险比（HR）为0.76。大陆的学者认为对于结核病合并糖尿病患者的疗程一般为1年。

（三）降糖药物和抗结核药物的相互作用

1.抗结核药物对降糖药物的影响　磺脲类及TZD通过肝脏的细胞色素P450酶在肝脏代谢，利福平是P450酶的诱导剂，一些降糖药与利福平同时使用时血浆浓度明显降低，异烟肼则是这些酶的抑制剂。然而，一般而言利福平的诱导作用强于异烟肼的抑制作用，因而利福平和异烟肼联合应用能降低降糖药的血浆浓度，影响血糖的控制，血糖控制欠佳直接影响抗结核治疗效果。异烟肼和利福平对胰岛素代谢的影响目前还不清楚。胰岛素可能是在肝脏中通过胰岛素降解酶（IDE）水解连接A链和B链的二硫键进行降解。其他一些药物如吡嗪酰胺和乙胺丁醇与降糖药之间的相互影响也尚未明确，但是氟喹诺酮类尤其是加替沙星会引起糖代谢紊乱。

2.糖尿病药物对抗结核药物的影响　口服抗结核药物的作用因糖尿病患者胃肠道排空的紊乱而受到影响。虽然降糖药物不影响抗结核药物的血药浓度，但是糖尿病患者抗结核药物的血浆结合蛋白、生物转化酶及转运蛋白减少也影响药代动力学从而影响疗效。合并糖尿病肾病的患者因过多的药物蓄积在体内，抗结核药物产生毒性的风险会更高。

目前常用的口服降糖药大部分需要经过肝脏代谢，而抗结核药物对人体的肝脏具有比较明显的损害作用，两类药物合用，更容易出现肝功能的受损。在使用抗结核药物时，要密切观察患者的病情变化，特别是对肝肾功能的观察尤为重要。

综上所述，开始或停止给予接受口服降糖药的肺结核合并糖尿病患者利福平治疗时都应监测血糖。应用利福平1周后，其对降糖药物代谢酶的诱导作用完全显现，停药2周后消失。二甲双胍代谢不受利福平的影响，可能是较好的替代药物，但是与其他抗结核药物联用时，30%的患者会感到胃肠道不适，降低治疗依从性和效果。胰岛素与抗结核药物之间无明显的相互作用，因此，肺结核合并糖尿病应该首选胰岛素皮下注射。

七、双向筛查

无论是2011年的《肺结核与糖尿病防控协作框架》，还是2015年的《巴厘岛宣言》，都强调了糖尿病患者和结核病患者的双向筛查的重要性。这是鉴于糖尿病发病率的升高及其对肺结核疫情的严重影响，需加强对糖尿病患者，尤其是血糖控制较差的糖尿病患者的肺结核进行筛查，以早期发现肺结核并给予有效的化学药物治疗，预防结核病的传播。对于结核病患者进行糖尿病筛查，可及时发现糖代谢异常及合并糖尿病患者，及时进行干预。

（一）在糖尿病患者群中筛查肺结核患者

筛查的方法可以是单纯影像学、单纯细菌学或者同时使用影像学和细菌学。不同的研究方法其结果差异非常大。例如，瑞典的糖尿病患者的结核病发病率为1.7%，而韩国高达36%。由于糖尿病患者人数非常多，对所有患者进行普查的花费非常高，也不可能。因此，在一些结核病高负担国家，采用的是对出现结核病可疑症状的糖尿病患者进行筛查，具有更高的社会经济学效益。例如，2011年开始在我国和印度进行的糖尿病和结核病患者的双向筛选的结果显示，在结核病高负担国家，有必要对具有结核病相关症状的患者进行结核病筛查。

（二）在结核病患者群中筛选糖尿病患者

与前述在糖尿病患者群中筛选肺结核患者不同，在肺结核患者中筛选糖尿病患者的必要性已被广泛认同，尤其是在糖尿病高发国家。已有一些国家制订相关的规程，如印度。虽然确诊糖尿病的方法比较简便，而且对技术和仪器的要求不高，但是筛查的最佳时机尚无定论，因为有研究发现，结核病发病初期，由于患者可能存在由于炎症反应导致的胰岛素抵抗而出现一过性的高血糖，如果在此时进行血浆葡萄糖的检测就会导致糖尿病的误诊，测定HbA1c可能可以避免这一情况，但是在HbA1c检测尚不普遍、检测方法的标准化程度不够的地区，HbA1c的测定结果可能存在误差，因此，多数学者建议进行重复检测。此外，在既往的研究中，筛查的时间有在诊断结核病后治疗前的，有在治疗初期的，也有在治疗后不同时间节点的，因此，尚不能确定最佳筛查时限。我国2011年进行的双向筛查均是在结核病患者就诊时，但这些结核病有新诊断的、也有已诊断甚至已经治疗的患者。印度的筛查程序建议在治疗2～4周后或者出现高血糖症状时。在结核病和糖尿病均是高负担的中国，在结核病患者中进行空腹和餐后2小时血糖及HbA1c的筛查将有助于发现隐匿的糖尿病，也能提高结核病的治愈率。

八、监测和随访

（一）结核病的监测和随访

结核病合并糖尿病的患者治疗后应定期复查痰细菌学和胸部影像学（具体见我国结核病诊治指南）。在疗程结束后需定期随访，一般3～6个月随访一次，主要进行症状的询问和影像学复查，一般持续2年。2年随访期结束后患者可不再定期随访。但是由于糖尿病患者的远期复发情况目前尚无统计数据，在中国这样一个结核病高流行国家，建议血糖控制不理想的患者定期进行结核病的筛查，以早期发现复发或者再感染，尤其是出现结核病可疑症状时。

（二）糖尿病患者血糖的监测

糖尿病是一种终身性疾病，因此，无论患者是否有结核病均需进行血糖监测。

1.HbA1c　HbA1c是评价长期血糖控制的金指标，也是指导临床调整治疗方案的重要依据。标准检测方法下的HbA1c 正常值为4%～6%，在治疗之初建议每3个月检测一次，一旦达到治疗目标可每6个月检查一次。

2. 自我血糖监测（SMBG）　指糖尿病患者在家中开展的血糖检测，用于了解血糖的控制水平和波动情况。

（1）餐前血糖监测。适用于注射基础、餐时或预混胰岛素的患者。当血糖水平很高时应首先关注空腹血糖水平。在其他降糖治疗有低血糖风险时（用胰岛素促泌剂治疗且血糖控制良好者）也应测定餐前血糖。

（2）餐后血糖监测。适用于注射餐时胰岛素的患者及采用饮食控制和运动控制血糖的患者。在其空腹血糖和餐前血糖已获良好控制但HbA1c仍不能达标者可通过检测餐后血糖来指导针对餐后高血糖的治疗。

（3）睡前血糖监测。适用于注射胰岛素的患者，特别是晚餐前注射胰岛素的患者。

（4）夜间血糖监测。用于了解有无夜间低血糖，特别在出现了不可解释的空腹高血糖时应监测夜间血糖。

（5）出现低血糖症状或怀疑低血糖时应及时监测血糖。

（6）剧烈运动前后宜监测血糖。

综上所述，糖尿病合并结核病的预防和诊治及管理领域仍有较多悬而未决的问题，加强对于糖尿病合并肺结核的研究，大力推进前瞻性队列研究或随机对照试验，是将来的热点之一，也是实现结核病控制新千年目标的重要条件。

九、病例

（一）病例简介

患者，男性，58岁。

主诉　咳嗽3周，发热2周。

现病史　患者3周前无明显诱因出现阵发性咳嗽，白黏痰，患者未在意，2周前出现发热，以午后发热为主，体温37.8℃左右，伴盗汗，乏力，左侧胸闷、隐隐作痛，无痰血及咯血，活动后感气促，至当地医院诊治，予青霉素抗感染治疗

10余日，症状无好转，胸部CT提示两肺阴影伴左侧胸腔积液，故至首都医科大学附属北京胸科医院收治入院。

既往史 有糖尿病病史7年。平时予精蛋白锌重组人胰岛素混合注射液（优泌林70/30）早18U、晚16U皮下注射，血糖控制尚佳。

个人史 否认手术外伤史。

家族史 否认家族性遗传病病史。

查体 T 37.6℃，P 102次/分，R 22次/分，BP 125/80mmHg，左肺呼吸运动触觉语颤较右肺减弱，左下肺叩诊浊音，余肺叩诊清音，听诊左肺呼吸音低，两肺未闻及明显干湿啰音。

辅助检查 血常规：血红蛋白（HGB）116g/L，WBC 5.6×10^9/L，N 77.94%，L 11.3%，嗜酸性粒细胞（E）1.65%，血小板（PLT）128×10^9/L。血糖：空腹血糖9.3mmol/L，餐后2小时血糖13.6mmol/L，HbA1c 9.9%。肝功能：谷丙转氨酶（ALT）64IU/L，谷草转氨酶（AST）35IU/L，碱性磷酸酶（AKP）150U/L，总胆红素（TBIL）8μmol/L，间接胆红素（TBIL）3μmol/L。肾功能：总蛋白（TP）55g/L，白蛋白（Alb）27g/L，尿酸306μmol/L，血清肌酐（Scr）52μmol/L，尿素氮（BUN）5.4mmol/L，电解质正常。胸腔积液生化：蛋白43g/L，葡萄糖12.3mmol/L，乳酸脱氢酶（LDH）215U/L，腺苷脱氨酶（ADA）42U/L。痰抗酸杆菌涂片：（++）2次，（++++）1次。

（二）接诊思路

1.患者的病例特点

（1）中年男性。

（2）既往糖尿病史7年，使用预混胰岛素治疗，血糖控制尚佳。

（3）典型的结核病呼吸道和全身症状。

（4）入院后空腹血糖、餐后血糖和HbA1c明显增高。

（5）体检：双肺呼吸音粗重，右上肺少许湿啰音，左下肺呼吸音消失。其余无阳性体征。

（6）胸部CT显示右上肺大片高密度实变影伴空洞，两下肺散在的斑片状阴影伴空洞。

2.病例分析　患者有糖尿病病史多年，出现咳嗽、咳痰、午后低热、乏力等症状，应进行结核病的筛查。本例患者胸部CT有干酪样肺炎、空洞及多部位的特点，符合糖尿病合并结核病的特征。因此，应进行痰分枝杆菌涂片和培养检查，涂片抗酸杆菌多次阳性，考虑初治涂阳结核病诊断确立。

（三）治疗原则

（1）规则抗结核治疗，使用初治方案，疗程拟定1年。

（2）控制血糖，目标为7mmol/L。

（3）监测血糖、肝肾功能等指标。

（4）观察不良反应，一旦出现及时处理。

（5）药敏检测，排除耐药结核病。

（四）诊治经过

1.抗结核治疗　强化期采用HREZ，每日疗法，第1周胃肠道反应较大，嘱坚持用药，后症状逐渐消失。抗结核治疗2个月后复查胸部CT见病灶吸收好转，但空洞未关闭，涂片阳性，故延长2个月强化期；药敏结果显示对一线SHRE四种药物均敏感。抗结核治疗3个月痰涂片阴性，改为HRE治疗，总疗程1年。第3、5、6、9和12个月末痰培养均阴性。1年后胸部CT显示右上肺仍有小空洞。

2.糖尿病治疗方案　入院后出现高血糖，考虑结核病导致的血糖增高，将精蛋白锌重组人胰岛素混合注射液逐渐加量至早28U、晚20U皮下注射，同时服用阿卡波糖，每日监测血糖，分别为三餐前和临睡前。嘱饮食控制并且嘱运动治疗，空腹血糖控制在7.5mmol/L左右，HbA1c未复查。

（五）随访

（1）肺结核随访1年，未复发。

（2）在专科医院诊疗糖尿病，胰岛素减量至原起始量，停用阿卡波糖，血糖控制可。

（六）专家提示

（1）可适当延长强化期和总疗程。

（2）如符合结核病痊愈标准，满1年疗程可停用，关键在于判定是否为净化空洞。

（3）活动性结核病期血糖可能升高，应加强降糖治疗。如血糖无法降至正常，可适当放宽标准，不必强求一定在7mmol/L以下。

（4）血糖未稳定之前，应监测血糖。

（沙　巍）

参考文献

1. International Diabetes Federation. Diabetes Atlas: 7th Edition. 2015.

2. Yang W,Lu J,Weng J,et al. China National Diabetes and Metabolic Disorders Study Group. Prevalence of diabetes among men and women in China. N Engl J Med,2010,362(12):1090-1101.

3. Xu Y,Wang L,He J,et al.2010 China Noncommunicable Disease Surveillance Group. Prevalence and control of diabetes in Chinese adults. JAMA,2013,310(9):948-959.

4. 陈竺.慢病防治,任重道远.中华内分泌代谢杂志,2015,31(10):837-838.

5. The International Union Against Tuberculosis and Lung Disease and WHO. Collaborative framework for care and control of tuberculosis and diabetes. WHO/HTM/TB/2011.15

6. Kapur A,Harries AD,Lönnroth K,et al. Diabetes and tuberculosis co-epidemic: the Bali Declaration. Lancet Diabetes Endocrinol,2016,4(1):8-10.

7. Sullivan T,Ben Amor Y. The co-management of tuberculosis and diabetes: challenges and opportunities in the developing world. PLoS Med,2012,9(7):e1001269.

8. Walker C,Unwin N. Estimates of the impact of diabetes on the incidence of pulmonary tuberculosis in different ethnic groups in England. Thorax,2010,65(7):578-581.

9. Shidam UG,Roy G,Sahu SK,et al. Screening for diabetes among presumptive tuberculosis patients at a tertiary care centre in Pondicherry,India. Int J Tuberc Lung Dis,2015,19(10):1163-1168.

10. Ponce-De-Leon A,Garcia-Garcia Md Mde L,Garcia-Sancho MC,et al. Tuberculosis and diabetes in southern Mexico. Diabetes Care,2004,27(7):1584-1590.

11. Restrepo BI,Camerlin AJ,Rahbar MH,et al.Cross-sectional assessment reveals high diabetes prevalence among newly-diagnosed tuberculosis cases. Bull World Health Organ,2011,89(5):352-359.

12.Jeon CY,Murray MB,Baker MA. Managing tuberculosis in patients with diabetes mellitus: why we care and what we know. Expert Rev Anti Infect Ther,2012,10(8):863-868.

13.Stevenson CR,Forouhi NG,Roglic G,et al. Diabetes and tuberculosis: the impact of the diabetes epidemic on tuberculosis incidence. BMC Public Health,2007,7(9):234.

14.赵广丹,赵明静,李方治,等.国内糖尿病常见社区获得性感染及其危险因素的Meta分析.中国感染控制杂志,2014,13(10):577-583.

15.邝浩斌,陈其琛,李惠芬,等.广州市城区肺结核合并糖尿病流行病学特征分析.中国防痨杂志,2010,32(8):458-461.

16.Zhang Q,Xiao H,Sugawara I. Tuberculosis complicated by diabetes mellitus at shanghai pulmonary hospital,china. Jpn J Infect Dis,2009,62(5):390-391.

17.顾芳慧,刘民,姜世闻,等. 北京市两区糖尿病合并肺结核人群流行病学特征分析.中国预防医学杂志,2013,14(4): 246-250.

18.陈红光,刘民,顾芳慧.中国大陆地区肺结核合并糖尿病患病率的Meta分析.中华流行病学杂志,2013,34(11):1128-1133.

19.Kapur A,Harries AD. The double burden of diabetes and tuberculosis – public health implications. Diabetes Res Clin Pract,2013,101(1):10-19.

20.孔忠顺,黄麦玲,刘荣梅,等.糖尿病合并初治肺结核患者临床特点.中华糖尿病杂志,2014,6(5):329-331.

21.辛云巧.合并糖尿病初治涂阳肺结核111例分析.中国防痨杂志,2010,32(9):569-572.

22.Restrepo BI,Schlesinger LS. Impact of diabetes on the natural history of tuberculosis. Diabetes Res Clin Pract,2014,106(2):191-199.

23.Walsh MC,Camerlin AJ,Miles R,et al. The sensitivity of interferon-gamma release assays is not compromised in tuberculosis patients with diabetes. Int J Tuberc Lung Dis,2011,15(2):179-184.

24.高鸣,谭耀驹,覃红娟,等.酶联免疫斑点试验在糖尿病并发肺结核诊断中的应用价值.现代医院,2015,15(12):92-94,97.

25.刘荣梅,高孟秋,张立群,等. γ-干扰素释放分析试验在糖尿病合并肺结核中的诊断价值.中国医刊,2014,49(6):86-87.

26.黄华,蔡雄茂,陆普选,等.合并糖尿病肺结核的CT影像分析.中国防痨杂志,2010,32(7):386-389.

27.尹洪云,刘一典,史祥,等.糖尿病肺结核影像学特点与血糖相关性分析.中国防痨杂志,2010,32(10):652-655.

28.Chiang CY,Lee JJ,Chien ST,et al. Glycemic control and radiographic manifestations of tuberculosis in diabetic patients. PLoS One,2014,9(4):e93397.

29.中华医学会糖尿病学分会. 中国2型糖尿病防治指南(2013年版). 中华糖尿病杂志,2014,6(7):447-498.

30.李国华,傅君芬,董关萍.胰岛B细胞功能检测及评价方法的新进展.国际儿科学杂志,2015,42(4):381-384.

31.肖新华,茅李莉.胰岛B细胞功能的评估及其临床意义.中华糖尿病杂志,2009,1(3):218-221.

32.曹虹.肺结核合并糖尿病患者的饮食及营养支持.中国医药科学,2013,3(5):211-212.

33.张孝楠.肺结核合并糖尿病患者的饮食及营养支持.糖尿病新世界,2016,19(14):106-107.

34.肖和平. 耐药结核病化学治疗指南(2015年).北京:人民卫生出版社,2015.

35.Baker MA,Harries AD,Jeon CY,et al. The impact of diabetes on tuberculosis treatment outcomes: a systematic review. BMC Med,2011,9(7):81.

36.Faurholt-Jepsen D,Range N,PrayGod G,et al. Diabetes is a strong predictor of mortality during tuberculosis treatment: a prospective cohort study among tuberculosis patients from Mwanza,Tanzania. Trop Med Int Health,2013,18(7):822-829.

37.Ruslami R,Aarnoutse RE,Alisjahbana B,et al. Implications of the global increase of diabetes for tuberculosis control and patient care. Trop Med Int Health,2010,15:1289-1299.

38.Reed GW,Choi H,Lee SY,et al. Impact of diabetes and smoking on mortality in tuberculosis. PLoS One,2013,8(2):58044.

39.Riza AL,Pearson F,Ugarte-Gil C,et al. Clinical management of concurrent diabetes and tuberculosis and the implications for patient services. Lancet Diabetes Endocrinol,2014,2(9):740-753.

40.Wang JY,Lee MC,Shu CC,et al. Optimal duration of anti-TB treatment in patients with diabetes: nine or six months? Chest,2015,147(2): 520-528.

41.Lin Y,Li L,Mi F,et al. Screening patients with diabetes mellitus for tuberculosis in China. Trop Med Int Health,2012,17(10):1302-1308.

42.India Tuberculosis-Diabetes Study Group. Screening of patients with tuberculosis for diabetes mellitus in India. Trop Med Int Health,2013,18(5):636-645.

43.Jeon CY,Harries AD,Baker MA,et al. Bi-directional screening for tuberculosis and diabetes: a systematic review. Trop Med Int Health,2010,15:1300-1314.

44.McCowen KC,Malhotra A,Bistrian BR. Stress-induced hyperglycemia. Crit Care Clin,2001,17:107-124.

45.Kumpatla S,Aravindalochanan V,Rajan R,et al. Evaluation of performance of A1c and FPG tests for screening newly diagnosed diabetes defined by an OGTT among tuberculosis patients-a study from India. Diabetes Res Clin Pract,2013,102:60-64.

第三章
抗结核治疗相关药物性肝损伤

一、概述

目前抗结核治疗最常用的临床一线药物为异烟肼、利福平、吡嗪酰胺、乙胺丁醇，其中异烟肼、利福平、吡嗪酰胺3种药物明确具有潜在肝毒性。抗结核药物的肝毒性最初在1969年由Scharer等人首次发现，他们在接受异烟肼治疗的人群中发现有10.3%的患者出现了类似肝变态反应的现象，此时异烟肼已经在临床应用17年，但未引起足够重视。直到2年后，一项纳入2321名接受异烟肼预防性治疗患者的回顾性研究报道，19名患者发生肝炎，13名出现黄疸，2名死亡。该研究引起了美国相关部门的高度重视，立即进行大规模前瞻性研究对抗结核药物肝毒性进行检测，共纳入13838名受试者，结果表明，异烟肼相关肝炎的发生率为1.25%，其中多数发生在治疗的前3个月，其中8名患者死于肝衰竭。人们逐渐认识到，抗结核药物是引起药物性肝损伤（DILI）的最常见药物种类之一，甚至可引起肝衰竭等致死性后果，是限制其应用的最严重问题，对结核病的控制非常不利。在抗结核治疗前及治疗过程中，每一位患者均应密切监测肝功能，及时发现肝损伤情况，对于已经出现肝损伤的患者，予以积极保肝治疗，尽可能选择肝毒性小的药物，必要时需权衡利弊暂停抗结核治疗。

二、发生率

Steele等汇总了1966—1989年发表的34项研究发现，单药异烟肼治疗的肝损伤发生率为0.6%（82/38257），含异烟肼不含利福平的多药联合方案肝损伤发生率为1.6%（33/2053），含利福平不含异烟肼的多药联合方案肝损伤发生率为1.1%（14/1264），既含异烟肼又含利福平的多药联合方案肝损伤发生率为2.5%（156/6105）。同时包括异烟肼及利福平的方案肝损伤发生率明显高于只包括两者之一的方案。英国一项纳入1317名受试者的研究表明，异烟肼相关肝损伤发生率为0.3%，利福平相关肝损伤发生率为1.4%，吡嗪酰胺相关肝损伤发生率为1.25%。由于吡嗪酰胺疗程仅2个月，异烟肼和利福平疗程至少6个月，而吡嗪酰胺导致肝损伤的发生率是利福平的3倍、异烟肼的5倍，故吡嗪酰胺可能是所有抗结核药物中潜在肝毒性最大的药物。

近年来，随着耐药结核病增多，二线抗结核药物丙硫异烟胺和对氨基水杨酸（PAS）等抗结核药物应用逐渐增多，单独或联合使用丙硫异烟胺和对氨基水杨酸导致的DILI也逐渐增多。目前关于二线抗结核药物所致DILI的报道不多，首都医科大学附属北京胸科医院一项129例含丙硫异烟胺和（或）对氨基水杨酸治疗方案治疗肺结核患者发生DILI的临床分析结果显示，单用丙硫异烟胺方案的DILI发生率约7.3%，单用对氨基水杨酸方案的DILI发生率约为5.8%；丙硫异烟胺联合对氨基水杨酸方案的DILI发生率为8.5%；吡嗪酰胺+丙硫异烟胺方案的DILI发生率为9.8%；吡嗪酰胺+丙硫异烟胺+对氨基水杨酸方案的DILI发生率约达20.7%。目前尚缺乏关于二线抗结核药物导致DILI的大数据观察资料。

三、发病机制

（一）异烟肼

异烟肼引起肝损伤的发病机制尚未完全阐明。目前认为，药物及其代谢产物的直接肝毒性与肝损伤有明显相关性，但肝损伤程度可能与血药浓度无关，因为正常血药浓度水平情况下也会出现肝毒性。也有人猜测可能是通过药物过敏反应引起肝损伤，但并无证据支持。

异烟肼主要有两条代谢途径：一是在乙酰转移酶2的作用下转变为乙酰异烟肼，然后水解成乙酰肼和异烟酸，乙酰肼在乙酰转移酶2的作用下可乙酰化为二乙酰肼，或者在酰胺酶的作用下水解成肼；二是异烟肼直接在酰胺酶的作用下水解成异烟酸和肼。肼就是通过异烟肼的直接水解或者是乙酰肼的间接水解产生，两种途径，都涉及了酰胺酶的活性。

在动物模型中，肼是被公认的肝毒性物质，可通过与肝细胞发生过氧化反应引起肝损伤。但是具有肝毒性的肼是直接来源于异烟肼还是N-乙酰肼，并不十分清楚。目前研究认为乙酰转移酶2、细胞色素P450、谷胱甘肽S转移酶可能是参与抗结核药物肝损伤的主要催化剂。

（二）利福平

利福平常用于多药联合方案中，因此，肝损伤作用很难精确把握。利福平在肝脏中代谢，主要通过脱乙酰化和糖脂化，最终转化为高浓度去乙酰基利福平经胆汁排出。目前利福平导致肝损伤发生的机制尚不清楚，过敏反应可能参与其中，但发生率只有1%~3%。利福平可引起一过性血胆红素水平升高，大多数为非结合胆红素，目前认为是由于利福平竞争性抑制肝细胞膜摄取和排泄胆红素，而非肝损伤所致。利福平可能还通过诱导微粒体中酶的产生而增加异烟肼代谢过程中毒性产物的生成，因此，异烟肼联合利福平治疗时肝损伤发生会更快、更严重，但该假设尚需进一步研究证实。还有研究表明，利福平还可诱导异烟肼酰胺酶的产生而导致肼的产生增加，但对于异烟肼和利福平联合应用所致肝损伤，目前尚不明确两者究竟是叠加作用还是协同作用。

（三）吡嗪酰胺

吡嗪酰胺治疗结核时最常见及最严重的副作用便是肝损伤，可引起无症状的血清转氨酶升高，也可引起致命性急性重型肝炎，曾一度因此被排除在一线药物之外。近期由于耐药结核分枝杆菌的增加，吡嗪酰胺再次被列为一线抗结核药物，且多数为联合用药方案，因此，单药治疗导致肝损伤的数据十分有限。研究表明，异烟肼联合利福平治疗方案中加入吡嗪酰胺后可增加肝损伤的发生率。由于缺少高敏性相关的症状、体征及辅助检查结果，目前不认为药物过敏因素参与了吡嗪酰胺肝损伤的发生。因为延长疗程、增加剂量可增加肝损伤发生率，因此，认为可能是药物直接毒性作用。吡嗪酰胺不通过CYP系统代谢，而是通过微粒体脱氨酶及黄嘌呤氧化酶途径代谢，因此，理论上认为利福平不能增加吡嗪酰胺肝毒性作用，但临床上利福平、吡嗪酰胺联合应用治疗潜伏性结核感染时仍然会增加肝损伤发生，目前已不推荐使用。

（四）丙硫异烟胺

丙硫异烟胺是目前耐药结核病患者常用的抗结核药物。丙硫异烟胺的肝脏毒性具备量效关系，给肝细胞带来的毒性主要包括直接损伤和间接损伤。其中，直接损伤主要指的是药物及其代谢产物给肝细胞带来直接损害后导致肝细胞出现变性、坏死；间接损伤指的是受到药物干扰影响或者阻断的肝细胞正常代谢等因素影响，胆汁排泄功能发生障碍。

四、高危因素

（一）年龄

异烟肼肝毒性与年龄具有明确相关性，随着年龄增加，应用异烟肼治疗时肝损伤发生率明显增加。有研究表明，年龄小于14岁患者应用异烟肼治疗肝损伤发生率为0，而年龄大于65岁者肝损伤发生率为28%，异烟肼相关肝损伤患者中，死亡患者年龄要大于存活患者。年龄对肝损伤的影响可能与CYP3A代谢产物的清除、肾功能受损、对某些代谢产物免疫反应过度、产生活性更强的代谢产物有关。

（二）性别

研究表明，女性患者在接受抗结核治疗时发生肝损伤的风险要普遍高于男性患者，尤其是怀孕或者年龄较大的女性。这种现象在药物性肝损伤中普遍存在。一项纳入603名、男女数量相当的药物性肝损伤患者的前瞻性研究（其中38名已经接受抗结核治疗）表明，男性年龄偏大且胆汁淤积型药物性肝损伤占大多数，而女性相对较年轻，且更易出现肝细胞型药物性肝损伤，而患急性肝衰竭或（和）需要肝移植的患者多数为女性。Snider等对177例异烟肼相关肝损伤死亡病例进行研究发现，女性患病率高于男性，且38%的女性死亡病例发生在产后。妊娠女性异烟肼相关肝损伤的发生率是非孕期女性的2倍，死亡率是非孕期女性的4倍。最近印度和法国的两项研究发现，抗结核治疗引起的急性肝衰竭患者中70%为女性，其中印度的研究中10%为孕期女性。

抗结核治疗相关药物性肝损伤常见于女性，且重症或死亡病例多为女性的原因可能为：接受抗结核治疗的人群中女性患者数多于男性；女性用药及随访依从性更高，尤其是在怀孕期间；药物在不同性别患者中代谢机制不同。因此，建议女性在接受抗结核治疗时密切监测各项指标情况，尤其是妊娠期女性，为了将药物性肝损伤危险性降到最低，应该制定个体化治疗方案，根据体重决定服药剂量。

（三）种族

法国的一项研究证实，抗结核治疗导致急性肝衰竭的病例中64%为黑人患者。另一项研究表明，异烟肼相关肝损伤死亡患者（n=62）中49例（50%）为黑人。一项合并HIV感染的结核病患者人群研究表明，非白种人与抗结核治疗相关肝损伤有关。因此，现有证据表明黑人在接受抗结核治疗时发生肝损伤的风险要高于其他种族。

（四）饮酒

无论对于多药联合抗结核治疗还是异烟肼单药治疗方案，嗜酒都会增加肝损伤的发生风险。饮酒患者可能会有谷胱甘肽的下降，且慢性长期饮酒可诱导CYP2E1酶的产生从而导致毒性代谢产物的生成增多。Pande等发现在抗结核治疗发生肝损伤的人群中饮酒者占19.8%，而未发生肝损伤的人群中只有4.9%的饮酒者。最近南非的一项研究发现，对于异烟肼单药治疗的患者而言，每日饮酒对肝损伤发生的影响要大于年龄的影响。然而，也有一些研究包括前瞻性研究的数据表明，饮酒并不是抗结核治疗或者是异烟肼单药抗结核治疗导致肝损伤的高危因素。

（五）药物剂量

目前普遍认为特异质性药物性肝损伤与药物剂量无关，如果药物剂量小于10mg/d，特异性药物反应是不常见的，但最新数据表明，在增加日常用药物剂量（大于50mg）的患者中更易出现严重的药物性肝损伤（肝衰竭或者需要肝移植）和死亡。西班牙的研究数据亦支持上述观点：77%的药物性肝损伤患者服药剂量大于50mg/d。

两项大型研究结果表明，异烟肼导致的肝损伤与药物剂量并无明确相关性。然而另一项接受多药联合抗结核治疗的研究中，9/18的患者因服用异烟肼剂量过高（10mg/kg），超过建议服用的最大剂量5mg/kg而发生了急性肝衰竭。Pessayre等也报道了6例患者因服用异烟肼的剂量过高而发生了急性重型肝炎。因此，对于异烟肼而言，服用剂量轻度高于推荐剂量（5mg/kg）可能不会增加肝损伤的发生概率，但是服用剂量增高到10mg/kg或者更大剂量时，发生肝损伤的危险性就会增大。对于利福平而言，偶然增加服药剂量会导致严重的肝损伤。对于吡嗪酰胺，早期高剂量应用（40~50mg/kg）亦会增加肝损伤的发生风险。

（六）利福平以外的酶诱导剂

理论上，所有可以诱导CYP酶生成的药物，均可能增加异烟肼的肝毒性。曾有报道在接受氟烷全身麻醉后，应用异烟肼联合利福平抗结核治疗的患者发生了急性肝衰竭，应用抗结核药物的患者使用规定剂量对乙酰氨基酚治疗（小于4g/d）

也会出现急性肝衰竭。Crippin等报道，1名21岁亚洲女性接受6个月异烟肼预防性治疗（前5个月肝功能正常），在仅服用3.25g对乙酰氨基酚后便出现了急性肝衰竭（AST高于20000IU/L；胆红素159μmol/L，凝血酶原时间 26s），给予了*N*-乙酰半胱氨酸治疗，1周后该患者临床表现及生化指标均显著改善。因此，对于接受异烟肼治疗的患者，应慎重应用对乙酰氨基酚，当出现肝损伤时，应注意详细询问用药史。对于接受异烟肼抗结核治疗的患者，建议对乙酰氨基酚的用量应小于2g/d，同时建议低水平饮酒量。

（七）营养不良

多项研究发现在营养不良人群中异烟肼联合利福平抗结核治疗相关药物性肝损伤发生率较高，上臂周径小于20cm和血白蛋白小于35g/L是抗结核治疗相关药物性肝损伤的独立危险因素，在抗结核治疗期间体重减轻（2kg或者更多）是药物性肝损伤发生的重要危险因素。营养不良导致抗结核治疗相关药物性肝损伤发生率增高的机制可能如下：营养不良可改变药物在肝脏中乙酰化或者GSH解毒等代谢过程；营养不良患者接受的药物剂量往往高于按体重计算的药物剂量。因此，应严格根据患者体重决定抗结核药物剂量，加强患者教育，抗结核治疗期间加强营养支持。

（八）乙酰化状态和CP2E1多态性

目前有观点认为慢乙酰化代谢可增加异烟肼肝损伤发生，尤其异烟肼联合利福平应用时肝毒性作用更明显。另一观点则认为药物性肝损伤在快乙酰化代谢中更为常见。然而两种观点均未证实乙酰化状态在肝损伤中所起的具体作用。研究者认为，慢乙酰化（NAT2）的基因多态性可能是异烟肼导致肝毒性的高危因素，但不是唯一因素，这种高频率出现的慢乙酰化不支持利用基因分型来决定是否应用异烟肼。

*CYP2E1*基因位于6区，有c1/c1（野生型）、c1/c2和c2/c2三种基因型。研究表明，*CYP2E1*和*NAT2*的多态性可能有协同作用，对于*CYP2E1* c1/c1基因型患

者，慢乙酰化肝毒性发生的危险性是快乙酰化的2倍。对乙酰化的状态和年龄适应后，*CYP2E1* c1/c1基因型可能是肝毒性的独立危险因素。25%的亚洲人口为c2/c2基因型，该基因型可能在一定程度上起保护作用。*CYP2E1* 基础活性并不受这种基因多态性的影响，c1/c1患者中，*CYP2E1* 活性很少被异烟肼所抑制，但其功能的重要性并不清楚，可能与其余基因之间连锁不平衡。最近一项*Meta*分析表明，*NAT2*纯合子基因型和*CYP2E1*纯合子野生型的患者应用多药联合抗结核治疗时肝损伤发生率要高于其余类型肝损伤发生率。

（九）潜在慢性肝病

患有潜在慢性肝病时，异烟肼和利福平的代谢机制受损，血中药物半衰期延长，进而可促进抗结核治疗相关药物性肝损伤的发生发展。Acocelia等发现异烟肼和利福平在肝硬化患者中各自的代谢互不影响，但是两者的半衰期均有所延长。因此，对中重度慢性肝病患者，应用抗结核药物时必须十分谨慎。

乙型肝炎病毒（HBV）感染亦可能会增加抗结核治疗的肝毒性。一项在中国进行的研究发现，在除外HBV直接作用的前提下，慢性HBV感染患者中药物性肝损伤（转氨酶高于1.5倍正常值上限或者高于1.5倍的基线水平）的发生率更高，肝组织学损伤更重。Wu等研究发现，异烟肼联合利福平抗结核治疗时，发生药物性肝损伤的患者中，HBV携带者ALT和胆红素升高更明显，爆发性或者亚急性肝衰竭发生率更高，死亡率也更高，他们还发现肝损伤发生早于HBV DNA水平的升高。因此，在抗结核治疗前是否需要加用抗病毒药物进行预防性治疗，肝损伤是否真的与抗结核治疗有关，抑或是肝损伤是否导致HBV再激活，这些问题仍然是不清楚的，可能与抗结核治疗导致的自身免疫重建有关。

丙型肝炎病毒（HCV）感染患者接受抗结核治疗时，发生肝炎的危险性亦会增加。我国台湾地区一项纳入295名活动性结核病患者的研究发现，接受正规抗结核治疗后，28名（8.5%）患者发生药物性肝损伤，其中7例（28%）患者抗HCV阳性，3例（12%）患者乙肝表面抗原（HBsAg）阳性。多分析结果显示，

HCV感染是抗结核治疗DILI的独立危险因素。HCV感染患者DILI相关死亡率亦明显增高。Ungo等研究发现，合并HCV或者人类免疫缺陷病毒（HIV）感染患者的抗结核治疗，肝毒性的发生率比未合并上述病毒感染患者分别增高5倍和4倍；如果两种病毒同时感染，发生肝损伤的危险性将增高至少14倍。然而，也有研究表明，HCV病毒感染后不会增加抗结核药物导致的肝毒性。大约40%的HCV感染患者可安全进行抗结核治疗。因此，结核病患者的HBV感染、HCV感染的肝损伤机制仍然不清楚，是由于DILI还是抗结核治疗导致病毒再激活，仍不能确定。

（十）HIV感染

HIV感染者属于免疫抑制人群，结核病发病率明显增加，免疫抑制越严重，发病率就越高。因此，较多的人需行抗结核治疗或者异烟肼单药治疗潜伏性结核分枝杆菌感染。Ung等发现合并HIV感染的患者进行抗结核治疗时，ALT升高到120IU/L或者TBIL至少升高到25.5 μ mol/L的危险性增高4倍。英国另外一项回顾性研究发现在对活动性结核进行抗结核治疗时，合并HIV感染（但是没有行抗反转录病毒治疗）能明显增加肝损伤发生率。HIV感染是抗结核治疗相关药物性肝损伤的高危因素，对于这部分患者建议定期监测肝功能。对于合并HIV感染的成人或者儿童，无论是否进行抗结核治疗，异烟肼单药抗结核治疗与药物性肝损伤的危险性无关。

五、临床表现

（一）症状、体征

抗结核治疗相关药物性肝损伤患者常见的症状主要有乏力、恶心、呕吐、食欲不振、右上腹疼痛、发热、皮疹等。这些症状在疾病早期一般不明显，甚至无任何症状，在发生黄疸和肝衰竭几日前较常出现。因此，这些症状是预测肝损伤出现的可靠指标，但是阴性不能排除药物性肝损伤的出现。一项来自印度72例抗结核治疗相关肝损伤患者的研究发现，黄疸发生率为61%，恶心、呕吐和腹部不适发生率为39%，而只有1.3%的患者出现皮疹或发热，12例发生急性肝衰竭，其中75%患者最终死亡。一项对含丙硫异烟胺和（或）对氨基水杨酸方案治疗结核病引起的DILI统计发现，发生DILI患者多出现在抗结核治疗2周左右，且近半数出现肝损伤患者并未出现明显的临床表现，均需在治疗过程中定期检查。因此，进行抗结核治疗期间每次随访都应仔细询问患者有无胃肠道反应等不适症状，及时发现肝损伤迹象，对于已经出现肝损伤的患者应积极处理，否则继续应用抗结核药物会加剧肝损伤发展，甚至最终影响预后。因此，建议对所有多药联合抗结核治疗患者必须密切监测肝功能。

抗结核治疗相关药物性肝损伤严重病例可出现急性或者亚急性肝衰竭，主要表现为肝性脑病和凝血功能紊乱，腹水及过敏样表现（发热、皮疹、嗜酸性粒细胞增加）并不常见。抗结核治疗导致的肝衰竭较少见，占所有原因肝衰竭的2.8%~5.7%。印度一项研究表明抗结核治疗相关肝衰竭患者预后欠佳，只有23%的患者可以自发性存活，因为在印度很少会进行肝移植，所以该项研究结果可以很好反映抗结核治疗相关急性肝衰竭的自然病程。法国一项研究则显示50%发生抗结核治疗相关急性肝衰竭的患者可以自行恢复，40%的患者需要肝移植。

（二）生化指标

抗结核治疗相关药物性肝损伤主要的辅助检查异常为肝功能等生化指标水平升高，包括ALT、AST、TBIL、结合胆红素（DBIL）、碱性磷酸酶（ALP）、谷氨酰转肽酶（GGT）、白蛋白（ALB）等。轻度肝损伤患者转氨酶往往小于5倍正常上限值（ULN），中度肝损伤患者转氨酶水平一般为5~10倍ULN，重度肝损伤患者转氨酶水平往往高于10倍ULN。DILI的临床类型可根据ALT、ALP水平分为肝细胞型、胆汁淤积型和混合型3种。对于胆红素或者ALP水平异常升高的患者，可能是利福平相关的肝损伤。存在潜在慢性肝病的患者生化指标升高往往会更明显。早期加利福尼亚一项纳入20名异烟肼相关肝损伤死亡病例（1973—1986）的研究报道，这些患者转氨酶水平可高达3685IU/L（60%患者AST高于

ALT），胆红素可高达782μmol/L，其中12名信息较全的患者有潜在慢性肝病或正接受其他潜在肝毒性药物或酶诱导剂治疗。

异烟肼单药抗结核治疗时，开始治疗的前几个月发生肝损伤的可能性最大，其中在开始治疗2个月时发生率最高。多药联合抗结核时（包括异烟肼、利福平或吡嗪酰胺在内的方案）有两种肝损伤类型。第一种类型往往在开始治疗2周内转氨酶升高，可能是由于利福平诱导异烟肼引起的肝损伤。这种服药后短时间内出现肝损伤的类型预后较好，甚至急性肝衰竭患者预后也较好。第二种类型是在抗结核治疗4周以后出现的肝损伤。这些肝损伤出现较晚的病例通常与服用吡嗪酰胺有关。这种类型往往预后较差。值得注意的是，这种按照抗结核治疗相关药物性肝损伤出现早晚进行分类评估预后并不是绝对的，在出现中重度肝损伤时所有抗结核治疗都需要停止。

（三）组织学特征

抗结核药物相关肝损伤主要以局灶性及融合性大面积坏死为主要特征。美国一项纳入20例死亡病例的研究显示，死亡病例组织学变化更明显，次大面积肝坏死发生率为39%，大面积坏死发生率为61%，但是其他肝毒性药物也可能导致上述组织学变化。最近法国一项研究显示，14例抗结核治疗相关急性肝衰竭患者中，13例进行了肝组织学活检，其中11例表现为融合性坏死，没有慢性肝炎表现，只有4例患者存在干酪样肉芽肿样改变。

（四）诊断

有明确抗结核药物用药史，近期出现或不出现典型消化道症状，化验提示肝功能异常，除外病毒性肝炎、酒精性肝病、非酒精性脂肪性肝病、自身免疫性肝病、胆汁淤积性疾病、遗传代谢性肝病等可以引起肝功能异常的疾病，再除外系统性疾病肝损伤表现，除外其余药物所致肝损伤，RUCAM因果关系评分≥3分可考虑抗结核相关药物性肝损伤诊断，必要时可完善肝穿刺活组织检查。

六、治疗

（一）常规治疗

进行标准四联抗结核治疗的患者中20%左右会发生无症状的转氨酶升高。只要转氨酶水平低于5倍ULN（无症状），不需要停止治疗，但需要密切监测肝功能情况。对于转氨酶水平超过3倍ULN且有症状以及超过5倍ULN的患者，大多数肝病专家建议立即停用抗结核药物。对于出现黄疸或INR延长的患者更应引起注意。此时继续用药会导致预后不良。

抗结核治疗停止后，大多数患者生化指标会逐渐自行恢复，在恢复后可谨慎地继续进行抗结核治疗。少部分患者可能会出现黄疸、肝性脑病、凝血功能障碍等重症肝病表现，甚至出现急性肝衰竭。对于重症患者，建议进行肝移植。来自美国急性肝衰竭研究小组的一项研究表明，静脉用*N*-乙酰半胱氨酸可增加非对乙酰氨基酚相关肝衰竭患者的肝移植存活率，在肝性脑病早期（1~2级）获益最大。爱尔兰一项小规模研究也表明，接受*N*-乙酰半胱氨酸治疗组肝损伤（AST/ALT高于5倍ULN）发生率明显高于未接受*N*-乙酰半胱氨酸治疗组（37.5% *vs* 0），但是由于随访时间只有2周，因此，*N*-乙酰氨基酚的保护性作用尚不能确定。对于药物性肝损伤患者，目前应用最广泛的肝移植候选者筛选标准为伦敦Kings大学制定的版本。

Russo对UNSO的数据进行分析后发现，1990—2002年期间，共有379例患者因为药物性肝损伤相关肝衰竭而进行了肝移植治疗，约占所有肝移植患者的15%。其中270例患者具有完整数据，单药导致肝损伤患者258例（96%）。对乙酰氨基酚是最常见的肝毒性药物（46%），其后依次是异烟肼（17.5%）、丙戊酸钠（9.5%）、苯妥英钠（7.3%）及丙硫氧嘧啶（7.3%）。1987—2006年期间UNSO登记的数据显示，因肝衰竭而进行肝移植治疗的患者中0.07%为抗结核治疗所致（50/73977），其中48例为异烟肼单药治疗，2例为异烟肼、利福平、吡嗪酰胺联合抗结核治疗。这些数据表明，在美国异烟肼仍然是很重要且很常见的导致肝衰竭的原因。

（二）再治疗患者的治疗选择

最好在肝功能指标改善后再进行新一轮抗结核治疗。如果迫切需要抗结核治疗，则尽可能选用潜在肝毒性最小的药物进行治疗，可选用链霉素、乙胺丁醇、一种氟喹诺酮类药物联合一种二线抗结核药物，但是对于如何选择最佳药物方案、疗程及临床疗效仍缺乏相关数据。有专家建议对不能继续原抗结核治疗方案的患者，可以选用这种治疗方案，疗程18~24个月。一旦转氨酶水平低于2倍ULN（对于潜在肝病的患者要求指标恢复到基线水平），则可重新开始原来的一线抗结核治疗方案。因为利福平相关药物性肝损伤的发生率低于异烟肼及吡嗪酰胺，而且是最有效的抗结核药物，因此，首先考虑重新加用利福平，开始可应用75mg/d，2~3日后可增加至300mg/d，再过2~3日后可增加至450mg/d（体重小于50kg）或者600mg/d（体重高于50kg）。对于肝功能正常患者，异烟肼也可以再次应用，应从50mg低剂量开始， 2~3日后可增加至300mg，1周后吡嗪酰胺也可以重新应用，从250mg/d开始，2~3日后可增加至1000mg/d，然后可增加至1500mg/d（体重小于50kg） 或2000mg/d（体重高于50kg）。如果肝损伤症状再次出现，或者转氨酶水平再次异常，应先考虑停用吡嗪酰胺。如果异烟肼和利福平可以耐受，说明吡嗪酰胺是主要致病药物，不应再次使用。在这种情况下，异烟肼联合利福平治疗的疗程应从6个月延长至9个月。

Singh等人对45例患者中的35名患者成功开始了异烟肼和利福平的再治疗，所有用药剂量均根据体重严格计算，其中有6例（15%）患者再次出现肝损伤，这 6例患者中有3例可成功开始再一次抗结核治疗。印度一项随机对照试验对175例抗结核治疗相关肝损伤患者再次进行抗结核治疗，受试者分为3组：第一组患者异烟肼、利福平、吡嗪酰胺首日便开始用到最大剂量；第二组患者利福平、异烟肼、吡嗪酰胺相继开始应用，每种药物首次应用均为最大剂量；第三组患者利福平、异烟肼、吡嗪酰胺相继开始应用，用药剂量亦逐渐增加。结果表明，三组患者药物性肝损伤的发生率相同。需要注意的是，这项研究中，受试者最初的药物性肝损伤并不严重（平均胆红素水平低于3倍ULN，平均ALT水平低于500IU/L），因此，该结果仅供参考。

对于首次治疗时即出现严重DILI，如急性肝衰竭或需要肝移植的患者，再次治疗时应避免选用一线抗结核药物，二线可选用药物的应用亦应十分慎重。

总之，大多数患者可以考虑再次进行标准抗结核治疗，但应警惕再次出现肝损伤的可能。多数专家建议可再次应用一线抗结核治疗，因为缺乏异烟肼和利福平的抗结核治疗疗效欠佳。大多数患者再次接受一线抗结核治疗并未出现肝损伤，具体原因目前尚不清楚，可能因为这些患者曾经接受过抗结核治疗，结核分枝杆菌的数量减少，也可能是再次治疗时药物潜在的肝毒性减低，促进了适应性保护性机制的形成，还可能因为形成了免疫耐受。

国外专家建议出现以下情况之一的患者不应再次进行一线抗结核治疗：存在威胁生命的肝损伤（出现黄疸且INR值高于1.5倍ULN，或存在肝性脑病）；合并中重度潜在肝病（Child-Paugh B/C级的肝硬化患者）。

（三）潜在肝病患者的抗结核治疗

对于潜在肝病患者而言，在病情不稳定或正在进展时进行一线抗结核治疗可能存在很多问题：首先，此时抗结核治疗肝损伤发生率更大（尤其合并HBV或HCV感染的患者）；其次，此时肝脏代偿能力严重受损，肝损伤可能会威胁到患者生命；再次，若合并潜在活动性肝病，很难辨别肝损伤究竟是抗结核治疗所致还是潜在肝病所致；最后，结核本身也会引起肝脏生化结果的异常。

一线抗结核治疗毕竟效果最佳，因此，对于肝脏代偿能力很好的潜在肝病患者可以选用一线抗结核药物治疗，但是需要密切监测肝功能情况。其实对于这部分患者该如何选择抗结核治疗方案，目前尚无统一明确的建议，国外专家的几种治疗方案可供参考：对于肝功能代偿较好、肝功能Child-Paugh分级为A级的患者，尽管吡嗪酰胺导致肝损伤的概率低于异烟肼，但一旦出现肝损伤，病情往往较重，因此，可以先应用异烟肼、利福平、乙胺丁醇治疗2个月，然后再应用异烟肼联合利福平治疗7个月；对处于进展期、Child-Pugh分级为B级或C级的患者，或者处于代偿期肝硬化的患者，只能选择保留利福平，再联合环丝氨酸、乙胺丁醇、左氧氟沙星及注射的抗结核药物，疗程通常为12~18个月；对于存在严重肝病的患者，最好避免应用所有肝毒性药物，建议使用链霉素、乙胺丁醇、左氧氟沙星及其他二线口服抗结核药物，总疗程应延长至18~24个月。

总之，对于合并潜在肝病的患者，国外专家建议避免使用吡嗪酰胺，对于病情较重的潜在肝病患者，建议不要使用异烟肼，但对于代偿能力尚好的潜在肝病患者，可考虑应用异烟肼。无论选择哪种方案，均建议密切监测患者肝功能状况。此外，对于HBV感染患者，可考虑在加用抗病毒治疗前提下应用抗结核治疗。

（四）肝移植患者抗结核治疗相关肝损伤

对处于免疫抑制期的肝移植患者，结核是常见的机会性感染。早期研究数据表明，移植患者比正常人群患结核的概率要高36~74倍。最近的数据表明，肝移植导致患活动性结核的危险性增加18倍，病死率增加4倍。肝移植后结核的发病率为0.9%~2.3%，在某些高发地区可高达15%。这些患者中约50%为播散性肺结核，肺外结核也比较常见。肝移植患者中结核导致的死亡率为6.7%~33%。

由于肝移植后机体处于免疫抑制状态，专家建议TST中结节直径大于5mm或最近结节有变化的患者均应该应用异烟肼进行预防性治疗，结果阴性的患者应在1~3周内重复1次。由于皮肤对结核菌素反应降低的概率逐渐升高，因此，潜伏期结核分枝杆菌感染的漏诊率仍相当高。目前对于TST及IGRAs的相关数据均有限，尚无证据显示哪项检查更有效。

由于异烟肼治疗肝移植后患者存在发生肝损伤的风险，专家建议对于肝移植术后患者的潜伏性肺结核不应立即进行治疗，应该等到移植肝脏稳定后再考虑治疗。肝移植术后仍然是免疫抑制最强的时期，并且此时很难将异烟肼导致的肝损伤与其他原因导致的肝功能异常鉴别开来，如排斥反应。在接受肝移植的患者中有25%~40%的患者因为肝损伤而终止抗结核治疗。

一种方案是可考虑在肝移植前应用异烟肼进行预防性治疗，可避免与移植排斥反应混淆，降低提前停药的可能。这种方案并不适用于失代偿期肝硬化患者。但是该方案可避免抗结核药物与免疫抑制剂之间发生相互作用，从而影响移植肝脏存活率。加利福尼亚一项研究报道了对14名潜伏性结核感染的肝移植候选者成功完成了9个月的异烟肼治疗或4个月的利福平治疗。

对于肝移植术后的活动性肺结核患者，应用一线抗结核药物进行治疗引起肝损伤的风险较大。一项纳入139例肝移植患者的*Meta*分析表明，86例患者接受过标准的抗结核治疗（乙胺丁醇、异烟肼、吡嗪酰胺、利福平），其中24例（28%）患者出现了肝损伤，22例接受过异烟肼联合利福平或利福喷丁（Rft）治疗。在这项研究中短期内出现死亡的患者占31%。幸存的患者大多数接受过2种或者更多药物治疗，在出现症状后1个月内明确诊断。在用利福平治疗肝移植术后结核病患者时另外一个棘手的问题是，利福平会显著降低钙依赖磷酸酶、mTOR抑制剂的水平，并改变皮质类固醇的代谢机制，可能需要调整利福平剂量。有人建议可以通过检测*NAT2*和*CYP2E1*基因多态性来评估肝移植术后异烟肼导致肝损伤的危险性，然而这种方法并不实用，在肝移植术后最好不要合用利福平。

七、抗结核治疗的监测

目前对异烟肼单药或者多药联合抗结核治疗过程中的监测问题仍存在一定争议，这里仅介绍某国外专家的推荐意见。

对于异烟肼单药治疗的潜伏性结核分枝杆菌感染患者，如果年龄小于35岁，在服用药物后每个月都要询问患者有无相关症状，告知患者在相关症状出现时立即停用异烟肼。由于发生肝损伤而需要住院治疗的患者很少，因此，不推荐频繁监测ALT；如果年龄大于35岁，建议每月监测ALT，若ALT高于3倍ULN且有症状者或ALT高于5倍ULN者，需要每周监测ALT直到恢复正常或者病情加重（此时需要停药）；如果患者合并HBV 或HCV和HIV感染，应每月监测ALT；拟行肝移植需要对潜伏性结核分枝杆菌感染进行治疗的患者，最好在移植前先应用异烟肼，然后密切监测肝功能情况（2周一次）。

对于多药联合抗结核治疗的患者，在治疗前对所有患者进行基础评价，在治疗初期对接受治疗的患者及其家属进行培训，清楚告知抗结核治疗的潜在肝毒性，一旦出现相关症状，应立刻停止治疗，并及时就诊；抗结核治疗药物应该由呼吸科或者感染科医师开具处方；抗结核治疗期间鼓励患者戒酒；无潜在肝病及高危因素的患者，最好先开具1个月的处方，在治疗前8周应每2周监测一次肝功能，以后每4周监测一次，直到治疗结束。如果转氨酶水平低于2倍ULN，可继续用药并按上述进行监测，4周一次；如果转氨酶水平高于2倍ULN低于5倍ULN，只要没有任何症状，抗结核治疗可继续进行，但需要每周监测肝功能；当转氨酶水平高于3倍ULN且出现相关症状或转氨酶水平高于5倍ULN或胆红素水平高于1.5倍ULN（同时ALT高于3倍ULN）或凝血时间延长高于1.5倍ULN的情况下，建议停药；对于存在潜在肝病或抗结核治疗相关肝损伤高危因素的患者，首次治疗时开具处方疗程应不超过2周，每2周监测一次肝功能直到治疗结束；对于基线肝功能异常的患者，建议可以继续治疗，只有转氨酶升高到基线水平2倍以上或者胆红素升高或者出现其他症状的情况下建议停止抗结核治疗，并每周监测肝功能，然后再2周监测一次肝功能，当肝功能恢复正常后，可再次谨慎抗结核治疗；对于肝移植术后患者进行抗结核治疗非常复杂，且需要个体化，大多数患者不能耐受全程一线抗结核药物治疗，仅在诱导阶段使用一线抗结核药物，在维持阶段改为二线抗结核药物，需要每1~2周监测一次肝功能。

总之，目前三种一线抗结核药物均具有潜在肝毒性。在美国，异烟肼是第二大常见的导致急性肝衰竭的药物。因此，决定用异烟肼单药或者是多药联合抗结核治疗时一定要谨慎，治疗过程中要严密监测肝功能等指标，尤其是对有药物性肝损伤高危因素的患者。告知患者肝损伤时的常见临床症状很有必要，同时需要告知患者当相关症状出现时应及时停止所有治疗药物。更安全的新型抗结核药物亟待研发。

八、病例

（一）病例简介

患者，男性，63岁。

主诉 间断咳嗽伴发热4年，食欲缺乏1周。

现病史 患者4年前无诱因出现咳嗽伴发热，经抗感染治疗后症状改善不明显，胸部X线片发现肺部阴影，诊断为“肺结核”，遂至首都医科大学附属北京胸科医院就诊，给予HRZE方案抗结核治疗1日后再次出现发热，考虑不除外“药物热”，予停药观察，停药后患者体温降至正常，未继续就诊。2010年2月再次出现发热、咳嗽咳痰，痰涂片抗酸菌阳性，入院治疗，给予异烟肼及吡嗪酰胺后出现发热，后给予乙胺丁醇、利福喷丁、左氧氟沙星等抗结核药物规律治疗。2012年6月痰罗氏培养提示异烟肼、利福平高度耐药，诊断“耐多药肺结核”，于门诊调整治疗方案为：左氧氟沙星、卷曲霉素、丙硫异烟胺、对氨基水杨酸钠、乙胺丁醇。治疗2周患者出现明显食欲缺乏，无恶心、呕吐，复查肝功能提示重度肝损伤，予停用所有抗结核药物，为进一步治疗收入院。

既往史 既往体健，否认肝炎病史，否认饮酒史及药物过敏史等。

查体 T 36.5℃，P 80次/分，R 20次/分，BP 90/60mmHg，一般情况较差，全身皮肤、黏膜黄染，巩膜黄染，未见明显出血点、瘀血、瘀斑，颈部未触及明显肿大淋巴结，双肺可闻及散在湿啰音，心率80次/分，律齐，腹部查体未见明显异常，双下肢无水肿。

辅助检查 胸部CT（2012年3月9日）示胸廓不对称，右侧胸廓缩小；双肺多发斑片、结节、索条及片絮影，部分结节内可见含气空洞影，最大空洞位于左肺上叶尖后段；大小约2.6cm×1.8cm；双侧各叶段支气管开口通畅，纵隔未见明显淋巴结肿大；双侧胸膜无增厚。血生化（2012年8月7日）：ALT 573U/L、AST 539 U/L、球蛋白（GLB）16.8g/L、 TBIL 95.7μmol/L、DBIL 53.1 μmol/L、GGT 222U/L、胆碱酯酶（CHE）3700U/L 、血糖6.2mmol/L。凝血全项示（2012年8月7日）：活化部分凝血酶时间（APTT）44.4秒，PT% 22.2秒。

（二）病例特点

（1）患者为老年男性，明确肺结核病史4年，为复治耐多药肺结核患者。

（2）既往体健，否认肝炎及酗酒史。

（3）抗结核治疗过程中出现药物热，经证实异烟肼及吡嗪酰胺药物热。

（4）胸部CT示双肺散在片状实变、结节、索条、片絮及空洞阴影。

（5）予耐多药抗结核方案治疗中出现纳差，查肝功能提示重度肝损伤。

（三）处置策略

据患者病史、影像学表现及痰罗氏药敏结果、血生化结果提示患者耐多药肺结核、重度肝损伤诊断明确，考虑下一步治疗策略为：①停止所有肝损伤药物；② 保肝治疗、退黄；③营养支持；④密切监测肝功能及凝血指标变化。

（四）诊治经过

入院后根据病史及胸部影像学、血生化，耐多药肺结核、重度肝损伤诊断明确，经还原型谷胱甘肽、异甘草酸镁、多烯磷脂酰胆碱保肝、熊去氧胆酸退黄、营养支持治疗后2周，患者转氨酶降至正常，胆红素轻度异常。考虑患者肝损伤与丙硫异烟胺有关。肝功能恢复正常后逐渐加用阿米卡星、左氧氟沙星、乙胺丁醇、氯法齐明（Cfz）、复方阿莫西林抗结核治疗。患者症状逐渐改善，2013年11月复查痰涂片抗酸菌阳性，2013年12月痰涂片阴性，痰罗氏培养阴性，持续规律治疗至2014年10月停药观察。期间监测肝功能无异常。

（五）专家提示

（1）耐多药肺结核患者治疗方案中含肝损伤药物时（尤其是丙硫异烟胺）可出现重度药物性肝损伤，严重时可危及生命，因此，应重视治疗过程中肝功能的监测。

（2）出现重度肝损伤患者应及时停用引起肝损伤的抗结核药物，及时保肝退黄治疗，密切监测肝功能恢复情况，大多数患者肝功能指标可逐渐恢复正常。

（3）肝损伤患者经保肝退黄等治疗肝功能恢复正常后，应对患者治疗方案进行适当调整，加用肝损伤作用较小的药物，以免再次出现肝损伤影响结核病的治疗及预后。

（赵 红　刘玉凤　王玉洁　谢 雯）

参考文献

1. Steele MA,Burk RF,DesPrez RM. Toxic hepatitis with isoniazid and rifampin. A meta-analysis. Chest,1991,99:465-471.
2. Randolph H,Joseph S. Toxic hepatitis with jaundice occurring in a patient treated with isoniazid. JAMA,1953,152(1):38-40.
3. World Health Organization Collaborating Center for International Drug Monitoring. Adverse drug reaction terminology(ART),1979.http://www.WHO -UMC.org.
4. Lee BH,Koh WJ,Choi MS,et al. Inactive hepatitis B surface antigen carrier state and hepatotoxicity during antituberculosis chemotherapy. Chest,2005,127:1304-1311.
5. Kenwright S,Levi AJ. Sites of competition in the selective hepatic uptake of rifamycinSV,flavaspidic acid,bilirubin,and bromsulphthalein. Gut,1974,15:220-226.
6. 戈启萍,王庆枫,段鸿飞,等.含丙硫异烟胺和对氨基水杨酸治疗方案发生药物性肝损伤129例临床分析. 中华结核和呼吸杂志,2013,36(10):737-740.
7. Black M,Mitchell JR,Zimmerman HJ,et al.Isoniazid-associated hepatitis in 114 patients. Gastroenterology,1975,69:289-302.
8. Durand F,Bernuau J,Pessayre D,et al. Deleterious influence of pyrazinamide on the outcome of patients with fulminant or subfulminant liver failure during antituberculous treatment including isoniazid. Hepatol,1995,21:929-932.
9. Fountain FF,Tolley E,Chrisman CR,et al. Isoniazid hepatotoxicity associated with treatment of latent tuberculosis infection:a 7-year evaluation from a public health tuberculosis clinic. Chest,2005,128:116-123.
10. Ichai P,Saliba F,Antoun F,et al. Acute liver failure due to antitubercular therapy: strategy for antitubercular treatment before and after liver transplantation. Liver Transpl,2010,16:1136-1146.

11.Kumar R,Shalimar,Bhatia V,et al. Antituberculosis therapy-induced acute liver failure: magnitude, profile,prognosis,and predictors of outcome. Hepatol,2010,51:1665-1674.

12.Pasipanodya JG,Gumbo T. Clinical and toxicodynamic evidence that high-dose pyrazinamide is not more hepatotoxic than the low doses currently used. Antimicrob Agents Chemother,2010,54:2847-2854.

13.Pessayre D,Bentata M,Degott C,et al. Isoniazid-rifampin fulminant hepatitis. A possible consequence of the enhancement of isoniazid hepatotoxicity by enzyme induction. Gastroenterology,1977,72:284-289.

14.Leung CC,Law WS,Chang KC,et al. Initial experience on rifampin and pyrazinamide vs isoniazid in the treatment of latent tuberculosis infection among patients with silicosis in Hong Kong. Chest,2003,124: 2112-2118.

15.McNeill L,Allen M,Estrada C,et al. Pyrazinamide and rifampin vs isoniazid for the treatment of latent tuberculosis: improved completion rates but more hepatotoxicity. Chest,2003,123:102-106.

16.Yamada S,Tang M,Richardson K,et al. Genetic variations of NAT2 and CYP2E1 and isoniazid hepatotoxicity in a diverse population. Pharmacogenomics,2009,10:1433-1445.

17.Nolan CM,Goldberg SV,Buskin SE. Hepatotoxicity associated with isoniazid preventive therapy: a 7-year survey from a public health tuberculosis clinic. JAMA,1999,281:1014-1018.

18.Kunst H,Khan KS. Age-related risk of hepatotoxicity in the treatment of latent tuberculosis infection: a systematic review. Int J Tuberc Lung Dis,2010,14:1374-1381.

19.Grant AD,Mngadi KT,van Halsema CL,et al. Adverse events with isoniazid preventive therapy: experience from a large trial. AIDS,2010,24(5):29-36.

20.Prince MI,Burt AD,Jones DE. Hepatitis and liver dysfunction with rifampicin therapy for pruritus in primary biliary cirrhosis. Gut,2002,50:436-439.

21. Acocella G,Bonollo L,Garimoldi M,et al. Kinetics of rifampicin and isoniazid administered alone and in combination to normal subjects and patients with liver disease. Gut,1972,13:47-53.

22.Williams BG,Dye C. Antiretroviral drugs for tuberculosis control in the era of HIV/AIDS.Science, 2003,301:1535-1537.

23.Gray D,Nuttall J,Lombard C,et al. Low rates of hepatotoxicity in HIV-infected children on antiretroviral therapy with and without isoniazid prophylaxis. J Trop Pediatr,2010,56:159-165.

24.Baniasadi S,Eftekhari P,Tabarsi P,et al. Protective effect of N-acetylcysteine on antituberculosis drug-induced hepatotoxicity. Eur J Gastroenterol Hepatol,2010,22:1235-1238.

25.Yehia BR,Blumberg EA. Mycobacterium tuberculosis infection in liver transplantation. Liver Transpl, 2010,16:1129-1135.

26.Martinson NA,Barnes GL,Moulton LH,et al. New regimens to prevent tuberculosis in adults with HIV infection. N Engl J Med,2011,365:11-20.

27.Sterling TR,Villarino ME,Borisov AS,et al. Consortium PREVENT TB study team.Three months of rifapentine and isoniazid for latent tuberculosisinfection. N Engl J Med,2011,365:2155-2166.

28.Centers for Disease Control and Prevention (CDC).Recommendations for use of an isoniazid-rifapentine regimen with direct observation to treat latent Mycobacterium tuberculosis infection. MMWR,2011,60:1650-1653.

29.Davern TJ,Chalasani N,Fontana RJ,et al. Drug-Induced liver injury network (DILIN). Acute hepatitis E infection accounts for some cases of suspected drug-induced liver injury. Gastroenterology, 2011,41(5):1665-1672.

30.Warmelink I,ten Hacken NH,van der Werf TS,et al. Weight loss during tuberculosis treatment is an important risk factor for drug-induced hepatotoxicity. Br J Nutr,2011,105:400-408.

31.Jafri SM,Singal AG,Kaul D,et al. Detection and management of latent tuberculosis in liver transplant patients. Liver Transpl,2011,17:306-314.

第四章
结核病合并胃肠道疾病

一、概述

结核病是由结核分枝杆菌感染引起的、主要经呼吸道传播的慢性传染病。肺结核最为常见，其他部位也可继发感染，统称为肺外结核。肺外结核中最常见的是淋巴结结核，其他还有结核性脑膜炎、肾结核、肠结核、骨结核等。

胃肠道指的是从胃幽门至肛门的消化管，主要生理功能是摄取、转运和消化食物，吸收营养和排泄废物。胃肠道的活动受自主神经支配，交感神经兴奋可导致胃肠动力的变化，迷走神经受损可引起胃十二指肠对扩张的异常敏感性。丘脑下部是自主神经的皮质下中枢，也是联络大脑与低位中枢的重要环节。消化道具有肠神经系统，可以不依赖中枢神经系统独立行使功能。中枢神经系统、自主神经系统和肠神经系统的完整性以及它们之间的协调对于胃肠道动力的调节起着重要作用。各种精神因素，可以干扰高级神经的正常活动，造成脑–肠轴的紊乱，引起内脏感觉过敏，进而引起胃肠道功能的紊乱。胃肠道常见的疾病有胃炎、消化性溃疡、胃癌、十二指肠炎等。

随着生活及卫生条件的改善，结核病患病率下降，消化系统结核病已逐渐减少，但在我国仍然常见。肠结核、结核性腹膜炎是常见的肺外结核病，在临床上对本病需提高警惕。

结核病合并胃肠道疾病，首先在临床上应注意胃肠结核病本身与常见胃肠道疾病的鉴别，其次抗结核治疗方案需多种药物联合使用，且疗程较长，加重了药物对胃肠道的损害。如何协调抗结核治疗和胃肠道疾病的治疗，合理制定治疗方案、及时发现并正确处理药物不良反应、提高患者治疗的依从性是抗结核治疗成功的关键。

二、临床表现

（一）全身症状

结核病早期可以没有症状，部分患者有症状也比较轻微，容易被忽视。常见的结核病中毒症状主要表现为疲倦、乏力、午后低热、食欲缺乏、体重减轻、盗汗、体重下降，女性可有月经不调，甚至闭经。

（二）呼吸道症状

咳嗽、咳痰为常见症状，痰多为白黏痰。咯血也是肺结核的常见症状之一，部分患者可表现为胸痛，表明胸膜已受结核病的影响。如果肺组织受到广泛而严重的破坏，肺功能受损，可表现为呼吸困难。

（三）胃肠道症状

1.恶心、呕吐　两者可单独发生，但在多数情况下相继出现，先恶心后呕吐。

2.嗳气　多由于消化道特别是胃、十二指肠、胆道疾病所致。

3.腹胀　腹胀的原因有胃肠积气、积食或积粪，腹水，腹内肿物等。

4.腹痛　是胃肠道疾病常见的症状，要深入了解腹痛的诱因、发作时间，疼痛性质、部位和程度，疼痛的持续时间及有无伴随症状等。

消化性溃疡的腹痛多为慢性过程，周期性发作，发作期可为数周或数月，缓解期亦长短不一。发作有季节性，多在秋冬和冬春之交发作。部分患者有与进食相关的节律性上腹痛，如饥饿痛或餐后痛。

5.腹泻与便秘　腹泻是由于肠蠕动加速、肠分泌增多和吸收障碍所致。肠结核患者可出现腹泻与便秘交替，这是肠道功能紊乱的一种表现。

6.腹部肿块　要了解肿块出现的时间、部位、有无伴随症状。肠结核的腹部肿块多见于右下腹。

7.黑便和便血　每日出血量超过60ml才会产生黑便。便血来源于下消化道，包括小肠、结肠，往往呈暗红色，出血部位越接近肛门，便出血液越新鲜。当下消化道出血量少，血液停留在肠道内时间较长时，也可表现为黑便。

三、实验室检查

（一）血液检查

可有不同程度的贫血和ESR增快，病程较长、病情较重的患者可有低蛋白血症。

（二）PPD试验和抗结核抗体检测

PPD试验强阳性、血和腹腔积液抗结核抗体阳性结果有助于结核病的诊断。

（三）γ-干扰素释放分析试验

可用于诊断结核分枝杆菌感染，但不能区分活动性结核病和潜伏感染，对疑似结核病患者有辅助诊断作用，阴性结果对排除结核病有一定帮助。

（四）粪便检查

对胃肠道疾病是一种简便易行的诊断手段。还可做普通细菌及结核分枝杆菌检查和培养，进一步明确诊断。

（五）痰细菌学检查

对于怀疑有肺结核的患者需行痰涂片及结核分枝杆菌培养，结核分枝杆菌培养阳性的患者还可行药敏试验，根据药敏试验结果制定合理的抗结核治疗方案。

（六）幽门螺杆菌（Hp）检测

包括有创检查和无创检查。无创检查指不需要通过胃镜检查获得标本，包括血清抗体检测、^{13}C或^{14}C尿素呼吸试验、粪Hp检测等方法。Hp检测已成为胃肠道疾病诊断的常规检测项目。

（七）X线及CT检查

胸部X线检查是肺结核诊断的必要手段。腹平片检查有助于及时发现是否有肠梗阻存在。对于病灶显示不清、性质不明确的患者还可进行CT检查明确诊断。

（八）内镜检查

消化内镜包括食管镜、胃镜、十二指肠镜、胆道镜、小肠镜、结肠镜、腹腔镜。通过内镜检查可以直接观察胃肠道内病变和进行拍照纪录，并可钳取活组织做细胞学检查。结肠镜可以直观检查全结肠、回盲部及回肠末端，对肠结核具有重要的诊断及鉴别诊断意义。

对于可疑结核性腹膜炎患者尤其是渗出型病例诊断困难时，腹腔镜检查非常必要。镜下可直观发现腹膜有散在或弥漫的粟粒结节，腹腔充血水肿；慢性病变可见腹膜增厚，大网膜和肠系膜增厚、粘连改变，并可看到肿大的肠系膜淋巴结。此外，还可以进行选择性的组织活检，阳性率高，往往是明确诊断的可靠手段。

肠结核的镜下表现为病变肠黏膜充血、水肿、环形溃疡，溃疡边缘不齐呈鼠咬状，伴有大小及形态各异的炎症息肉，肠腔狭窄。活检如果能找到干酪样肉芽肿或结核分枝杆菌，则可明确诊断。

（九）X线钡餐检查

X线钡剂造影对于肠结核、胃炎、消化性溃疡有诊断价值。若并发肠梗阻则适宜行钡剂灌肠。

肠结核的X线征象包括：①溃疡型肠结核病变肠段可见激惹现象，即钡剂进入该处排空迅速，充盈不佳，而在病变的上、下两端肠段钡剂充盈良好，称为X线钡剂跳跃征象（stierlin征）；②病变的肠段如能充盈，可因黏膜遭破坏而见皱襞粗乱，肠壁边缘轮廓不规则，且由于溃疡而呈锯齿状征象；③肠腔变窄，肠管缩短变形，回肠、盲肠正常角度消失，回盲瓣硬化并有盲肠内侧压迹；④小肠病变时，小肠有分节现象，钡剂呈雪花样分布，边缘锯齿状；⑤增生型肠结核主要表现为盲肠或其附近肠段充盈缺损，黏膜皱襞紊乱，肠壁僵硬，肠腔狭窄，狭窄近端肠腔扩张。

（十）腹腔积液化验

腹腔积液为渗出液，白细胞（0.25~0.5）$\times 10^9$/L，以淋巴细胞为主，李凡他试验阳性，腹水ADA升高，有助于结核性腹膜炎的诊断。

（十一）血清抗壁细胞抗体、内因子抗体及维生素B_{12}水平测定

有助于诊断自身免疫性胃炎。

四、诊断

（一）结核病的诊断

结核病的诊断包括：①患者的病史和临床表现仍然是结核病诊断的基础；②结核分枝杆菌检查是确诊结核病的金标准；③其他检查方法如PPD皮试、血清抗结核抗体、ESR等可作为辅助诊断依据；④腹腔积液化验检查，ADA升高有助于结核性腹膜炎的诊断。

（二）胃肠道疾病的诊断

胃肠道疾病的诊断包括：①病史是诊断胃炎和消化性溃疡的初步依据；②消化性溃疡具有慢性病程、周期性发作和节律性中上腹疼痛等特点，可做出初步诊断；③Hp检测：Hp感染是慢性胃炎和消化性溃疡的主要病因，对于怀疑胃炎及溃疡的患者均应检测Hp；④内镜检查和X线钡餐检查是确诊手段，内镜检查可做出肉眼和病理诊断；⑤不能接受内镜检查者，X线钡餐发现龛影可以诊断溃疡，

但难以区分其良性或恶性。

（三）肠结核的诊断

临床上出现下述情况应考虑肠结核：①开放性肺结核伴有消化道症状；②慢性腹痛、腹泻、腹胀及腹泻便秘交替，脐周后右下腹疼痛伴发热、盗汗等结核病中毒症状；③右下腹压痛、局部肿块或原因不明的肠梗阻；④X线肠道钡剂检查发现跳跃现象、溃疡、肠狭窄、肠管缩短变形。此外，内镜活检或手术活检可确诊肠结核。

（四）肠结核的鉴别诊断

1.克罗恩病　肠结核与克罗恩病鉴别要点如下（表4-1），鉴别困难者，可先行诊断性抗结核治疗。偶有患者两种疾病可以共存。有手术指征者可行手术探查和病理组织学检查。

表4–1　肠结核与克罗恩病的鉴别

	肠结核	克罗恩病
肠外结核	多见	一般无
病程	复发不多见	病程长，缓解与复发交替
瘘管、腹腔脓肿、肛周病变	少见	多见
病变阶段性分布	常无	有
溃疡形状	常呈横行、浅表而不规则	多呈纵行、裂隙状
结核菌素皮试	强阳性	一般不呈强阳性
组织病理抗酸杆菌	可有	无
干酪样肉芽肿	有	无
结核治疗	症状改善，肠道病变好转	无明显改善，肠道病变无好转

2.右侧结肠癌　结肠癌发病年龄较大，一般无结核病中毒症状，结肠镜检查及活检容易确诊。

3.阿米巴病或血吸虫病性肉芽肿　肠道阿米巴病或血吸虫病在慢性期可以形成肉芽肿病变，特别是病变累及回盲部时，常与肠结核的表现相似，应加以鉴别。肠道阿米巴病或血吸虫病患者追问病史均有流行病学和感染史，其脓血便均较肠结核为明显，粪便检查可找到阿米巴滋养体、包囊或血吸虫卵，必要时进行粪便孵化找血吸虫毛蚴，结肠镜检查多有助于鉴别诊断，特异性治疗有效。

4.腹型恶性淋巴瘤　原发于胃肠道的恶性淋巴瘤，好发部位在回盲部，常伴有发热、乏力、盗汗、消瘦等全身中毒症状和腹痛、腹泻等消化道症状，易与肠结核混淆，鉴别要点如下：①患者病情恶化迅速；②腹块出现较早；③可伴浅表淋巴结、肺门淋巴结肿大以及肝脾大；④肿大的淋巴结无干酪样肉芽肿及钙化灶；⑤抗结核治疗无效；⑥骨髓穿刺或骨髓活检可帮助诊断；⑦结肠镜检查可确诊。当鉴别诊断困难时，应及早行手术探查。

5.其他　肠结核有时还应与慢性细菌性痢疾、伤寒、肠放线菌病等鉴别。

五、治疗

（一）化学治疗

化学治疗（简称化疗）是结核病最基本的治疗，主要目的是杀灭结核分枝杆菌，促使病灶愈合，消除症状和防止复发。

1.化疗原则　结核病的化疗要遵循“早期、规律、全程、联合、适量”的化疗原则。

2.化疗方案的选择

（1）肺结核的化疗方案。

1）初治菌阳肺结核推荐化疗方案：2HRZE（FDC）/4HR（FDC）。

强化期：异烟肼（H）、利福平（R）、吡嗪酰胺（Z）、乙胺丁醇（E），固定剂量复合剂（FDC），每日1次，共2个月。

巩固期：异烟肼（H）、利福平（R），固定剂量复合剂（FDC），每日1次，共4个月。

2）复治肺结核推荐化疗方案：2HRZES/HRZE/6HR。

强化期：异烟肼（H）、利福平（R）、吡嗪酰胺（Z）、乙胺丁醇（E），链霉素（S），每日1次，共2个月；异烟肼（H）、利福平（R）、吡嗪酰胺

（Z）、乙胺丁醇（E），每日1次，共1个月。

巩固期：异烟肼（H）、利福平（R），固定剂量复合剂（FDC），每日1次，共6个月。

（2）腹腔结核（肠结核、结核性腹膜炎）的治疗方案。抗结核治疗方案一般选用四联治疗方案。

强化期：异烟肼（H）、利福平（R）、吡嗪酰胺（Z）、乙胺丁醇（E），每日1次，共2~3个月。链霉素（S）能渗入到胸膜腔、腹膜腔、心包腔、关节腔等体液中，故在结核性腹膜炎强化治疗时，链霉素是一个很好的选择。抗结核治疗疗程1~2年。

当对一线抗结核药物产生耐药性时，应以药敏试验为依据，选择敏感药物治疗。

（3）胃炎、消化性溃疡的治疗。

1）抑制胃酸分泌。H_2受体阻滞剂：是治疗消化性溃疡的主要药物之一，包括法莫替丁、尼扎替丁、雷尼替丁。质子泵抑制剂（PPI）：使H^+-K^+-ATP酶失去活性，抑酸作用很强，可使胃内达到无酸水平，包括埃索美拉唑、兰索拉唑、奥美拉唑、泮托拉唑、雷贝拉唑。

2）根除Hp。单独使用下列药物（表4-2），均不能有效根除Hp。常用的联合方案有：1种PPI＋2种抗生素或1种铋剂＋2种抗生素，疗程7~14日。

表4-2　具有杀灭和抑制Hp作用的药物

种类	名称
抗生素	克拉霉素（Clr）、阿莫西林、甲硝唑、替硝唑、喹诺酮类抗生素、呋喃唑酮、四环素
PPI	埃索美拉唑、兰索拉唑、奥美拉唑、泮托拉唑、雷贝拉唑
铋剂	枸橼酸铋钾、果胶铋、碱式碳酸铋

3）保护胃黏膜。铋剂：这类药物分子量较大，在酸性溶液中呈胶体状，与溃疡基底面的蛋白形成蛋白-铋剂复合物，覆于溃疡表面，阻断胃酸、胃蛋白酶对黏膜的自身消化。此外，铋剂还可通过包裹Hp菌体，干扰Hp代谢，发挥杀菌作用。铋剂止痛效果较慢，4~6周愈合率与H_2受体阻滞剂相仿。弱碱性抗酸剂：

常用铝碳酸镁、磷酸铝、硫糖铝、氢氧化铝凝胶等。

（二）手术治疗

大多数肠结核、消化性溃疡已无须手术治疗。手术适应证主要有以下几点：①完全性肠梗阻，不完全性肠梗阻内科治疗无效；②急性穿孔；③大量出血，内科治疗无效；④诊断困难，需剖腹探查者；⑤胃溃疡疑有癌变。肠结核手术前后均需抗结核治疗。

（三）其他治疗

适当休息；进食规律，给予易消化、营养丰富的食物，肠道不全梗阻时，应进流食或半流食；戒烟、戒酒及少饮浓咖啡等。

六、注意事项

结核病的治疗需要多种抗结核药物联合使用，在治疗过程中，患者可能出现各种不同程度的药物不良反应，且抗结核药物不良反应发生率高，种类繁多。如果同时合并胃肠道疾病，患者常存在不同程度的消化道症状，使患者服药依从性下降，易造成不规律治疗，甚至终止治疗，导致治疗失败。因此，在治疗过程中医务人员要全面了解并注意观察可能出现的不良反应，及时发现、正确处理，使患者能够坚持完成治疗。

（1）向患者及家属进行药物不良反应的宣教，出现不良反应及时就医，避免严重不良反应的发生。

（2）如服用抗结核药物出现胃肠道反应，应该与原有的胃肠道疾病相鉴别。轻度恶心、呕吐，可以调整服药时间以改善症状，如空腹服药改为睡前，餐前服药改为餐后，顿服改为分服。重症者可改为静脉注射治疗或调整方案。

（3）治疗胃肠道疾病的抗酸药物可以减少异烟肼的吸收，如需合用应注意给药间隔，至少1小时。

（4）H_2受体阻滞剂西咪替丁有与氨基糖苷类药物相似的神经肌肉阻断作

用，两者合用可能导致呼吸抑制或呼吸停止，该反应只能用氯化钙对抗，使用新斯的明无效。应尽量避免同时使用这两种药物。

（5）服用胶体铋剂时，粪便可被染成黑色，易与黑便症相混淆。临床上注意与消化道出血相鉴别。

（6）治疗期间应严密监测血常规、尿常规及肝肾功能。

（7）对于结核病合并Hp感染的患者，应根治Hp。根治Hp对结核病患者预后的影响明显，能减少慢性胃炎及药物性胃炎的发生，从而改善患者营养状态，提高治愈率。

（8）定期复查X线或CT、B超，必要时通过内镜检查判定疗效。

七、病例

（一）病例简介

患者，男性，72岁。

主诉 间断胸闷伴右侧胸痛8个月。

现病史 患者8个月前无诱因出现胸闷伴右侧胸痛，深吸气时加重，伴咳嗽，非刺激性，咳少许白痰，伴乏力、食欲缺乏，无发热及盗汗，于当地医院就诊，行胸部X线片检查发现肺内阴影伴右侧胸腔积液，于首都医科大学附属北京胸科医院住院治疗，胸腔积液为渗出液，ADA 48U/L，痰中找到抗酸杆菌，痰Xpert阳性，*ropB*基因无突变，诊断为肺结核、结核性胸膜炎，给予异烟肼、利福喷丁、吡嗪酰胺、乙胺丁醇抗结核治疗。患者服用利福喷丁后出现全身皮疹，考虑药物过敏，停用利福喷丁，调整方案为异烟肼、乙胺丁醇、吡嗪酰胺、左氧氟沙星。患者院外规律抗结核治疗，此次入院前复查胸部CT示肺内病变部分增大，自觉右侧胸痛，伴胸闷，活动后明显，为进一步诊治再次收住院。患者自发病以来，精神可，食欲欠佳，小便正常，大便干燥，近8个月体重下降3kg。

既往史 高血压病病史2年，血压最高190/120mmHg，间断服用利舍平降压治疗，血压控制尚可。2年前诊断“胰腺炎”，已治愈。自觉胃部不适1年余，未诊治。否认手术及外伤史，对利福喷丁过敏。预防接种史不详。

个人史　生于并久居北京，无疫区、疫水接触史。吸烟史50余年，平均20支/日，已戒烟8个月。饮酒史50余年，平均0.5kg/d，已戒4年。

家族史　否认冠心病、高血压、糖尿病、肿瘤和遗传性疾病家族史。

查体　T 36.5℃，P 88次/分，R 20次/分，BP 90/60mmHg。发育正常，营养欠佳，慢性病容，神志清楚，自动体位，查体合作。全身浅表淋巴结未触及肿大。头颅五官未见异常，颈软，无抵抗，未见颈静脉怒张。右侧胸廓略塌陷，双侧呼吸动度均等，双肺呼吸音清，右侧呼吸音略低，未闻及干湿啰音。叩诊心浊音界无扩大，心律齐，心音可，各瓣膜听诊区未闻及病理性杂音。腹软，剑突下轻压痛，无反跳痛及肌紧张，未触及包块，肝脾肋下未触及。脊柱四肢无畸形，双下肢不肿。生理反射存在，病理反射未引出。

辅助检查　痰找抗酸杆菌阴性，痰找癌细胞阴性。血肿瘤标志物：癌胚抗原（CEA）1.93ng/ml（0~5），神经元特异性烯醇化酶（NSE）8.71ng/ml（0~25），胃泌素释放肽前体（pro-GRP）58.07pg/ml（0~80），细胞角蛋白19片段（CYFRA21-1）5.94ng/ml（0~6），鳞状上皮细胞癌抗原（SCC）0.29ng/ml（0~4）。胸部CT（图4-1）：双肺多发斑片、微结节及索条影，密度不均，边

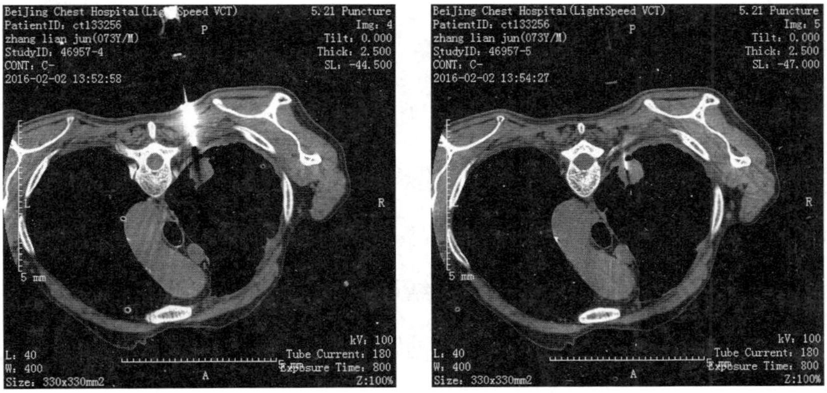

图 4-1　肺结核合并胃肠道疾病胸部 CT 表现

界欠清，部分与邻近胸膜粘连。右肺局限性支气管扩张，双肺多发薄壁透亮影，右肺下叶椎旁不规则实变影，各叶段支气管开口正常，纵隔多发小淋巴结。右侧胸腔液性密度影，右侧胸膜不规则增厚。

经皮肺穿刺病理报告：（右肺上叶结节穿刺）腺癌；*ALK*融合基因检测结果：阴性；免疫组化：CK广、CK20 阳性，不除外胃肠转移；甲状腺转录因子-1（TTF-1）、Naspsina均阴性。

诊断 右肺结节阴影性质待查（转移癌可能）；消化道恶性肿瘤？继发性肺结核（浸润性）涂阴初治；结核性胸膜炎（右侧）涂（未查）初治；药物过敏（利福喷丁）；高血压病3级，极高危。

（二）接诊思路

1.病例特点

（1）患者为老年男性。

（2）吸烟史50年，每日20支，吸烟指数1000；饮酒50年，每日0.5kg白酒。

（3）间断胸闷伴右侧胸痛8个月，抗结核治疗期间体重下降3kg。查体：剑突下轻压痛，无反跳痛及肌紧张，未触及包块。

（4）胸部CT：双肺多发斑片、微结节及索条影，密度不均，边界欠清，部分与邻近胸膜粘连。右肺局限性支气管扩张，双肺多发薄壁透亮影，右肺下叶椎旁不规则实变影，各叶段支气管开口正常，纵隔多发小淋巴结。右侧胸腔液性密度影，右侧胸膜不规则增厚。

（5）经皮肺穿刺病理报告：（右肺上叶结节穿刺）腺癌；*ALK*融合基因检测结果：阴性；免疫组化：CK广、CK20均阳性，不除外胃肠转移；TTF1、Naspsina均阴性。

2.病例分析　患者为老年男性，肺结核、结核性胸膜炎诊断明确，抗结核治疗后痰菌阴转，胸腔积液吸收，治疗有效。但复查胸部CT部分病变增大，穿刺活检考虑腺癌，不除外胃肠转移。结合病史，患者近1年自觉胃部不适，抗结核治疗有效，但体重下降，故考虑合并消化系统恶性肿瘤可能。

3.处置策略

（1）抗结核治疗。继续原方案抗结核治疗，疗程1年。

（2）因北京胸科医院是专科医院，建议患者到综合医院消化科就诊，进一步明确诊断，行针对性治疗。

（3）降压治疗。

（4）定期门诊复诊，注意观察药物不良反应，如胃肠道不良反应明显，可调整服药时间，确定不能耐受可根据治疗情况调整方案。

（5）营养支持治疗。

（三）诊治经过

患者第一次住院期间，胸腔积液为渗出液，ADA 48U/L，痰中找到抗酸杆菌，痰Xpert阳性，*ropB*基因无突变，肺结核、结核性胸膜炎诊断明确，根据血常规、肝肾功能情况给予异烟肼、利福喷丁、吡嗪酰胺、乙胺丁醇抗结核治疗。患者服用利福喷丁后出现过敏，调整方案为异烟肼、乙胺丁醇、吡嗪酰胺、左氧氟沙星。定期门诊复诊，虽有胃部不适，一直坚持规律服药。门诊多次提醒患者到消化科就诊，但未引起重视，未诊治。常规复查胸部CT发现肺内部分病变增大，怀疑恶性可能，及时住院穿刺活检明确为腺癌，不除外胃肠转移可能。

（四）专家提示

（1）对于老年患者的抗结核治疗应个体化，严密监测不良反应，及时发现，正确处理，保证治疗顺利进行，避免治疗失败。

（2）定期复查胸部CT不仅可以判断治疗效果，还能早期发现肺内新出现的病变，及时明确诊断，正确治疗。

（3）老年人一般症状不典型，不能及时就诊，容易造成诊断延误。该患者胃部不适1年，抗结核治疗期间体重反而下降，医生提醒患者到消化科就诊，并未引起重视，胸部CT病变增大才行进一步检查，延误了诊断，影响患者的预后。

（4）对于有胃肠道症状的患者，应注意将药物不良反应与胃肠道本身的疾病相鉴别。老年人应特别注意有无恶性肿瘤的可能。

（5）患者为活动性肺结核，首都医科大学附属北京胸科医院又是专科医院，存在局限性，也是造成诊断延误的原因之一。

（马丽萍）

参考文献

1. 唐神结,高文,等.临床结核病学. 北京:人民卫生出版社,2011.
2. 中华医学会结核病分会. γ-干扰素释放分析试验在中国应用的建议.中华结核和呼吸杂志, 2014,37(10): 744-746.
3. 乐文随,袁玉芳,王玉兰,等.根治幽门螺杆菌对肺结核患者预后的影响.世界临床医学,2016,10(7):28-32.
4. 李燕芬,陈文胜,赵桂梅,等.抗结核药物的胃肠道损害.中国医药指南,2012,10(27):127-128
5. 卫生部合理用药专家委员会.中国医师药师临床用药指南.重庆:重庆出版集团重庆出版社,2009.

第五章
肺结核合并咯血

一、概述

咯血是呼吸系统疾病的常见症状，也可是其他全身性疾病引起的呼吸系统症状之一，同时，咯血也是肺结核患者的常见临床表现及部分肺结核患者的首发症状。咯血可使结核病灶进一步扩散或造成继发肺部感染，大咯血还可造成患者窒息、失血性休克及呼吸、循环系统衰竭等，严重时可危及生命，故应予以高度重视。

肺结核患者出现咯血可有以下几方面原因：①结核分枝杆菌毒素及大量致敏物质在病变局部发生变态反应，肺毛细血管壁通透性增加，红细胞由毛细血管壁间隙渗入肺泡，与支气管分泌物混合出现痰中带血或血痰；②结核病变直接侵蚀血管，或血管在受损基础上，因剧烈咳嗽等外因破裂出血；③钙化的病灶因剧烈咳嗽等刺破血管或在钙石脱落时刺破血管而出血；④部分患者合并支气管扩张而咯血。咯血并不一定是肺结核的恶化，病情好转甚至稳定的患者仍可发生咯血。

二、临床表现

肺结核引起的咯血可发生于结核病变进展恶化期、病变吸收好转期或病变已钙化的患者。患者咯血前可无明显不适表现，也可有咽痒、咳嗽、胸痛等症状。血随咳嗽而咯出，常与痰混在一起，可为鲜红色、暗红色或带泡沫的血痰，也可为整口咯出的鲜血。

如较大的凝血块阻塞支气管，临床上可表现为不同程度的气短、呼吸困难或胸闷不适。如咯血来势凶猛，短时间内大量失血，患者可表现为面色苍白、心慌、气短，精神紧张等。

大咯血患者如不能及时将血液咯出，有发生窒息的危险，来不及抢救者可危及生命。如患者在咯血过程中突然咯血量减少或停止咯血，出现胸闷、极度烦躁不安，表情恐惧或精神呆滞、呼吸浅速，全身皮肤发绀，瞪眼张口、大汗，神志不清，大小便失禁，一侧或双侧呼吸音消失等表现，可判断其为咯血窒息，应立即抢救。

如患者咯血期间出现肢体湿冷，血压下降，脉搏细弱，甚至意识障碍，可能为失血性休克。失血性休克多见于空洞内动脉瘤或支气管动脉破裂者，病情急，需紧急救治。

如患者合并或新出现肺部感染，可有发热，咳嗽、咳痰加重等表现，需进行抗感染治疗。

三、诊断

对于咯血患者，首先应确认其出血来自于呼吸道，如气管、支气管或肺部，而非鼻腔、咽喉部或上消化道。因上气道及胃肠道的出血可流入气管支气管树，诱发咳嗽及咯血。对出血来源有疑问时，应仔细检查上呼吸道，有可疑口腔或舌根出血，应仔细检查口腔、颊膜及舌根。同时注意与呕血进行鉴别，咯血一般为鲜红色，常混有泡沫痰，呕血多呈暗红色或棕红色，多混有食物或胃内容物，且呕血多伴有黑便。另外，呕血患者多伴有胃溃疡、食管胃底静脉曲张等病史，而咯血者多为肺结核及支气管扩张患者。

临床根据患者咯血量的多少，可将咯血分为痰中带血、少量咯血、中量咯血和大量咯血，但目前国内外尚无统一界定标准，一般认为：24小时咯血量少于100ml为少量咯血；一次咯血量在100ml以上、24小时内咯血总量在300ml以内或反复多次少量咯血者为中量咯血；24小时咯血量大于600ml或1小时内咯血量大于200ml为大量咯血。

对咯血患者需详细询问病史，全面体检，结合必要的实验室及一些特殊检查以明确病因。

（一）病史、症状与体征

（1）应仔细询问患者的咯血情况，如是初次咯血还是反复多次咯血，每次的咯血量，有无诱因，持续时间及伴随症状，如有无胸痛、咳嗽、咳痰、发热等。

（2）询问患者既往有无肺结核病史、支气管扩张或其他呼吸系统疾病史，或有无其他出血性疾病史，有无生食蟹等饮食习惯等。

（3）部分患者咯血症状出现前可无任何症状，也有部分患者有胸闷、咽痒、咳嗽等表现。并应询问患者咯血量大时是否有精神紧张、面色苍白、心慌、气短等临床表现，有无脉搏细数、血压下降，甚至昏迷等休克表现。

（4）咯血时，在出血侧肺部听诊常可闻及湿啰音，可帮助判断其出血部位、辅助体位引流。

（5）注意观察有无其他出血迹象，如有皮肤黏膜等部位出血者，注意除外如白血病、血小板减少性紫癜等其他出血性疾病。

（二）辅助检查

咯血患者需完善以下相关检查以明确咯血原因，判断咯血风险及预后，进行早期的干预治疗等。

1.实验室检查

（1）血常规。咯血患者应查血白细胞计数、红细胞计数、血红蛋白、血小板计数、血型等。血小板计数等有助于出血性疾病的诊断；红细胞计数与血红蛋白测定有助于推断出血程度；嗜酸性粒细胞增多提示寄生虫病的可能性；血型检查为大咯血患者输血治疗交叉配血做好准备。

（2）凝血检查。咯血患者应检查出血时间、凝血时间、凝血酶原时间、凝血酶原消耗时间等。如发现有凝血功能障碍，应明确是否因凝血因子缺乏或某一环节障碍等引起咯血。

（3）痰液检查。痰细菌学检查可为结核病的诊断及肺结核的复发、耐药等提供诊断依据，可确定有无合并真菌或细菌等混合感染，同时痰细胞学检查有助于发现肺部肿瘤患者肿瘤细胞等。

2.影像学检查　咯血患者应进行胸部影像学检查，如仅为痰中带血，建议行胸部CT检查，如患者咯血量较多，宜卧床休息，不宜走动，床边胸部X线片可帮助医生快速判断出血部位、肺部病变严重程度、有无空洞、有无肺不张及可疑肿块等，了解有无肺结核病灶的播散或继发肺部感染等情况。对未明确诊断的咯血患者应及时行胸部X线片检查以尽早发现肺部异常阴影，待咯血相对稳定后可再行胸部CT检查以进一步明确肺内病变情况。

3.电子气管镜等检查　胸部X线片未发现肺部病变，或疑有支气管病变，或原因不明咯血患者，建议行电子气管镜检查以发现气管内病变。同时可行气管镜下刷检、灌洗液相关检查或活检病理等以明确病变性质。但咯血患者在有活动性出血期间行气管镜检查有一定危险性，大咯血患者原则上禁忌行电子气管镜检查。

（三）鉴别诊断

肺结核合并咯血患者需注意与以下非结核性疾病进行鉴别。

1.支气管扩张　支气管扩张患者常有反复咳嗽、咳脓痰史，查体肺部有固定的湿性啰音，胸部X线片多无异常发现或仅见局部肺纹理增粗或卷发状阴影，CT检查有助于确诊。

2.肺癌 20%～50%肺癌患者在病程进展中会出现咯血，大部分为咯血丝痰或少量咯血，多为顽固性痰中带血，大咯血者较少见。随着肿瘤患者发病率增高，肺结核合并肺部肿瘤患者并不罕见，必要时查痰细胞学、血肿瘤标记物及行气管镜检查等协助明确诊断。

3.肺栓塞 约30%肺栓塞患者会发生咯血，咯血也是栓塞患者的常见表现，但栓塞患者常有静脉炎，起病多为突感胸痛、气急、咳嗽，查体可有发绀、血压低，P_2亢进，血气分析提示低氧，X线可有楔形阴影，胸部CT增强扫描可协助诊断。

4.肺炎 细菌性肺炎多起病急，可有高热、寒战、胸痛伴气急，X线示病变常局限于一个肺叶或肺段，血白细胞总数及中性粒细胞增多，抗生素治疗有效，可助鉴别；肺结核主要表现为渗出性病变或干酪性肺炎时，需与肺炎特别是肺炎链球菌肺炎鉴别。另外，还需注意与其他病原体肺炎进行鉴别，关键是进行病原学检查。

5.肺脓肿 肺脓肿起病较急，常有高热、大量脓痰、血白细胞总数及中性粒细胞增多等表现，抗生素治疗有效。肺脓肿空洞多见于肺下叶，脓肿周围的炎症浸润较严重，空洞内常有液平面。肺结核空洞则多发生在肺上叶，空洞壁较薄，洞内少有液平面或仅见浅液平，洞周多有播散病变。此外，慢性纤维空洞性肺结核合并感染时易与慢性肺脓肿混淆，后者痰结核分枝杆菌阴性，鉴别一般不难。

6.其他 如肺血吸虫病、钩虫病幼虫行经肺部均可引起小量咯血，结合患者居留地、生食史，痰中找到虫卵等可确诊。另外，子宫内膜异位症引起的咯血呈周期性发作，每次月经来潮之前出现，咯血期肺部有片状阴影，咯血停止后肺部阴影消失等可助诊断。

四、治疗

（一）治疗原则

首先应及时控制出血，保持气道通畅，防止气道阻塞，保护组织和器官功能，避免和治疗并发症。同时据肺结核病类型及有无耐药等情况酌情制定合理治疗方案进行抗结核治疗。

（二）一般治疗

1.体位　咯血时患者需取卧位，头偏向一侧，鼓励患者慢慢将血液咯出，以避免血液滞留于呼吸道内。如能确定出血部位，则应患侧卧位，避免血液流入健侧肺而出现吸入性肺炎或肺不张。如不能确定出血部位，宜采取平卧位，头偏向一侧，防止窒息。

2.卧床休息及对症处理　小量咯血如痰中带血无须特殊处理，仅需休息，适当减少活动量并对症治疗。中量以上咯血需绝对卧床休息，如有紧张不安，需予安慰和心理疏导。鼓励患者将喉部、气道内痰及血液及时咯出，不可咽下或不咯。

咯血期间需进食易消化食物，温凉饮食，保持大便通畅，勿用力排便以防加重咯血，便秘者可用缓泻剂。中、大量咯血者，需定期监测血压、脉搏、呼吸、体温等重要生命体征，注意早期窒息迹象，做好抢救准备。大咯血患者尽量减少搬动或长途转运，安抚患者，消除紧张情绪。保持呼吸道通畅，如患者感胸闷、气短、喘憋，要帮助患者清除口鼻分泌物，保持室内空气流通，有条件时给予吸氧。可用冰袋冷敷患侧胸部。对反复咯血、贫血严重的患者可少量输入新鲜血液。

3.镇静、镇咳　需使咯血患者保持镇静，如精神紧张、恐惧不安，可适当予以镇静剂，消除患者紧张情绪。年老体弱及大咯血者应慎用镇静剂。咯血患者原则上不用镇咳药。剧烈咳嗽者可予以止咳剂，如可卡因口服对症处理。年老体弱、肺功能不全者慎用镇咳药物，以免抑制咳嗽反射和呼吸中枢，禁用吗啡、哌替啶等以免过度抑制呼吸，使血液淤积气道，引起窒息。

（三）药物治疗

1．抗纤维蛋白溶解剂

（1）6-氨基乙酸。能抑制纤溶酶的形成，抑制纤维蛋白溶解，达到止血效果。用法：4～6g加入5%葡萄糖液或0.9%氯化钠500ml静脉滴注，每日1~2次。

（2）氨甲苯酸。作用强于6-氨基乙酸，有很强的抗纤维蛋白溶解作用，0.1～0.2g加入5%葡萄糖液或0.9%生理盐水10～20ml稀释后，缓慢静脉注射，或0.2～0.4g加入5%葡萄糖液或0.9%生理盐水500ml中静脉滴注，每日1～2次，一日最大用量为约0.6g。

（3）氨甲环酸。止血作用较前两者更强，口服吸收慢而不完全，通常0.1～0.2g肌注或0.5g加入5%葡萄糖液500ml中静脉滴注，每日1~2次。

2.缩血管药物　垂体后叶素内含加压素，能直接收缩小动脉及毛细血管，减少肺循环血流量，降低肺静脉压，尤其对内脏血管，可降低肺循环压力，有利于血管破裂处血栓形成而止血，有内科止血钳之称。一般以5～10U加入25%葡萄糖液20～40ml，缓慢静脉注射（10～20分钟），必要时可重复，或10～20U加在5%葡萄糖液或生理盐水中缓慢静脉滴注，因半衰期短需持续滴注维持止血效果，或继以10～20U加入葡萄糖液250～500ml中静脉滴注。由于垂体后叶素收缩冠状动脉、子宫及肠管平滑肌，高血压、冠心病、心力衰竭、动脉硬化、肺心病、肠结核等相关疾病患者及孕妇均禁用，注射过快可有恶心、面色苍白、心悸出汗、腹痛、便意等。

3.扩血管药物　血管扩张剂通过扩张血管，使体循环容纳更多的血液，减少回心血量，右心排入肺动脉的血量随之减少，肺循环压力降低，从而达到止血目的。

（1）酚妥拉明。为α受体阻滞剂，通过直接扩张血管，使肺血管阻力降低，肺动静脉压降低从而减轻出血。可用10～20mg加入5%葡萄糖液250～500ml中静脉滴注，每日1次，可连用5～7日。

（2）硝酸甘油。可松弛血管平滑肌，扩张外周静脉，使回心血量减少，肺循环血量减少而达到止血目的。可用5～10mg加入5%～10%葡萄糖液250～500ml中静脉滴注，滴速20～30滴/分，每日1次。

（3）M受体阻滞剂。阻滞神经节后末梢释放乙酰胆碱，解除平滑肌痉挛，使腹腔脏器贮血量增加，并使四肢血管偏于扩张，从而使淤积在肺部的血液流至四肢及其他部位，从而降低肺血管压力达到止血目的。阿托品1mg或山莨菪碱10mg肌内或皮下注射，可6～8小时1次。

（4）普鲁卡因。能抑制血管运动神经中枢，兴奋迷走神经，扩张外周血管，减少肺循环血量和降低肺循环的压力而达到止血效果。用法：普鲁卡因（皮试阴性）160mg加入10%葡萄糖液250ml，20～40滴/分，静脉滴注维持。

4.镇静类药品

（1）氯丙嗪。止血机制为阻断α肾上腺受体，直接扩张外周血管，减少肺循环血量，降低肺循环压力。使用方法：一次10mg，肌内注射，4～6小时1次。

（2）冬眠2号。通过扩张静脉及周围小动脉，减少心脏前后负荷，降低肺动脉压和支气管动脉压而止血，尚可缓解患者焦虑、紧张、恐惧等症状。由哌替啶50mg、异丙嗪25mg、双氢麦角碱0.3mg组成，加入5%葡萄糖液或生理盐水500ml中静脉滴注，每分钟20滴左右。或以上药物加注射用水9ml，每次肌注2ml，2～4小时1次。咯血停止后继续用3日。应用过程中须监测患者生命体征。肺功能较差、意识不清、严重肝肾功能损伤者禁用。

5.糖皮质激素　肾上腺糖皮质激素能抑制炎症反应、稳定细胞膜、降低体内肝素水平、缩短凝血时间、收缩毛细血管，有助于止血。咯血患者一般不主张首选激素，肺结核合并咯血患者应在强有力抗结核基础上，并经上述治疗效果不佳时，可选地塞米松一次5mg或静脉注射氢化可的松100～300mg/d，见效后减量，使用时间不宜超过2周。

6.其他止血药物

（1）云南白药。其止血作用是通过使血小板膜通透性增加，引起血小板成分，包括腺苷酸和钙的释放而产生的。对肺结核小量咯血有一定作用，每次0.25～0.5g，每日4次，口服。

（2）卡巴克洛（安络血）。能减少毛细血管通透性，增加其抵抗力，促进受损的毛细血管端回缩而止血。主要用于因毛细血管通透性增加所致的出血，对大量出血和动脉出血效果较差。通常予一次5mg，口服，每日3次。

（3）注射用血凝酶。具有类凝血酶样作用，能促进出血部位的血小板聚集，促进纤维蛋白原降解生成纤维蛋白，促进出血部位的血栓形成和止血。同时可加速凝血酶的生成，促进凝血过程。具有止血功效，血液的凝血酶原数量并不增高，故一般无血栓形成危险。本品可肌内或静脉注射，也可局部使用，成人每次用量1～2KU。

（4）酚磺乙胺（止血敏）。能使血小板数量增加并增强血小板的凝集和黏附力，促进凝血活性物质的释放，还可降低毛细血管通透性，减少血液渗出，从而产生止血作用。用法：0.25～0.75g肌内注射或静脉注射，2～3次/日；或1～2g加入5%～10%葡萄糖液500ml静脉滴注，每日1次。

（四）电子支气管镜止血

咯血期间行电子支气管镜检查不仅能确诊出血部位，而且可以用电子支气管镜插入出血侧支气管，将血液吸出，进行镜下止血。对局部出血可直接给予止血药物。有资料显示，对支气管扩张合并咯血患者，在支气管镜下注入注射用蛇毒血凝酶（立止血）和凝血酶止血效果佳，值得临床急症使用。因大咯血时行气管镜检查可对气管及支气管壁造成刺激而可能加重咯血，因此，也有学者反对气管镜介入治疗咯血。因此，需要医生严格掌握气管镜下止血的适应证，以取得理想的临床效果。

（五）选择性支气管动脉栓塞止血

肺部有支气管动脉和肺动脉双重血供，两套循环间常有吻合的交通支，具有互相调节或补偿功能。多数报道认为咯血患者95%的出血来自体循环系统，5%来自肺循环系统。咯血主要源于支气管动脉，因此，靶血管栓塞后不会引起肺组织坏死或肺功能异常改变。经过多年临床应用验证，支气管动脉栓塞术是一种有效的止血技术，可防止大咯血引起的生命危险。

1.适应证　①危及生命的大咯血，内科治疗无效；②大咯血不适于手术治疗；③双侧病变或多部位出血，心肺功能差，难以耐受手术治疗；④作为手术前的应急措施，以将急诊手术改为择期手术，降低手术风险。

2.禁忌证　①对碘过敏者；②无法确定出血部位者；③动脉造影时发现脊髓前动脉与支气管动脉或肺动脉有交通者。

3.栓塞方法及材料　栓塞治疗通常在选择支气管动脉造影，确定出血部位的同时进行。常规从股动脉插入导管，将导管送入胸主动脉，在X线电视引导下寻找支气管动脉开口。当导管顶端嵌入血管口后，注入造影剂，根据支气管动脉分支出血的直接或间接征象，判断出血的动脉支，将栓塞材料注入。

支气管动脉栓塞的疗效通常受栓塞剂种类、方法、病变类型等因素影响。根据栓塞剂性能一般分为短效和长效（永久）两种。短效栓塞剂使用安全，但容易在短期内吸收再通，疗效短；长效（永久）栓塞剂一旦误用不易恢复，风险大，但不易吸收或不吸收，远期疗效明显，使用两种长效栓塞剂联合栓塞会使疗效更加显著和持久。

医用吸收性明胶海绵是一种中短期栓塞物质，术后14～19日吸收，3个月后可完全吸收，弹簧圈为永久性栓塞物。咯血容易复发患者，或支气管动脉明显增粗、合并血管畸形时，加用弹簧圈疗效更显著。资料显示，聚乙烯醇颗粒（PVA）加弹簧圈双重栓塞治疗慢性纤维空洞性、复治性、单肺多支血管性咯血总有效率达92.9%，PVA颗粒单独栓塞有效率为59.1%。

4.栓塞血管及常见并发症　支气管动脉栓塞术栓塞的血管除支气管动脉外，可能相关的血管有肋间动脉、胸廓内动脉、甲状颈干、膈下动脉、胃左动脉等，需进行造影确认。首先，因多数患者行支气管动脉栓塞时已经应用止血药物，处于出血间歇期，其次，患者的出血量未达到数字减影血管造影下能够发现的动脉出血量，因此，如何判断对哪支动脉进行栓塞至关重要。根据支气管动脉或其他非支气管肺部供血动脉造影表现，除动脉瘤必须栓塞外，出现以下三联征象需要进行栓塞，即供血动脉的直径增粗且走行迂曲、病变区出现网状新生血管或出现肺动脉异常。

有研究显示肺动脉造影（CTPA）联合支气管动脉造影（CTBA）检查，可清楚显示支气管动脉及非支气管体循环动脉的起源、管径及走行，并可同时获得咯血患者的肺动脉、支气管动脉及非支气管体循环动脉的信息，从而协助寻找异常扩张的支气管动脉，为手术或栓塞治疗提供准确定位，具有重要的临床意义。

甲状颈干参与出血部位供血时，往往被遗漏，必须行甲状颈干动脉造影才能确定，要求术者具有丰富的介入放射学经验和娴熟的微导管技术，方能做到准确定位出血部位及供血动脉，以防介入治疗时出现漏栓，导致咯血控制不理想或复发。

支气管动脉栓塞术的常见并发症为发热、胸痛、肋间痛、胸闷、憋气、胸骨后烧灼感及异物感等，多为局部血管栓塞后暂时性缺血所致，一般症状较轻，无须进一步处理。对症状明显者可予对症治疗，胸痛多见于栓塞肋间动脉、胸廓内动脉患者；发热多见于病情较重、体质较差的患者；恶心、出汗、血压下降等多见于精神紧张的患者。严重并发症包括脊髓损伤、异位栓塞、血栓和气体栓子形成等，脊髓损伤多因高浓度造影剂所致。

5.预后　根据一般文献报道，支气管动脉栓塞术治疗咯血有效率可达80%，降低大咯血死亡率约30%。资料显示，近期复发咯血多与前次手术未发现的变异支气管动脉出血或体循环分支（如锁骨下动脉、内乳动脉及胸廓外动脉）参与出血部位供血有关，2～3个月咯血复发原因多为吸收性明胶海绵吸收后血管再通，2年左右复发原因多为原发病进展及新生血管形成，2年以上的远期复发率很低。

（六）外科手术治疗

大部分咯血患者经止血治疗均可得到缓解，对于大咯血患者，药物或支气管肺栓塞止血效果不佳时，可考虑外科手术治疗。

一般认为，大咯血经内科和介入治疗后无效、造成贫血及低血压，以及患者心肺功能可耐受手术、出血部位明确且比较局限者，应行急诊手术，肺切除手术能迅速有效地控制患者的出血。

一般手术适应证为：①持续或反复大咯血内科保守治疗无效；②有发生窒息或休克的可能；③一叶或一侧肺内有纤维空洞、结核性支气管扩张、结核性支气管胸膜瘘且对侧肺健康者。

手术禁忌证：①呼吸功能储备不足；②两肺广泛弥漫性病变；③凝血功能障碍；④全身情况差，不能耐受手术者。

手术前应尽可能争取进行肺切除术前全面检查，对不能进行心、肺功能检查的患者应据病史、体检等进行综合判断，尤其是肺切除术后肺功能的估计要力求准确。手术时机应选择在咯血的间歇期，可明显降低死亡率。

（七）咯血并发症的治疗

大咯血患者要及时抢救，否则生命会受到威胁。大咯血对人体的影响，除咯血量和出血速度外，还与患者的一般状况有关，如为久病体弱者，即使出血量小于300ml也可能是致命的。大咯血造成的直接危险主要是窒息和失血性休克，间接危险是继发肺部感染或血块堵塞支气管引起肺不张或出现结核病变播散。

1.窒息　窒息是大咯血造成死亡的主要原因，咯血窒息3～6分钟即可死亡，抢救的关键是清除呼吸道阻塞，应立即将患者双足与臀部抬起或与床面呈45°～90°角，撬开口腔，抠出口内血块，拍击背部，使血块排出，如无效，应迅速在直接喉镜或气管镜下，用吸引器吸引血块，血块吸出后高流量给氧，并予呼吸兴奋剂。对意识不清的患者，用开口器将患者口张开，用吸痰管负压吸出气管内血块，也可紧急气管插管，必要时行气管切开，吸取血块，以及时解除呼吸道阻塞。如患者自主呼吸减弱或消失，应立即做人工呼吸和给予呼吸兴奋剂，气管插管或切开并行呼吸机辅助呼吸，窒息解除后应注意纠正酸中毒，补充血容量，及时处理可能出现的脑水肿，防止并发呼吸道感染、肺不张以及呼吸、循环衰竭等。

2.失血性休克　失血性休克多由于咯血凶猛，短时间内大量失血。表现为肢体湿冷，血压下降，脉压减小，甚至意识丧失。应立即按失血性休克进行抢救，积极止血。

（1）补充血容量。迅速有效地补充血容量和扩容是抢救的关键性措施。开放两条以上静脉通路，扩容速度比容量更为重要，首选为补钠，失血较多患者，在补足晶体液同时应补充胶体液，以提高胶体渗透压，维持足够的有效循环血量。对失血量大、贫血严重的患者，应及时交叉配血和输血。

（2）抗休克治疗。在补充血容量和扩容基础上，如升压效果不佳，可加用血管活性药物，如肾上腺素，先肌内注射0.5～1mg，然后再用其他升压药物。

（3）纠正酸中毒和保护肾功能。如血容量基本补足，血压仍不见回升，应注意有无心力衰竭和酸中毒可能，根据情况采取强心和纠酸等治疗。

3.肺不张　肺结核患者如体质虚弱，未能及时将积血和支气管分泌物咯出，则易出现肺不张。因此，对咯血患者应注意引流排血、排痰，鼓励并帮助患者咳嗽排痰。同时积极祛痰抗感染，必要时在气管镜下进行局部支气管灌洗，清除血块等，保持呼吸道通畅。

4.吸入性肺炎和支气管播散　咯血时如未将血液完全咯出，血液滞留于肺内易导致细菌生长繁殖，易引起吸入性肺炎及（或）结核病变的肺内播散，如咯血后出现发热或（及）咳嗽、咳痰加重，白细胞总数升高，肺内病变增多，常提示肺部并发吸入性肺炎，应加强抗感染治疗，并采取有效的抗结核治疗方案。

五、注意事项

（1）咯血是肺结核患者常见的急性并发症，一旦出现咯血应及时就诊。

（2）咯血患者需安静卧床休息，温凉饮食，保持大便通畅。

（3）对咯血患者要据其基础疾病情况酌情选择止血方法及药物。如垂体后叶素对有高血压、冠心病患者应慎用。

（4）因对氨基水杨酸钠可抑制肝组织生成凝血酶原，从而会导致止血困难，在咯血期间应尽量避免。

（5）咯血患者可出现大咯血窒息、失血性休克、肺不张、结核病变播散及继发肺部感染等并发症，临床医生需注意及时准确判断咯血可能发生的并发症，并做好随时救治准备。

六、病例

（一）病例简介

患者，男性，48岁。

主诉 间断咳嗽4年，加重伴咯血10天。

现病史 患者4年前无诱因出现咳嗽伴低热及气短，当地医院胸部CT检查发现肺部阴影，痰抗酸杆菌涂片阳性，诊断为“肺结核”，予2HRZE/10HRE方案抗结核治疗1年，病变好转停药。停药半年后患者再次出现咳嗽、咳痰加重，并咯血1次，量约50ml，当地痰培养：异烟肼、利福平、乙胺丁醇、左氧氟沙星耐药，诊断为“耐多药肺结核”，予“吡嗪酰胺、莫西沙星、阿米卡星、丙硫异烟胺”抗结核近2年，肺部病变吸收好转不理想，期间咯血3次，最多1次约200ml，予止血对症治疗后咯血好转。入院10日前因劳累后再次出现咯血，鲜红色，量约300ml，院外止血治疗效果不佳来院。

既往史 糖尿病病史2年，口服二甲双胍降糖治疗，血糖控制可。

查体 T 36.5℃，P 90次/分，R 21次/分，BP 120/70mmHg，一般情况较差，全身皮肤、黏膜未见明显出血点、瘀血、瘀斑，颈部未触及明显肿大淋巴结，双下肺可闻及散在湿啰音，心率96次/分，律齐，腹部查体未见明显异常，双下肢无水肿。

辅助检查 胸部CT（图5-1）示双肺散在小片状实变、结节、索条及片絮影，病变内多发含气溶解空洞，双侧胸膜增厚，左侧少量胸腔积液。

（二）病例特点

①患者为中年男性，肺结核病史4年，为复治耐多药肺结核患者；②既往合并糖尿病2年，血糖控制可；③既往曾反复咯血，量较多，经止血抗感染等治疗后好转，本次再次以咯血为主诉入院；④胸部CT示双肺散在小片状实变、结节、索条、片絮影及空洞阴影，双侧胸膜增厚，左侧少量胸腔积液。⑤院外予耐多药抗结核方案治疗，效果不理想；⑥咯血，院外经常规止血药物治疗效果不佳，且咯血量较大。

（三）处置策略

据患者病史、影像学表现及痰抗酸杆菌检查及药敏结果，其耐多药肺结核诊断明确，反复出现咯血且量较大，予常规止血效果不佳，考虑下一步治疗策略为：①止血治疗，首选药物止血，必要时可行支气管动脉栓塞，如内科保守治疗效果不佳，必要时请胸外科行手术治疗；②患者咯血量较大，随时注意大咯血风险及可能的并发症；③抗感染治疗；④复查痰结核分枝杆菌涂片、培养及药物敏感试验，制定有效的抗结核治疗方案；⑤监测药物不良反应并定期评估治疗效果。

（四）诊治经过

入院后据病史及胸部影像学，查痰涂片仍阳性，痰Xpert MTB/RIF阳性，有*rpoB*耐药基因突变，诊断：①耐多药肺结核；②咯血；③肺部感染；④2型糖尿病。据药敏结果及患者院外用药史，考虑患者耐多药肺结核诊断明确，院外抗结核方案治疗2年余，效果不佳，予复查痰结核分枝杆菌培养及药敏试验，并暂调整治疗方案为：莫西沙星（Mfx）、卷曲霉素（Cm）、丙硫异烟胺、环丝氨酸（Cs）、氯法齐明方案，抗结核治疗，同时予巴曲酶、卡络磺钠静滴止血及抗感染、化痰对症治疗，入院后患者咯血仍不稳定，又先后间断咯血3次，量分别为50ml、200ml及500ml，又予垂体后叶素、尖吻蝮蛇巴曲酶、氨甲环酸等止血，冰袋冷敷等，治疗效果均不明显，予支气管动脉栓塞术治疗，栓塞过程顺利，栓塞后患者未再咯血，继续予巩固抗感染及抗结核治疗，肺内病变逐渐吸收好转（图5-2），治疗6个月时痰结核分枝杆菌培养阴转。

（五）专家提示

（1）咯血是肺结核患者常见的急性并发症，对于反复咯血、常规止血治疗效果不佳者，支气管动脉栓塞术是行之有效的止血方法。

（2）反复咯血患者可出现结核病变的播散及肺部继发感染，应早期采取有效止血治疗，并加强抗感染及制定有效的抗结核治疗方案。

（3）肺结核合并大咯血患者，有出现失血性休克及窒息的风险，应随时做好救治准备。

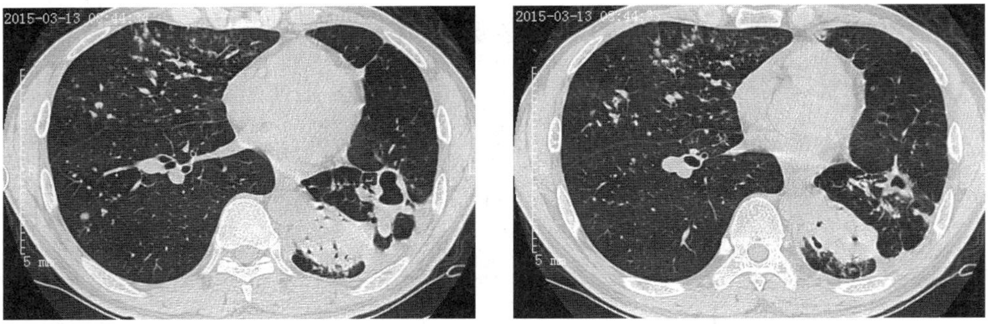

图 5-1　患者咯血入院时胸部 CT 表现

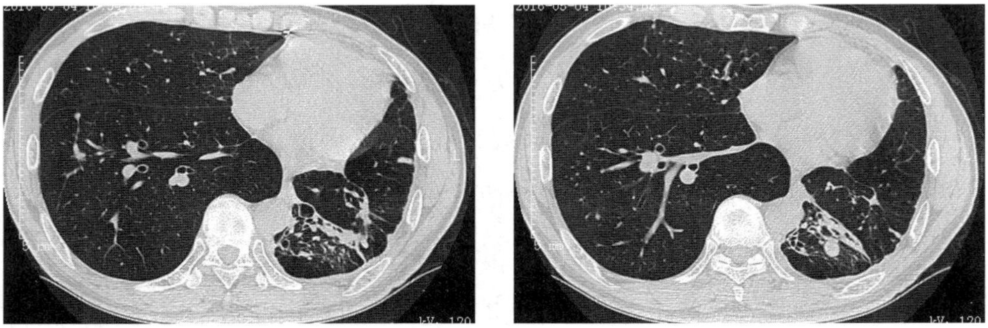

图 5-2　患者治疗 1 年后胸部 CT 表现

（戈启萍）

参考文献

1. 李亮,李琦,许绍发,等.结核病治疗学.北京:人民卫生出版社,2013.
2. 马玙,朱莉贞,潘毓萱.结核病学. 北京:人民卫生出版社,2014.
3. 林雪华.探讨气管镜在肺结核并咯血介入治疗的临床应用. 中国实用医药,2015,10(13).199-200.
4. 曾晶晶.支气管镜下注入立止血和凝血酶对支气管扩张咯血的效果.实用临床医学,2015,16(3):24-26.
5. 吴先杰,邢志珩,田静,等.支气管动脉栓塞术治疗大咯血的疗效观察.中华结核和呼吸杂志, 2010,33(10):754-757.
6. 李景英,张守民,高德杰.血管内栓塞治疗肺结核大咯血的疗效.国际呼吸杂志,2015,35(18):1369-1372.
7. 李景英,张守民,黄家勇,等.两种支气管动脉栓塞方法治疗不同类型肺结核咯血的疗效分析.国际医药卫生导报,2016,22(4):460-463.
8. 李强,渠海贤,林虎,等.膈下动脉参与肺结核大咯血供血的介入栓塞研究.血管与介入放射学,中国医学影像学杂志,2015,23(11):804-807.
9. 王海江,宋言峥,夏照华,等. 肺结核咯血的外科治疗及疗效观察.结核病与肺部健康杂志, 2013,2(3):172-174.

第六章 肺结核合并呼吸衰竭

一、概述

近年来，随着耐多药结核病（MDR-TB）的出现，获得性免疫缺陷综合征和获得性免疫缺陷病毒（AIDS/HIV）的流行，以及人口老龄化和临床过多使用免疫抑制剂，给结核病的控制、治疗和预后带来困难，使结核病已控制的国家和地区又出现结核病发病率上升的“回潮”现象。我国结核病发病率也有增加的趋势。

抗结核化疗已经广泛用于结核病治疗，经正规化疗结核病是可以治愈的。如果治疗不及时、不规则或者存在耐药、免疫抑制等因素，会造成病情加重进而合并呼吸衰竭。

结核病在引起呼吸衰竭的所有病因中，仅次于慢性阻塞性肺疾病（COPD）而位居第二。尽管联合化疗已广泛用于肺结核的治疗并已取得显著疗效，但临床上肺结核合并呼吸衰竭的病例仍时常可以见到。呼吸衰竭既是肺结核致残的主要原因，又是肺结核引起死亡的严重并发症之一。

在结核病中，并发呼吸衰竭最常见于肺结核后遗症和重症肺结核。肺结核后遗症是指由肺结核所致的肺气肿改变、肺纤维化、支气管扩张、肺大疱及肺空洞、肺叶切除及肺不张、胸膜增厚、胸廓改形术和脊柱畸形等毁损性病变。肺结核后遗症常导致慢性呼吸功能不全和慢性呼吸衰竭。重症肺结核是指血行播散性肺结核、干酪性肺炎和慢性纤维空洞型肺结核。重症肺结核常导致急性呼吸衰竭，其中需机械通气者以血行播散性肺结核和干酪性肺炎多见。因抗结核化疗起效较慢，使这类患者的病死率显著高于非结核性肺炎并发呼吸衰竭需机械通气者，而与成人呼吸窘迫综合征（ARDS）的病死率接近，高达50%~60%。此外，在肺结核的基础上并发非结核分枝杆菌感染、大量胸腔积液、硅沉着病或慢性阻塞性肺疾病者，也常导致急性呼吸衰竭或慢性呼吸衰竭急性加重。

结核病发病率的增加和难治性肺结核病例的出现，必然使肺结核并发呼吸衰竭的病例增多，治疗难度加大。故结核病防治工作者应掌握更多有关呼吸衰竭的病因、发病机制、诊断和治疗方面的知识。

呼吸衰竭是由肺脏本身病变或其他原因引起的呼吸功能严重损害，以致不能进行有效的气体交换，造成机体低氧和（或）CO_2潴留所致的生理和代谢功能紊乱的临床综合征，是肺结核常见的并发症，也是最常见的死因。一般认为，在海平面大气压下，静息时呼吸室内空气，动脉血氧分压（PaO_2）低于60mmHg伴或不伴有动脉血二氧化碳分压（$PaCO_2$）高于50mmHg，称为呼吸衰竭。

呼吸衰竭分类：按病变部位可分为中枢性和周围性呼吸衰竭；按病理特点可分为通气性和换气性呼吸衰竭；按病程可分为急性、亚急性、慢性呼吸衰竭；按血气改变可分为Ⅰ型、Ⅱ型和Ⅲ型呼吸衰竭。目前临床上常根据血气改变分类。

（一）Ⅰ型呼吸衰竭

只有低氧血症，没有CO_2潴留，PaO_2＜8kPa（60mmHg），$PaCO_2$＞6.67kPa（50mmHg），为换气性呼衰–肺衰（lung failure）。是由于通气/血流比例失调或弥散功能障碍引起，此外，在高原、高空、低氧吸入等情况下，肺泡氧浓度降低，产生代偿性通气增加，排出大量CO_2而引起呼吸性碱中毒，应予吸氧治疗。

（二）Ⅱ型呼吸衰竭

缺氧和CO_2潴留同时存在，PaO_2<8kPa（60mmHg），$PaCO_2$>6.67kPa（50mmHg），为通气性呼衰-泵衰（pump failure）。由肺部疾病引起，肺泡有效通气量不足，使肺泡PaO_2下降，$PaCO_2$增高，需通过增加通气量来解决呼衰问题。

（三）Ⅲ型呼吸衰竭

只有CO_2潴留无低氧血症，出现在氧疗过程中，属医源性，是由于在氧疗过程中，吸入高浓度氧后肺泡PaO_2升高，缺氧得到缓解，低氧对颈动脉窦和主动脉体化学感受器的刺激消失，通气量进一步减低，加重CO_2潴留。

二、临床表现

肺结核合并呼吸衰竭患者的临床表现包括原发疾病原有的临床表现（肺结核的临床表现）和缺氧、CO_2潴留所致的各脏器损害。

（一）缺氧和CO_2潴留引起的临床表现

1.呼吸功能紊乱　缺氧和CO_2潴留均可影响呼吸功能。呼吸困难和呼吸频率增快往往是临床上最早出现的症状，表现为呼吸费力，伴呼吸频率加快、呼吸表浅、鼻翼扇动、辅助肌参与呼吸活动等。

2.发绀　是缺氧的典型表现。当动脉血氧饱和度低于85%或血管内还原血红蛋白高于50g/L时，可在血流量较大的口唇、黏膜和甲床出现发绀。血红细胞增多者发绀更明显；贫血者则发绀不明显或不出现；而严重休克末梢循环淤滞者，即便动脉血氧分压正常，也可出现周围型发绀。此外，发绀还受皮肤色素沉着和心功能状况的影响。

3.精神神经症状　轻度缺氧和CO_2潴留可表现为精神不集中、头痛、兴奋或嗜睡、烦躁和定向力障碍，严重时则可出现躁动、抽搐和昏迷。值得注意的是，CO_2潴留引起的兴奋、失眠、烦躁等症状一般忌用镇静药和催眠药，以免加重潴留。

4.循环系统症状　缺氧早期出现心率加快、血压升高，严重时则可引起心率减慢、心律失常和血压下降。此外，长期缺氧和CO_2潴留可致肺小动脉收缩，肺动脉高压和右心衰竭。临床表现为颈静脉充盈、肝脾大和下肢水肿等。CO_2潴留可使皮肤血管扩张，皮肤温暖多汗，眼球结膜充血水肿及脉搏洪大等。

5.消化系统症状　消化系统溃疡的症状，上消化道出血，肝功能异常，谷丙转氨酶（ALT）升高，黄疸等。

6.肾脏并发症　可出现少尿、无尿等肾功能不全及肾衰竭的表现。

三、实验室检查

（一）肺结核的实验室检查

1.痰的检查　检查痰液有无结核分枝杆菌是肺结核最常用的诊断方法，可直接涂片检查，也可浓缩痰液后涂片检查，或做结核分枝杆菌培养，或用痰液动物接种法检查。

2.胸部X线检查　肺部透视或摄片可得知病变的有无、部位、性质和大小，在有条件的地区，胸部CT检查也是肺结核的主要诊断手段之一。

3.结核菌素试验（OT试验）　当机体受结核分枝杆菌感染后，产生相应的抗体。再用减毒的结核菌素进行皮内注射时，局部可呈红晕反应或发生水疱，按其反应程度，可助诊断。初染者或机体虚衰、免疫力极为低下时虽有结核病，但皮试仍可呈现假阴性反应，而一般成年人，受到结核分枝杆菌侵犯后均可呈现阳性反应。反应红晕大于2cm，或发生水疱者，为强阳性，是有结核分枝杆菌感染的依据。

4.ESR检查　ESR速度加快，虽然不是结核病的特有表现，但结核病患者ESR加快是普遍现象，故观察ESR速度可协助诊断。

5.血结核抗体、结核分枝杆菌T细胞斑点实验（T-SPOT.TB）　这两项检查也具有一定意义。

（二）呼吸衰竭的检测

最重要的是动脉血气分析。通过血气分析结果PaO_2、$PaCO_2$和pH等确定有无呼吸衰竭、呼吸衰竭的类型和呼吸衰竭的严重性。

四、发病机制

肺结核合并呼吸衰竭的发生机制包括肺泡通气不足、通气/血流比例失调、右向左分流及弥散功能障碍等。前三种是呼吸衰竭发生的主要机制，弥散功能障碍多表现为运动后低氧血症。临床上结核病引起呼吸衰竭多为数种异常机制并存，为便于理解分述如下。

（一）肺泡通气不足

肺泡通气不足是造成低氧血症和CO_2潴留的主要原因。在静息吸空气时，肺泡通气量（VA）为4L/min，因VA等于分钟静息通气量（VE）和无效腔通气量（VD）之差，故任何导致VE降低或（和）VD增加的因素均可使VA减少。VA减少可引起肺泡PaO_2下降和$PaCO_2$升高。单纯VA减低引起的低氧血症易通过提高吸氧分数（FiO_2）来纠正。

肺结核引起肺泡通气不足与以下机制有关。①呼吸肌负担增加：肺结核所致的肺纤维化、肺叶切除和肺不张、胸膜增厚、胸廓改形术和大量胸腔积液使肺的顺应性下降，弹性阻力增加；支气管扩张并感染、肺气肿，以及肺结核与COPD并存又使气道阻力明显升高，弹性阻力和气道阻力增加则使呼吸肌负担增加。②呼吸肌疲劳：呼吸肌疲劳是指呼吸肌收缩产生的力量和耐力不能对抗呼吸肌负担，以至不能产生维持足够肺泡通气量所需的驱动压。呼吸肌疲劳是慢性呼吸功能不全急性加重期通气功能衰竭的主要原因。呼吸肌疲劳一是由于呼吸肌负担增加，二是结核病患者长期营养不良使呼吸肌营养供给不足所致。此外，临床一些治疗措施也可增加呼吸肌负担，减弱其收缩力而诱发呼吸肌疲劳，如使用氨基糖苷类抗生素可部分阻断神经肌肉连接，减弱呼吸肌收缩力；不适当地使用呼吸兴奋剂或镇静剂、催眠剂和麻醉剂等。酸中毒和严重电解质紊乱亦可减弱呼吸肌收缩力，值得临床注意。

（二）通气/血流比例失调

肺泡通气与肺毛细血管的血流灌注必须协调匹配，才能保证有效的气体交换。正常时肺泡通气量（V）为4L/min，肺血流量（Q）为5L/min，V/Q比率为0.8，此时气体交换处于最佳状态。立位时由于重力的作用，上肺区V/Q略高于0.8，而下肺区V/Q略低于0.8。肺结核时，部分肺实质浸润、萎陷和纤维化，致使VA减低，$V/Q<0.8$，由于肺泡通气量相对低于肺血流灌注量，致使部分肺毛细血管的血流未经氧合返回左心，产生静动脉分流效应，导致低氧血症；另一方面，病灶区域血管毁损，毛细血管床减少，则可使肺血流灌注不足，$V/Q>0.8$。此时，肺泡通气量相对超过肺毛细血管血流量，肺泡内部分气体不能与血流进行气体交换，产生死腔样通气，也可引起低氧血症。

V/Q比率失调主要引起低氧血症，对$PaCO_2$影响较小。这是因为：①尽管缺氧和CO_2潴留均可刺激通气，使肺泡通气量增加，但由于氧解离曲线和CO_2解离曲线不同，通气量增加时，V/Q正常或高于正常的肺泡可代偿性排出更多的CO_2。而这些区域血流中的氧分压已处于解离曲线的平坦部分，PaO_2即使进一步升高，血氧饱和度（SO_2）也不会有更大改善。②动、静脉血氧分压差为50mmHg，而CO_2分压差仅为6mmHg，发生静、动脉分流时，对PaO_2的影响显著大于$PaCO_2$。

（三）肺内分流

正常时心肺总分流量仅占心输出量的5%。重症肺结核、肺不张，以及重症肺结核并发ARDS均可导致肺内分流量增加，未经氧合的静脉血与动脉血掺杂而引起低氧血症。右到左的分流所致的低氧血症，提高吸氧浓度并不能明显提高动脉血氧分压，且分流量越大，吸氧提高动脉血氧分压的效果越差。分流量超过30%时，吸氧对动脉血氧分压的影响甚微。只要VA维持不变，右到左分流很少出现CO_2潴留，只有当分流量超过50%时才会导致高碳酸血症。

（四）弥散障碍

肺结核所致弥散功能障碍见于以下情况：①严重肺气肿和（或）肺不张等病变使弥散面积减少，毛细血管床毁损使血流速度增快，导致弥散量减少；②慢性纤维空洞性病变使肺泡毛细血管显著增厚机化，导致氧通过呼吸膜弥散的时间显著大于红细胞通过肺毛细血管的时间，从而影响弥散功能。由于CO_2的弥散力约为氧的20倍，故单纯弥散障碍不引起高碳酸血症。除非弥散障碍极端严重，一般不会导致静息状态下低氧血症。

五、诊断

已确诊为肺结核的患者或肺结核合并非结核分枝杆菌感染，或肺结核和COPD或硅沉着病等并存者，如出现有关的呼吸、循环和中枢系统等症状，诊断肺结核并发呼吸衰竭并不困难。但对低氧血症和CO_2潴留尚不明显的早期呼吸衰竭的患者，则需及时进行动脉血气分析，依据PaO_2、$PaCO_2$和pH等确定有无呼吸衰竭、呼吸衰竭的类型和呼吸衰竭的严重性。因此，动脉血气在肺结核是否并发呼吸衰竭的诊断中占有十分重要的地位。诊断中应明确以下三个问题。

（一）是否并发呼吸衰竭

主要根据临床表现和动脉血气分析的结果确定。但对临床上怀疑并发急性呼吸衰竭的患者，不必坐等动脉血气分析结果，应立即进行紧急救治，以免延误抢救时机。

（二）呼吸衰竭的类型及严重性

动脉血气分析可确定呼吸衰竭和酸碱失衡的类型和严重性，给临床呼吸衰竭的治疗提供依据。此外，心电图、中心静脉压（CVP）测定、肝肾功能、血液酶学、尿量等测定均有助于了解其他系统器官损伤的程度，也为呼吸衰竭的防治提供依据。

（三）肺结核的类型及呼吸衰竭的诱发因素

在肺结核并发呼吸衰竭的紧急诊治中，应尽快明确肺结核的类型及严重程度，是否存在呼吸衰竭的其他诱因，尽早开始正确有效的抗结核治疗和去除呼吸衰竭的诱因。氧疗或机械通气能使PaO_2和$PaCO_2$维持相对正常水平，但若基础病因和诱发因素未去除，患者仍不能脱离再次发生呼吸衰竭的危险。详细的病史询问和体检可对呼吸衰竭的病因做出初步判断。胸部X线片对明确呼吸衰竭的病因非常重要。双肺弥漫性肺浸润多见于血行播散性肺结核、ARDS、肺间质纤维化、间质性肺炎、肺泡细胞癌等。局限性肺浸润影多见于重症肺炎、干酪性肺炎、肺不张和肺癌等。此外，对大量胸腔积液、气胸、COPD及肺栓塞等，胸部X线片也有助于诊断。痰细菌学检查对明确感染病原菌及其耐药情况，以及抗生素的选择均十分必要。

呼吸衰竭可直接危及生命，故早期诊断极其重要，也关系到治疗效果。而呼吸衰竭的临床表现缺乏特异性，仅依症状和体征诊断往往已到晚期，因此，应依靠血气分析结合临床表现及各项辅助检查综合判断。呼吸系统疾病引起呼吸衰竭的诊断要点如下。

（1）具有引起急慢性呼吸衰竭的原发疾病病史（除外心血管解剖分流），肺结核类型多为慢性纤维空洞型肺结核（现与浸润型肺结核统称为继发性肺结核）。

（2）具有引起呼吸衰竭的诱因，如继发感染。

（3）具有低氧血症和高碳酸血症的临床表现。如高碳酸血症引起的神经精神症状、皮肤红润、温暖多汗、瞳孔缩小、球结膜水肿、视盘水肿及高颅压等。

（4）血气分析：该项检查是诊断呼吸衰竭唯一的客观指标。根据血气分析及动态观察，了解缺氧和CO_2潴留程度和变化规律，有可能较早发现慢性呼吸衰竭或濒临失代偿的病例，对指导氧疗、调节机械通气的各项参数，以及纠正酸碱平衡失调和电解质紊乱具有重要意义。

呼吸衰竭时的血气改变：是在排除心内解剖分流、休克和心衰的情况下，不吸氧时测得的pH、PaO_2、$PaCO_2$及HCO_3^-等，从而判断其病情程度、呼吸衰竭和酸碱失衡类型，指导抢救治疗和监测。

六、治疗

肺结核并发呼吸衰竭的治疗首先应尽快开始正确有效的抗结核治疗，去除或控制其他引起呼吸衰竭的诱因，争取逆转肺内和肺外的病理进程，从根本上纠正呼吸衰竭。但由于抗结核治疗及有些呼吸衰竭诱因的治疗难于在短期内奏效，故维持呼吸道通畅或建立人工气道、合理氧疗、维持酸碱和电解质平衡及机械通气等针对呼吸衰竭本身的治疗至关重要。这些治疗的目的是降低过度的通气需求，增加通气能力，纠正V/Q失调，减少肺内分流，增加弥散能力，使动脉血气维持在相对正常的范围，以避免呼吸衰竭诱发的多系统损害。此外，在治疗过程中还应避免医源性因素如操作或药物使用不当给患者带来的继发损害。

对重症肺结核并发呼吸衰竭应注意是否为MDR-TB。确诊MDR-TB应根据药敏试验。对MDR-TB不应采用与耐药品种有交叉耐药的药物，以免影响新方案的疗效。肺结核后遗症引起的呼吸衰竭应注重诱因治疗，尽量改善和维持肺功能。对结核病患者进行DOTS，提高结核病的治愈率，亦是减少结核病并发呼吸衰竭的重要措施。对其他病原菌引起的肺部感染应选用强力广谱抗生素，明确病原菌后改用敏感抗生素，尽快控制肺部继发感染，纠正呼吸衰竭。

（一）维持呼吸道通畅和建立人工气道

维持呼吸道通畅是纠正低氧血症和高碳酸血症的前提，也是降低气道阻力和呼吸做功的重要措施。呼吸衰竭患者由于气道黏液纤毛清除功能下降，神志障碍和呼吸肌肌力降低所致的咳嗽排痰能力减弱，以及气道黏膜肿胀和支气管平滑肌痉挛等因素，多存在呼吸道不畅，故应采取积极措施维持呼吸道通畅。

1.清除呼吸道分泌物　首先应鼓励患者咳嗽，加强翻身、拍背和顺位排痰。无效时则应经鼻导管负压吸引清除痰液。经鼻导管吸痰一般只能吸出存留于咽喉部的痰液，声门下方的痰液很难吸出。但若鼻导管能刺激咽喉部，诱发有效的咳嗽咳痰，也可对下呼吸道起到一定的清洁作用。我们近年来在呼吸衰竭的救治中，对各种原因引起分泌物或血液阻塞呼吸道的患者，如经以上处理及水化等综合治疗无效，可采用经纤维支气管镜经鼻或经人工气道插入吸痰及冲洗下呼吸道。操作前及操作时尽量少用麻醉药，以免抑制咳嗽反射，同时给予高浓度氧吸入，术者操作应熟练、轻柔、迅速，时间不超过10分钟，冲洗液量在30ml以内。冲洗液中可加适量的庆大霉素。这一措施对清除气道分泌物、减轻呼吸衰竭的症状、改善动脉血气指标有明显疗效。

2.药物治疗　祛痰药对于有咳嗽能力而痰液黏稠不易咳出的清醒患者有辅助排痰作用。氯化铵通过对黏膜的化学刺激，引起浆液性腺体分泌增多，痰液稀释而易于咳出。盐酸溴己新（必嗽平）可抑制杯状细胞和黏液腺分泌，促使痰中多糖纤维素裂解，使痰液稀释和黏性降低。乙酰半胱氨酸和羧甲基半胱氨酸则可使痰液中黏蛋白双硫链断裂，有利于痰液排出。

平喘药中的肾上腺素作为β受体激动剂，如沙丁胺醇（舒喘灵）、特普他林和盐酸丙卡特罗（美喘清）等，可舒张支气管平滑肌，增强黏液纤毛的清除功能，减少微血管渗漏，从而具有通畅呼吸道的作用。β受体激动剂可经呼吸道吸入或口服。吸入给药具有起效快、呼吸道局部药物浓度高和全身副作用小的优点。呼吸衰竭患者多有严重呼吸困难，定量雾化吸入器（MDI）和干粉吸入往往因不易配合而不能充分发挥平喘作用。气动雾化吸入器（pressure nebulizer）以压缩空气或氧气做动力，雾化的药物经接口器或面罩吸入呼吸道，具有雾化量大、可连续吸入且不需患者深吸气配合的优点，特别适用于呼吸衰竭的患者。雾化吸入还可与机械通气配合使用，可改善药物在气道内的分布和提高肺通气量。抗胆碱能药（如溴化乙丙托品）吸入可降低气道迷走神经张力，增强净化功能。

抗胆碱能药可与β受体激动剂联用。

茶碱类具有舒张支气管、兴奋呼吸中枢和呼吸肌的作用，还可刺激纤毛运动以增强对分泌物的清除。氨茶碱首剂4 ~ 6mg/kg加入100 ~ 250ml液体中静脉滴注0.5 ~ 1.5小时，然后以每小时0.8 ~ 1mg的速度静脉滴注以维持持续的平喘作用。茶碱的有效血药浓度与引起毒性反应的血药浓度接近，应注意滴注速度不宜过快，以免引起中毒反应，如心律失常、心动过速、血压下降，甚至突然死亡等。急性期后可用缓释口服制剂。茶碱的副作用还包括胃肠道症状（恶心、呕吐）、精神兴奋，甚至抽搐。如有可能最好做血药浓度监测，保持血药浓度在5 ~ 10mg/ml。如有其他原因影响茶碱代谢（合用西咪替丁、喹诺酮、大环内酯类抗生素等）应适当减量。喘定（双羟丙茶碱）作用较氨茶碱弱，但副作用较小，可肌注或静脉注射。

皮质激素可抑制气道黏膜炎症，减少微血管的渗漏和舒张支气管平滑肌。但由于它可显著抑制机体的免疫反应，对结核病的治疗极为不利。故在肺结核并发呼吸衰竭时，应尽量避免使用皮质激素。

呼吸兴奋剂应在保证气道通畅和氧疗情况下使用，一般以尼可刹米或其他呼吸兴奋剂静脉滴注，同时密切观察神志、呼吸状况和动脉血气的变化。若$PaCO_2$下降，证明治疗有效；若$PaCO_2$不降或升高，PaO_2下降甚或出现兴奋躁动时，应立即中止呼吸兴奋剂的使用，尽早进行机械通气治疗。

3.建立人工气道　建立人工气道可解除上呼吸道梗阻，减少意识不清的患者误吸的机会，直接进入下呼吸道吸痰，以及为机械通气提供通道。人工气道包括气管插管和气管切开。气管插管多选用组织相容性较好、带高容低压气囊的塑料管或硅胶管，可在纤维支气管镜引导下经鼻插入。其优点为对患者损伤小，能迅速插入，易耐受和固定，口腔护理方便及带管时间较长等。对机械通气时间较长的患者，可每2 ~ 3周更换气管插管。经鼻气管插管的缺点为易压伤鼻翼软组织，阻塞咽鼓管及鼻旁窦开口而引起局部感染，无效腔较长不利于吸痰，易发生下端黏痰堵塞等。紧急情况下（如呼吸减慢和停止）应在直接喉镜引导下经口插入。对患有上呼吸道病变及损伤（如呼吸道烧伤）、脓性分泌物过多不易吸出者，以及需长时间机械通气者，则以气管切开为宜。气管切开固定更为牢靠，更易于清除呼吸道分泌物。缺点是手术本身的创伤、并发症较多及护理工作量大。人工气道建立后应做好护理工作。护士每班要记录气管导管外露长度，防止滑进或滑出；变动患者体位时应注意导管位置，防止扭曲和脱落；定期放气囊，防止呼吸道黏膜压伤；放气囊时要充分吸痰，避免气囊上部的分泌物流入远端支气管而继发感染；严格无菌操作；做好鼻腔和口腔护理，预防鼻翼、鼻旁窦及口腔感染。

（二）合理氧疗

合理氧疗可避免或减轻心、脑、肾、肝等重要脏器的缺氧性损伤，维持机体必要的生理功能。给氧浓度依据呼吸衰竭的类型而定。Ⅰ型呼吸衰竭吸氧浓度可达30%～50%或不受限制，目的是尽快纠正低氧血症。待PaO_2达到8.0kPa、SaO_2≥90%时，应尽量将吸氧浓度降至40%以下，以防氧中毒。氧中毒可显著加重肺部损害，吸氧分数（FiO_2）为0.4～0.6时（即吸氧浓度40%～60%）可能引起毒性反应；FiO_2 超过0.6则有肯定的毒性作用，吸氧时间应限制在48小时内；FiO_2>0.9只能短时间吸入。对Ⅱ型呼吸衰竭患者，由于高浓度的氧疗可导致分钟通气量进一步下降和$PaCO_2$更行升高，加重呼吸性酸中毒，甚至引起肺性脑病。故Ⅱ型呼吸衰竭患者应采用控制性氧疗，吸氧浓度最好控制在30%以下，SaO_2应达到90%的安全水平。由于慢性呼吸衰竭患者血红蛋白量常代偿性升高，故血液的氧含量可接近正常范围。常用的吸氧方式是经鼻导管给氧和鼻塞给氧。在流量5L/min以下时，吸氧分数可按此公式计算：$FiO_2=21\%+4\%\times$氧流量（L/min）。这种吸氧方式在氧流量不变时，实际吸入氧浓度可随肺通气量的变化而有差异。通气量较低时，吸入氧浓度偏高，而肺通气量较高时，则实际吸入氧浓度偏低。高浓度氧疗多采用通气面罩（Venturi面罩，文丘里面罩），其设计是按照射流原理，一定流量的氧气流周围可产生相应的负压，吸引一定量的空气与之混合，配成不同的氧浓度，供患者吸入。由于吸气期间进入面罩的混合气体量超过患者的最高潮气容积，故能使吸入氧浓度相对稳定，不受患者通气量的影响。通气面罩的缺点是咳嗽、咳痰和进食不便。

对慢性呼吸衰竭稳定期患者，家庭氧疗对减缓病情的进展，提高生活质量及延长生存期均有明显益处。一般采用低流量持续给氧，1～3L/min，以避免CO_2潴留加重。

（三）维持酸碱和电解质平衡

1. 酸碱失衡的治疗　呼吸衰竭患者可出现多种酸碱失衡，如呼吸性酸中毒、呼吸性碱中毒、代谢性酸中毒、代谢性碱中毒，以及二重和三重酸碱失衡。对失代偿性酸碱失衡应积极纠正。呼吸性酸中毒在改善通气及解除CO_2潴留后，呼吸性酸中毒及低氧血症随之纠正。因此，原则上不需要补碱。但当pH≤7.20时，为减轻酸血症对机体损害，应补碱以纠正酸中毒。适当补5%的碳酸氢钠，一次量40~60ml，再根据血气分析结果酌情补充。只要将pH升至7.20以上即可。呼酸合并代酸，补碱量适当加大，pH≤7.20时，一次补5%碳酸氢钠，量可控制在80~100ml，再根据血气分析结果酌情补充。呼吸性碱中毒主要在于去除病因，严重时也可增加无效腔量和重复呼吸。代谢性酸中毒在去除诱因的同时应补充碳酸氢钠。代谢性碱中毒应注意纠正低钾、低氯。

2.水电解质紊乱的纠正　呼吸衰竭患者因进食减少、酸碱失衡和使用利尿剂等，易出现各种电解质紊乱，使病情更为严重和复杂。其中水钠异常最常见。血HCO_3^-和Cl^-变化常与血CO_2变化有关。电解质紊乱特别是血K^+、Cl^-和酸碱失衡互为因果。例如，低K^+、低Cl^-引起代碱，代碱又引起低K^+、低Cl^-。针对不同情况，应迅速予以纠正。

（四）机械通气

肺结核并发严重呼吸衰竭时，应考虑机械通气治疗。机械通气的目的是通过采用适合于各个患者的不同通气模式及吸氧浓度，以维持必要的肺泡通气量，纠正低氧血症，降低呼吸做功，减少心肺负担。重症肺结核合并呼吸衰竭的早期主要表现为低氧血症。一旦出现CO_2潴留，提示已有呼吸肌疲劳，病情加重。故当FiO_2达0.5～0.6时，PaO_2仍低于8.0kPa（60mmHg），或$PaCO_2$>6.67kPa（50mmHg）、pH<7.3时，即应考虑机械通气治疗。重症肺结核合并ARDS病情凶险，在吸氧情况下低氧血症仍在发展，应立即开始机械通气治疗。肺结核后遗症及与COPD并存所致慢性呼吸衰竭急性加重期，$PaCO_2$的绝对值并不重要，但积极药物治疗后$PaCO_2$继续升高、pH<7.25、呼吸频率大于30次/分，或出现呼吸抑制及严重神志障碍时，应开始机械通气治疗。另外，在合理氧疗后PaO_2仍小于6.0kPa（45mmHg）时，也应考虑机械通气治疗。肺结核合并大咯血及未经抽气的严重气胸或高张力性肺大疱，机械通气有一定的危险性，应尽量避免，或在有效处理咯血或气胸后再应用。

常用的机械通气模式有辅助通气（AV）、控制通气（CV）和辅助加控制通气（A/CV）。撤机前可用同步间歇指令通气（SIMV）和压力支持通气（PSV）等。严重低氧血症或肺结核与COPD并存时可加用呼气末正压（PEEP）。通气参数的设置可参照以下常用值：潮气量为8～12ml/kg，呼吸频率为12～20次/分。以阻塞性通气障碍为主的患者可选用较大的潮气量和较慢的呼吸频率；而以限制性通气障碍为主者应选用较小的潮气量和较快的呼吸频率。吸气与呼气时间之比一般为1：（1.5～2.0）。FiO_2的调节原则上是由高到低，在维持PaO_2>8.0kPa（60mmHg）和SaO_2>90%的前提下，尽可能降低吸氧浓度，以防止长时间高浓度氧疗导致的继发肺损害。此外，还应根据病情设置合适的PEEP值及湿化温度，使每日湿化水量在300～500ml。通气参数应根据临床症状、体征、动脉血气的变化及时调整。一般情况下，机械通气30～60分钟后应复查血气，以后可依据病情每12小时或24小时复查血气一次，根据动脉血气结果调整参数设置。一旦呼吸衰竭控制、全身状况好转、神志清醒、咳嗽有力，应尽早撤离呼吸机。采用间断停机法直接撤机，对病情较重者，也可经过渡性撤机技术撤机，争取脱机成功。

机械通气的并发症包括通气不足和通气过度、气压伤、低血压和休克、肺不张、继发肺部感染、胃肠胀气及水钠潴留等。机械通气过程中应密切监测病情，采取相应措施，预防并发症的发生。如若发生，应及时发现并纠正，保证机械通气的顺利进行。

七、病例

（一）病例简介

患者，女性，80岁。

主诉　发热半个月，咳嗽、咳痰1周。

现病史　患者于半个月前无明显诱因出现发热，体温最高39℃，无明显规律性，无畏寒、寒战。给予抗炎药物治疗4日（药物剂量不详），体温下降至正常。1周前出现咳嗽，呈阵发性咳嗽，伴咳痰，为少量黄白色黏痰，无异味，易咳出，无痰中带血，晨起明显，量4~5口，感胸闷、憋气、心悸，活动后明显。感乏力，无盗汗，消瘦明显，左侧胸痛，无放射痛。无头晕、心悸，无腹痛、腹泻。拍胸部CT（图6-1），发现肺部阴影，查痰抗酸杆菌阳性，诊断为肺结核，

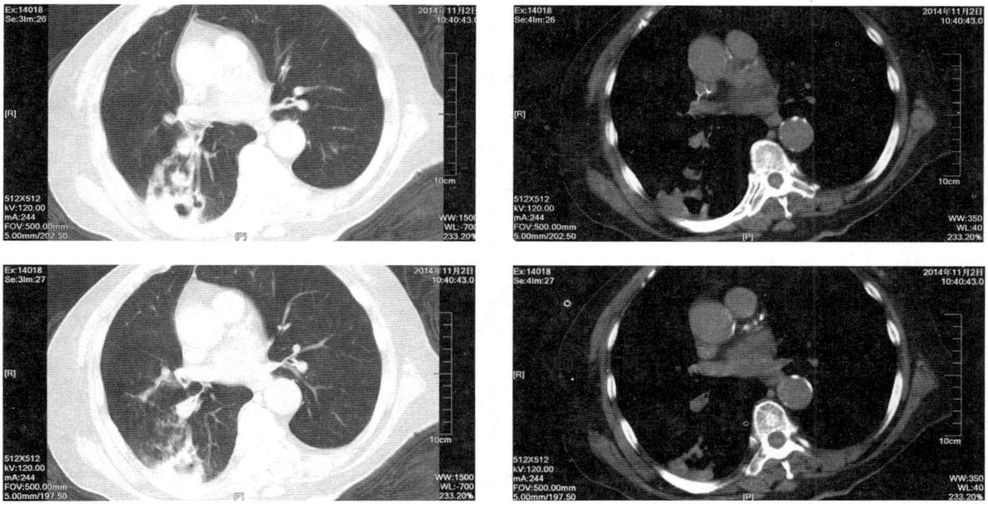

图 6-1　肺结核合并呼吸衰竭的胸部 CT

为进一步诊治到首都医科大学附属北京胸科医院就诊，收入院治疗。患者自发病以来睡眠、饮食、精神欠佳，二便正常，体重下降（具体不详）。

既往史 既往有支气管哮喘病史30~40年，应用醋酸泼尼松片1年余，每日2片；高血压病病史10年，应用非洛地平缓释片（波依定）5mg，每日1次。肺源性心脏病5~6年，应用地高辛每日1片。4年前患脑血栓，心功能不全2年，心房颤动1年，脂肪肝4年，否认糖尿病、肾脏病病史。否认病毒性肝炎、肺结核等传染性疾病病史。否认癫痫、精神疾病病史。"青霉素、血必净、痰热清、头孢类"过敏史。否认有手术、重大外伤史。否认输血史。否认肺结核密切接触史。预防接种史不详。

查体 神志清，精神差。浅表淋巴结未触及肿大。胸廓对称无畸形。双肺呼吸动度及语音震颤基本相等。双肺呼吸音粗，双肺可闻及哮鸣音，未闻及干湿啰音。心前区无异常隆起，心前区无震颤，无心包摩擦感。腹部阴性。双下肢无水肿。

辅助检查 入院后给予急查血气分析：pH 7.130 、$PaCO_2$ 128.7mmHg、HCO_3^- 40.5 mmol/L、组织间液剩余碱（BEecf）6mmol/L、SO_2 94 %。血常规示：WBC 13.21×10^9/L↑、单核细胞数（MONO）0.94×10^9/L↑、N 80.6%↑、L 11.6%↓、PCT 35.9L/L↓、红细胞体积分布宽度CV（RDW-CV）15.3%↑。痰查抗酸杆菌涂片：+++，++。

（二）诊治经过

初步诊断：①继发性肺结核（右下），涂阳，初治；②Ⅱ型呼吸衰竭；③肺源性心脏病；④心功能不全；⑤支气管哮喘；⑥心律失常——心房纤颤；⑦高血压病。

治疗：Ⅱ型呼吸衰竭明显，建议机械辅助通气，家属拒绝，要求药物治疗。给予低流量吸氧、多索茶碱，注射甲泼尼龙琥珀酸钠（甲强龙）解痉平喘，氨溴索止咳化痰，比阿培南抗炎。应用异烟肼、利福喷丁、乙胺丁醇、莫西沙星抗结核治疗，并应用少量碳酸氢钠纠正酸中毒。复查血气分析：pH 7.390，$PaCO_2$ 74.6 mmHg，PaO_2 69 mmHg，BEecf 16 mmol/L，SO_2 92%。CO_2潴留逐渐缓解。继续应用药物治疗，激素逐渐减量，$PaCO_2$降至正常。血气分析：pH 7.390，$PaCO_2$ 55.0 mmHg，PaO_2 81mmHg，HCO_3^- 32.4 mmol/L，BEecf 6mmol/L，SO_2 96%。

（三）经验教训

老年患者，肺结核确诊，肺功能差，容易合并呼吸衰竭。治疗肺结核同时应纠正呼吸衰竭。

（刘玉峰）

参考文献

1. 韦海旭,陆利欢,席薇莲,等.老年重症肺结核合并呼吸衰竭27例临床分析.中华医学会结核病学分会学术会议论文集,2012.
2. 罗田应.重症肺结核合并呼吸衰竭43例临床观察.中国医学创新,2011,08(18):160-161.
3. 龚惠莉.60例重症肺结核合并呼吸衰竭临床分析.现代预防医学,2012,39(1):248-249.
4. 李红.重症肺结核合并呼吸衰竭临床分析.中国卫生标准管理,2015(12):132-133.
5. 陈志宏,李德宪,胡丽珍.有创机械通气治疗肺结核合并呼吸衰竭的并发症及对策.实用医学杂志,2011,27(13): 2407-2410.
6. Christie M,Roscoe J,Chee J,et al. Treatment of a hemodial-ysis patient with pulmonary calcification -associated pro-gressive respiratory failure with sodium thiosulfate. Transplantation,2013,96(1):e1-e2.
7. Horne D,Lee JJ,Maas M,et al. Air transported pediatric rescue extracorporeal membrane oxygenation:a single in-stitutional review. World J PediatrCongenit Heart Surg,2012,3(2):236-240.

第七章
肺结核合并营养不良

一、概述

（一）结核病与营养不良

结核病是一种与营养不良有关的慢性传染性疾病，在发展中国家仍广泛流行，特别是一些经济落后、生活贫困的地区。结核病是一种贫困病，越是贫困的地区，结核病发病人数越多，我国80%的结核病患者在农村，边远、贫困地区更为严重。营养不良促进结核病进展，我国继发性肺结核患者中88.6%伴有营养不良，其中以蛋白质-能量营养不良为主（58.8%），其次为混合型营养不良（25.2%）和蛋白质营养不良（4.6%）。因此，肺结核患者仍以消瘦和体重减轻为主要特征。继发性肺结核患者的营养不良是由于结核分枝杆菌进入体内后，机体产生局部的破坏或发热等一系列炎性变化导致各种营养素需求量增加、机体消耗增加。结核分枝杆菌可在消化器官生长引起消化道结核病，致使各种营养素吸收障碍。肺结核患者经过长时间积极有效抗结核治疗后，抗结核药物可刺激消化道引起消化系统的溃疡性炎症，加之有些抗结核药物如异烟肼和对氨基水杨酸钠等引起B族维生素缺乏影响营养物质吸收。结核病可导致营养不良，营养不良也促进结核病进展，两者相互关联，互为因果。结核分枝杆菌感染以后，其能否发病与感染的结核分枝杆菌的毒力强弱和数量的多少，以及机体的免疫功能状况密切相关。

如果机体的免疫功能状况低下，感染菌株的毒力较强且数量较多时，则导致结核病的发生和发展。反之，如果机体的免疫力状况较好，感染菌株的毒力不强且数量不多时，则不导致临床结核病。

（二）营养不良

营养不良是指因缺乏热量和（或）蛋白质所致的一种营养缺乏症。营养不良的病理生理改变主要有两方面。①新陈代谢异常。包括糖、脂肪、蛋白质以及水盐代谢的异常。表现为血糖偏低、皮下脂肪减少、三头肌皮肤皱褶厚度（TSF）减少以及臂肌围（AMC）减少、人血白蛋白含量下降，甚至出现低蛋白性水肿等水电解质代谢紊乱现象。②组织器官功能低下。包括各系统的脏器功能低下，其中免疫功能的低下尤为主要。表现有非特异性和特异性免疫功能低下，白细胞吞噬功能低下等。

1.营养不良的概念与分类　营养不良是指机体因摄入不足，需要量增加，损失过多或吸收障碍所造成的缺乏热量和（或）蛋白质所致的一种营养缺乏状态。营养不良通常分为以下3大类。①蛋白质营养不良：指患者因疾病处于高分解状态及营养摄入不足。此时尽管患者外表及人体测量值均在正常范围，但反映蛋白丢失的指标及淋巴细胞计数已偏离正常。②蛋白质-能量营养不良：指患者尽管人体测量指标值低，但血液蛋白值仍在正常范围。③混合型营养不良：具上述两型特点，此时患者体内白蛋白及脂肪储备空虚。不管属于哪种类型，其临床体征为体重下降，渐进性消瘦或水肿，皮下脂肪减少，并常伴有各器官不同程度的紊乱。结核病患者的营养指标，对于结核病患者采用理想体重百分率（%）、人体质量指数、人血白蛋白及淋巴细胞计数等几个指标来评价较为合适，受干扰因素影响较少。

2.肺结核患者与营养不良　由于结核病患者的合成代谢障碍较单纯营养不良严重。因此，病情越长其营养状况越差。特别是复治结核病患者，一方面由于食欲的下降造成营养素摄入的不足，合成代谢减少；另一方面由于结核病所致低热造成机体分解代谢增加，从而造成不同程度的营养不良。反过来，营养不良可使患者体内蛋白质水平低下，病灶修复功能下降，使病灶迁延不愈，甚至扩散。另外，复治肺结核患者相当一大部分是从初治过程中延续过来的。复治肺结核患者伴营养不良的也较初治肺结核患者多，其治疗前营养状况也较初治肺结核患者差。因此，中重度营养不良患者要注意预防肺结核。同时，诊治肺结核时，要注意低蛋白血症及细胞免疫功能低下对其诊断和治疗的影响，以降低死亡率 。

二、临床表现

（1）肺结核合并营养不良患者，有结核病的共同临床特点，但又有自身的特征，表现为精神淡漠、疲乏无力、记忆力减退、消瘦；双下肢及低垂部位水肿、多尿、肾脏浓缩能力降低、尿比重下降；消化不良、食欲不振及腹胀、腹泻等症状；出现贫血和低蛋白血症，抵抗力明显减退，表现在易反复感染。

（2）由于反应性低下，可以无发热，无白细胞增高，咳嗽无力，痰不易咳出，结核菌素试验阴性。经过有效抗结核治疗后，由于结核分枝杆菌被杀灭，患者食欲改善，营养素摄入增加，全身中毒症状得到有效控制，机体合成代谢大于分解代谢，机体呈现正氮平衡。随着咳嗽、咳痰及气促等呼吸道症状的改善，机体的消耗减少。

（3）肺结核的疗效与患者营养状况改善明显相关。人血白蛋白是反映人体内脏蛋白质水平的指标，由于其半衰期长，故可反映结核病患者在整个患病过程中的营养变化及疗效。复治肺结核患者治疗前合并低蛋白血症与疗效有较大的关联性。合并低蛋白血症是导致化疗失败的原因之一。足量蛋白质为治疗过程中病灶修复及对结核分枝杆菌的杀伤奠定基础；并且，蛋白质在治疗中起到药物载体作用，保证血中抗结核药物的有效浓度，促进痰菌阴转。因此，在肺结核治疗中，要注意补充足够营养，增强免疫功能，减少负氮平衡，以有利于机体的修复。

三、实验室检查

有关营养状态评价方法应用越来越广泛，常用营养指标主要有以下几种。

（一）理想体重百分率（%IBW）

体重是营养状态的综合性指标。在肺结核患者中，大部分人的该指标都有不同程度的下降。

（二）人体质量指数（BMI）

BMI= 体重（kg）/身高^2（m^2）是营养状态的综合指标。一般认为，它可用于反映人体慢性能量缺乏的状态。而肺结核通常被认为是一种慢性消耗性疾病，所以BMI是衡量结核病患者营养状况的一种较为合适的指标。当 BMI小于16时，它与呼吸系统感染和结核病的发病率有明显关系，它比手臂脂肪和身体脂肪更有意义。据报道，51%的结核病患者BMI小于16。

（三）三头肌皮肤褶厚度（TSF）

它可以反映人体脂肪储备情况。肺结核患者 TSF通常比对照组正常人低。

（四）臂肌围（AMC）

它主要反映机体主要瘦体组织（肌群）的情况。肺结核患者 AMC比对照组（正常人）要低，而且在使用化疗药物治疗后，早期有升高，但仍在12个月内保持低水平。

（五）内脏蛋白

主要是人血白蛋白，当其值低于 35g/L 时，提示内脏蛋白缺乏。因为其半衰期长，是反映肺结核患者在整个患病过程中营养变化及治疗效果的指标之一。白蛋白与AMC一样在使用抗结核药物治疗后早期有升高，但它仍在12个月内保持低水平。在HIV（－）的结核病患者中发现，白蛋白下降的同时还伴有$CD4^+$淋巴细胞计数的减少。此外，还有血清转铁蛋白、血清前白蛋白及视黄醇结合蛋白。由于这些蛋白半衰期较短，波动性较大。只能快速反映瞬时的营养状况。

（六）淋巴细胞计数

体内总淋巴细胞计数标准值为$1.2 \times 10^9/L$，可以用患者实际淋巴细胞数占标准值的百分比以及$CD4^+/CD8^+$T淋巴细胞比率来评估结核病营养不良患者中细胞免疫功能状况。

（七）迟发型皮肤过敏试验

营养不良患者20%～60%的皮试阴性。但因结核病本身对 PPD试验的结果也有影响，所以较难评价；其次，该结果也受年龄等因素影响，老年人敏感性减低。

（八）结核分枝杆菌T细胞斑点试验(T–SPOT.TB)

由于营养不良、低蛋白血症、免疫力下降，检测敏感度下降等原因，表现为结核抗原刺激后释放干扰素-γ的斑点数降低，甚至不反应。在老年结核病病例中，随着年龄的增长，机体免疫力逐渐下降，对结核抗原的应答能力也趋于下降。

因此，对于结核病患者采用理想体重百分率、人体质量指数、人血白蛋白及淋巴细胞计数等几个指标来评价较为合适，受干扰因素影响较少。

四、诊断

（一）肺结核诊断

（1）有肺结核的临床症状，发热、咳嗽、胸痛、咯血及中毒症状等临床表现。典型的双肺影像学表现，痰涂片抗酸染色、MTB培养阳性。

（2）诊断性抗结核治疗有效。

（3）临床可排除其他非结核性肺部疾患。

（4）PPD试验阳性、血清抗结核抗体阳性和T-SPOT. TB阳性。

（5）痰结核分枝杆菌PCR检测阳性和痰Xpert阳性。

（6）肺外组织病理证实为结核病变。

（7）痰或支气管镜刷片、支气管肺泡灌洗液中找到抗酸杆菌。

（8）支气管或肺部组织病理证实为结核病变。具备第1项和第7～8项中的任何1项，或具第1项和第2～6项中任何2或3项可确诊。

（二）营养不良诊断

评定营养不良的标准见表7-1。

表7-1　评定营养不良标准

指标	肥胖	正常值	轻度营养不良	中度营养不良	重度营养不良
BMI[a]	＞23	18.5~22.9	17.0~18.4	16.0~16.9	＜16
HGB/（g/L）		110~150	90~110	60~90	＜60
TLC/（$\times10^9$/L）		2.0	1.2~2.0	0.8~1.2	＜0.8
ALB/（g/L）		35~55	＞30~35	21~30	＜21

注：a. 按BMI评价营养不良分Ⅰ度、Ⅱ度、Ⅲ度，分别相当于轻度、中度和重度营养不良。

五、治疗

（一）结核病患者的营养治疗原则

营养不良治疗前首先要全面评价患者的营养状况，包括膳食的调查、临床体格检查和实验室检查。营养治疗重点是要注意能量和蛋白质的补充。在能量补充过程中，应注意糖和脂肪的合理配置，以免因补糖太多而加重肝和肺负担，脂肪乳剂和葡萄糖合用提供更多能量，从而减少蛋白质分解供能，改善氮平衡情况。积极补充支链氨基酸及其他必需氨基酸，给予补充蛋白可直接提高机体蛋白质水平，减少蛋白质分解，促进营养恢复。

（二）肺结核合并营养不良的化疗方案

（1）结核病是由结核分枝杆菌引起的慢性消耗性传染病，治疗要从整体出发，在使用抗结核药物的同时必须增加机体抵抗力。加强营养可以补给患者充足的热能和营养素，满足结核病灶修复的需要，增强机体抵抗力。患者就诊时，常规检查痰抗酸菌涂片、痰结核分枝杆菌培养和药敏试验，胸部X线片及胸部CT了解肺内情况，并检查血生化了解肝肾功能及各项营养指标，血常规、尿常规、ESR和肿瘤标记物等。排除恶性肿瘤，根据患者病情和院外用药史来选择治疗方案。

（2）营养不良合并肺结核的化疗还要兼顾药物与蛋白质结合的影响，在低蛋白血症时，药物与蛋白质结合少，而药物游离成分多，在治疗作用增强的同时药物所致不良反应也会增加，营养不良患者抗结核药物所致肝损伤明显增高。

（3）治疗前存在低蛋白血症时，出现药物性肝损伤是非低蛋白血症的2.3倍。此时，每种药物的剂量选择上要谨慎，特别对老年、体弱、低体重的患者，胃肠功能比较差的患者，抗结核药物的剂量要减量，按标准体重的2/3计算，同时要给予对肝肾及胃肠功能的保护。

（4）根据患者营养状况、年龄以及是否合并其他疾病等情况归纳为以下化疗方案。

1）年龄在60岁以下并且肝肾功能正常：①2HRZE/7～10HRE；② $2HL_2EZ/7\sim10HL_2E$。

2）年龄在60岁以上并且肝肾功能正常：① $2HL_2E$（Lfx）$/7\sim10HL_2E$。② $2HL_2E/7\sim10HL_2$。［E（乙胺丁醇：0.5），Lfx（左氧氟沙星：0.3）］

3）合并消化系统结核病的治疗。①饮食要求：少食多餐，少渣半流膳食，减少膳食纤维对消化道的刺激和梗阻，减少肠蠕动，减少粪便数量及粪便的运行。食物应制备得细、软、烂，易于消化。脂肪数量不宜太多，每日应限制在40g以内，防止脂肪泻的发生。甜食用量不宜过多，以免过多的糖在肠道内发酵产气引起腹胀。牛奶不宜用于少渣膳食，可用酸奶。②方案 $2HL_2E$（Lfx）$/10HL_2E$，发现肺外结核要适当延长疗程。必要时复查结肠镜，直至肠结核治愈。

4）肺结核合并糖尿病的治疗。①在合理控制总热量的前提下，做到蛋白质、脂肪、糖类三大营养素的平衡，既要满足结核病营养的需要，又要使血糖、血脂正常。定时定量进食，胰岛素控制血糖。适当增加总热量和蛋白质的摄入，热量供给每日25～30kcal（在此基础上增加10%～20%）。蛋白质供给每日1.2～1.5g/kg，蛋白质占总热量20%。糖类占总热量55%，合理摄入主食，每日250g。脂肪占总热量25%，脂肪摄入量约为每日1g/kg。②方案 $6HL_2EZ/6～12HL_2E$。血糖控制不良者要适当延长疗程至24个月。

5）肺结核合并肾脏疾病的治疗。①肾病综合征患者，呈现大量蛋白尿的肾脏疾病，经常处于营养不良状态，特别是蛋白质营养不良，蛋白质丢失过多，主要是白蛋白，引起低蛋白血症。为避免负氮平衡，同时避免过高蛋白对肾脏的损害，肾病综合征患者每日可摄入热量147kJ/kg（35kcal/kg）及高质量蛋白1.0g/kg，同时可用小剂量血管紧张素转换酶抑制剂以免蛋白尿增加。②慢性肾功能不全患者，由于体内蛋白质储备下降，呈现负氮平衡，大部分患者有较明显的营养不良。在应用低蛋白饮食时，注意足够的热量摄入。每日给予0.55～0.6g/kg 蛋白质，每日热量147kJ/kg（35kcal/kg），患者可以实现正氮平衡。③方案6HRZ/6～12HR（Mfx）。按照肾功能损害程度给予调整用药量（表7-2）。

表7-2　按肾功能损害程度估计药物用量表

肾功能			药物用量（正常量的百分比）
Ccr	Scr	BUN	
40~60ml/min	177 μ mol/L（2mg/dl）	7.1 μ mol/L（20mg/dl）	75%~100%
10~40ml/min	177~884 μ mol/L（2~10mg/dl）	7.1~21.4 μ mol/L（20~60mg/dl）	50%~75%
<10 ml/min	>884 μ mol（10mg/dl）	>21.4 μ mol（60mg/dl）	25%~50%

注：Ccr—肌酐清除率；Scr—血清肌酐值；BUN—尿素氮。

（5）根据营养不良发生的严重程度治疗。

1）轻度营养不良患者，调整饮食。①高热量。结核病的能量消耗远远高于正常人，是正常状态下的1.5倍。因此，要求饮食要高热量。一般要求达到静养患者30kcal/kg，全日总摄入量为2000kcal左右。轻体力劳动患者40kcal/kg，全日总摄入量为2400kcal左右。②高蛋白质。因患者蛋白质消耗多，且蛋白质是修补组织的重要营养素，有益病灶愈合，病体康复。因此，结核病患者每日蛋白质摄入量应为1.2～1.5g/kg，每日的总入量为80～100g，其中优质蛋白质如肉、禽、水产品、蛋、乳及大豆制品应占总蛋白质摄入量的50%以上。③高维生素。应重点补充维生素A、维生素B、维生素C、维生素D。维生素A能增强机体免疫力，维生素D能促进钙吸收，维生素C有利于病灶愈合和血红蛋白合成，B族维生素有改善食欲的作用，其中维生素B_6可对抗由于使用异烟肼治疗而引起的副作用。新鲜蔬菜水果也是维生素的主要来源。此外，乳、蛋、内脏等食品含维生素A丰富，酵母、花生、豆类、瘦肉等富含维生素B_6。禁止吸烟和饮酒。吸烟会增加对呼吸道和消化道的刺激；饮酒能使血管扩张，加重患者咳嗽、咯血等症状。

2）中度营养不良患者，在调整饮食的基础上，给予保护胃黏膜药物，给予胃动力药、消化酶，帮助消化和吸收。血浆中的白蛋白低于30g时，要及时补充白蛋白，10g/d，7～10日。直到血浆中的白蛋白正常为止。静脉补充脂肪乳和氨基酸2～3周，进食不良者要给予适量的葡萄糖及各种维生素。

3）重度营养不良常见于肺结核合并感染并伴有其他并发症的患者。患者病情危重，神志不清，甚至昏迷，不能进食。这类患者必须及早开始肠内营养支持，关于肠内营养支持的临床研究显示，及时、合理的营养支持，可维持组织器官的正常结构与功能，维护肠屏障与免疫功能，并支持骨骼肌与呼吸肌功能，能更好地改善危重症患者的预后。①一般采取肠内营养，将营养物质连续输入胃肠内进行营养支持时，应用胰岛素控制血糖于稳定状态［血糖≤8.3mmol/L（150mg/dl）］，特别是对于收住ICU长于5~7日的重症患者，可获得改善预后的效果。营养物质从低浓度（5%）开始逐渐增加至高浓度（25%），量由500~1000ml/d增至1500~2000ml/d。②肠结核及结核性腹膜炎合并肠梗阻、无法耐受肠内营养支持，肠道需要休息时，需要给予胃肠外营养，是一种持续的静脉营养，应在无菌条件下，在层流超净台中配制，将七大营养素混入3L袋中。③可采用中医药治疗。肠内营养是常用的营养支持方法之一，但它尚不能很好地促进机体免疫功能的提高。而中医中不少方剂恰好弥补这一缺陷。健脾益气方药中四君子汤可辅助营养支持及肠内营养，能进一步改善机体的细胞免疫功能及营养状况。四君子汤出自宋代《太平惠民和剂局方》，为补气健脾的代表方剂，由人参、白术、茯苓、甘草组成。胃大部切除术后患者肠内营养中加四君子汤后肠道上皮固有层$CD4^+$，$CD8^+$淋巴细胞显著高于单纯肠内营养组和对照组（$P<0.105$），肠道细菌移位率低于对照组和单纯肠内营养组（$P<0.05$）。经典方剂四君子汤煎剂具有修复损伤后肠黏膜的形态结构、恢复肠黏膜屏障功能、增强肠黏膜抵抗各种有害致病因素的侵袭作用，中医药还有不少与四君子汤有相似疗效的古老方剂，如参苓白术散，归脾汤等。

（三）营养不良的治疗疗程

在治疗的最初数周，体重逐渐恢复，机体各项指标逐渐转为正常，精神转佳，体力增进。中心静脉实施肠外营养，首选锁骨下静脉置管途径。肠外营养支持时间预计10天以上，建议采用中心静脉置管或经股静脉和经外周中心静脉导管置管。而蛋白质营养完全达到平衡则需要半年以上，中药治疗及调理8～12个月。因此，疗程要因人而异，因病情而异。

六、化疗监测特点和注意事项

营养不良是结核病发生的一个重要因素，营养不良极大地影响细胞免疫功能，而细胞免疫是机体抵御结核病的关键，在营养不良中，蛋白质低下的影响最大，它使患者的细胞免疫功能受到多方面的损害，淋巴细胞总数下降，辅助性T细胞与抑制性T细胞的比率下降，这些都促进结核病的发生发展，并使机体免疫力减弱或消失。结核病与营养不良之间存在双向关系。结核病患者由于胃肠功能紊乱、食欲减退导致营养物质摄入减少，造成合成代谢减低。因此，对营养不良患者要做到：及时发现和准确了解，有效补充营养素，有效合理化疗方案。

（1）及时了解结核病患者营养状况，及时检查如下指标。①患者体重，是否是理想体重百分比（%）。②检测人体质量指数（BMI），BMI=体重（kg）/身高^2（m^2）。当BMI＜16时，它与呼吸道感染和结核病的发病率有明显关系。

③内脏蛋白主要是人血白蛋白，其值低于 35g/ L 时，提示内脏蛋白缺乏。因为其半衰期长，故是反映肺结核患者在整个患病过程中营养变化及治疗效果的指标之一。④淋巴细胞计数：体内总淋巴细胞计数标准值为1.2×10^9/ L，可以用患者实际淋巴细胞数占标准值的百分比以及 $CD4^+/CD8^+$ T 淋巴细胞比率来评估结核病营养不良患者细胞免疫功能状况。

（2）注意事项如下。

1）有效补充营养素，热能需要超过正常人，一般要求达到30kcal/kg，全日总摄入量为2000kcal左右。

2）根据患者自身身体状况调整有效抗结核方案，对于糖尿病患者、免疫功能低下患者，疗程可延长至8～24个月。

3）抗结核药物治疗过程中，因为抗结核药物易发生肝损伤，在肺结核合并蛋白质营养不良的患者治疗过程中， 较容易出现药物性肝损伤。因此，在临床治疗上，应注意监测患者肝功能变化以及注意改善其营养状况，减少药物性肝损伤发生。

4）营养不良患者常伴有胃肠功能紊乱、胃炎及肠道菌群失调，要给予保护肠胃治疗，注意防治菌群失调。

5）营养不良会使患者免疫功能受累，免疫功能低下者应适当给予免疫增强剂治疗。

本章小结　　简言之，肺结核合并营养不良威胁着患者的健康，影响机体的康复，应采取科学合理的综合治疗措施，针对病因治疗的同时，及时补充各种营养素，调整好营养与机体平衡关系，把患者缺乏的各种营养素逐渐平衡，为结核病的康复提供一个良好的机体环境。

七、病例

（一）病例简介

患者，男性，50岁。

主诉 间断咳嗽、咳痰20余年，口腔溃烂疼痛4个月余。

现病史 患者1996—2016年期间反复咳嗽、咳痰，多白黏痰，偶黄痰，未系统诊治。2016年1月开始反复口腔溃烂、疼痛，有黄白脓性分泌物，张口受限，伴咳嗽，干咳为主，低热、盗汗。2016年4月于北京某口腔医院就诊，予乳酸依沙吖啶溶液、西吡氯铵含片、聚维酮碘溶液、口腔溃疡散进行口腔消毒杀菌治疗，无好转。查口腔黏膜冰冻切片（2016年3月31日）示肉芽肿性变，累及肌肉组织，血T-SPOT.TB（2016年4月14日）阳性，A155 SFCs/10^6PBMC，B191 SFCs/10^6PBMC。建议来北京某胸科医院治疗。为调整治疗方案入院。患者发病以来精神、食欲、睡眠极差，大便干结，小便正常。无家庭结核病接触史。

既往史 3年前高处坠落史，至肺损伤，具体不详。否认高血压、糖尿病、心脏病、脑血管病、精神疾病、手术、输血、过敏史等。

查体 T 36.4℃，P 84次/分，R 20次/分，BP 94/67mmHg。发育正常，营养不良，慢性病容，神志清楚，查体合作，张口受限，口腔黏膜溃烂，可见大量脓性分泌物，舌苔厚，伸舌居中，齿龈肿胀，咽部黏膜分泌物多，扁桃体窥见受限，颈软，双肺呼吸音粗，可闻及明显干湿啰音，右肺明显，心率84次/分，律齐，腹软无压痛，双下肢无水肿，病理征阴性。

辅助检查 胸部CT（2016年4月21日，图7-1）示左肺下叶支气管管腔略狭窄，支气管腔内见高密度影，双肺广泛多发斑点、斑片、结节影，左侧胸腔积液，心包积液，结核可能；血常规（2016年4月22日）：WBC 11.53×10^9/L，RBC 5.05×10^{12}/L，HGB 8.0g/L，PLT 375×10^9/L，N 87.7%，L 5.6%；血生化（2016年4月22日）：ALT 117U/L，AST 60U/L，ALP 259U/L，ALB 28.6g/L，

GGT 175.5U/L，C反应蛋白（CRP）176.26mg/L，余正常；结核分枝杆菌扩增荧光检测（2016年4月26日）（+）；口腔内肿物结核分子病理（2016年4月28日）TB-DNA（+），特殊染色（+）（图7-2）。ESR 34mm/h，结核抗体（+），总淋巴细胞17.5%（20~40），总T细胞53.5%（55~84），T辅助/诱导细胞23.5%（27~51），调节性T细胞0.3%（0.2~2.0），T细胞毒/抑制细胞36.3%（15~44），NK细胞41.8%（5~27），NK-T细胞7.1%，总B细胞2.6%（5~18）；痰抗酸染色（+）；痰Xpert结核分枝杆菌DNA阳性，*rpoB*基因无突变。

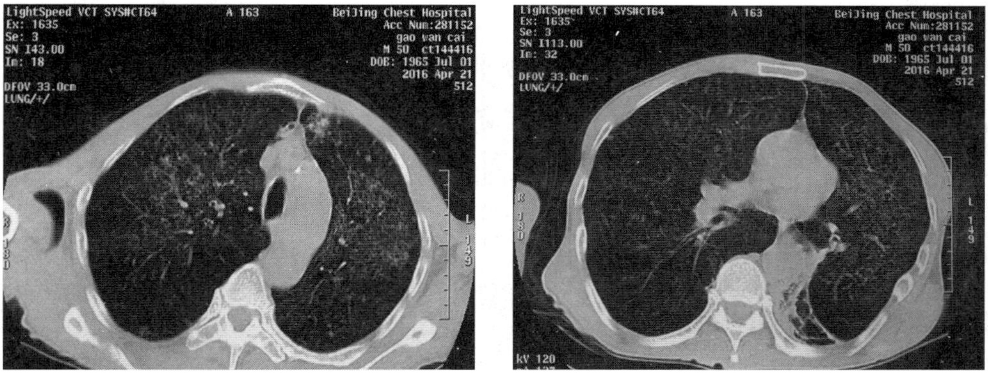

图 7-1　患者 2016 年 4 月 21 日胸部 CT

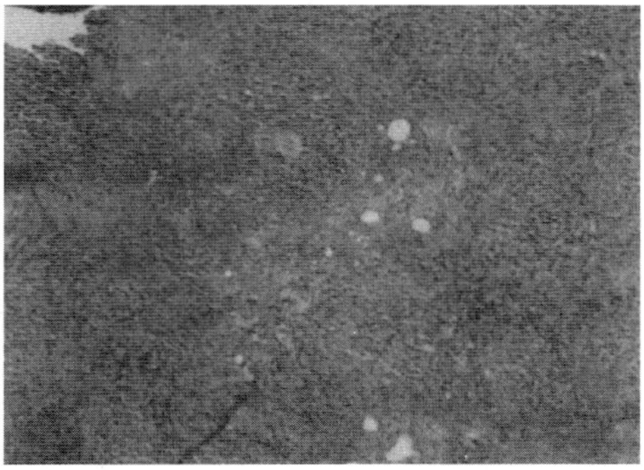

图 7-2　患者口腔肿物病理切片

（二）病例特点

患者为中年，男性。间断咳嗽、咳痰20余年。口腔溃烂疼痛4个月余。反复口腔溃烂、疼痛，有黄白脓性分泌物，张口受限，伴咳嗽，进食差，以流食为主。干咳为主，低热、盗汗，进行性消瘦。口腔科对症治疗无好转。口腔黏膜冰冻切片（2016年3月31日）示肉芽肿性变，累及肌肉组织。

（三）诊治经过

入院诊断：①继发性肺结核，双肺上中下，涂阳，初治；②口腔结核；③舌结核；④气管结核？⑤营养不良；⑥营养不良性贫血；⑦肺部感染；⑧多浆膜腔积液（左侧胸腔积液、心包积液）；⑨肝损伤。

患者入院后给予抗感染，补充白蛋白。营养支持治疗：给予补充白蛋白及口服肠内营养粉治疗。经查：痰抗酸染色（+）；痰Xpert结核分枝杆菌DNA阳性，*rpoB*基因无突变。因为存在肝功能损伤，同时给予保肝治疗：还原型谷胱甘肽、门冬氨酸鸟氨酸等。根据患者病情，抗结核治疗：乙胺丁醇0.75g，每日1次；左氧氟沙星0.6g，每日1次；阿米卡星0.4g静脉滴注。并行口腔护理及抗结核药雾化治疗。治疗2周后，患者血生化：ALT 24U/L，AST 40U/L，GGT 122.7U/L，CHE 2201U/L，较入院时好转。血常规：WBC 8.50×10^9/L，RBC 5.05×10^{12}/L，HGB 11.5g/L，PLT 375×10^9/L，N 65.7%，L 32.6%；后复查血生化：ALT 26U/L，AST 30U/L，ALP 207U/L，ALB 35.3g/L，GGT 175.5U/L，CRP 21.6mg/L。治疗2周后患者自觉口腔疼痛明显好转，张口受限缓解，进食明显好转，乏力症状缓解（图7-3，7-4）。

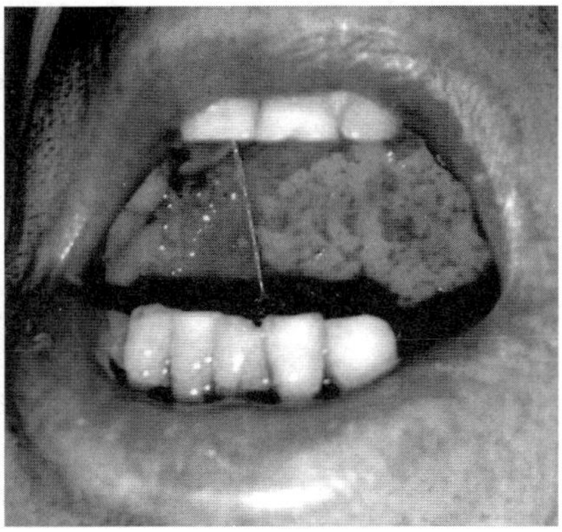

图 7-3　入院时患者口腔

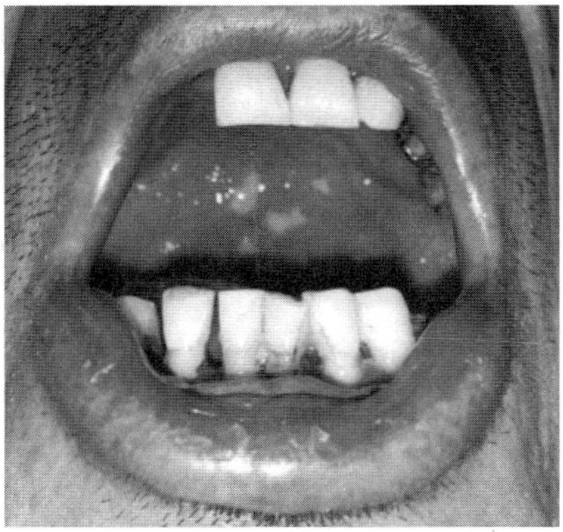

图 7-4　治疗 1 周后患者口腔

（四）专家提示

（1）患者有慢性咳嗽病史近20年，反复治疗，症状无好转，未予足够重视，没有及时行胸部X线检查。直到发现口腔问题，活检发现结核分枝杆菌感染，才考虑到肺部检查。因此，在呼吸道感染中，应密切注意结核分枝杆菌感染问题，做一些常规胸部检查，以便及早发现问题，进一步到专科医院治疗。此病例不除外肺结核早已复发，结核分枝杆菌由肺部经呼吸道播散到口腔，导致口腔结核、舌结核。

（2）患者口腔溃烂疼痛4个月余，复发治疗无好转，应及时给予活检检查，及时找到病因所在，为下一步检查、治疗奠定基础。

（3）患者存在消化道问题，一定要注意患者摄取、吸收营养的问题，及时检查血生化，是否存在低蛋白血症和营养缺乏，及时补充营养，有利于疾病恢复。

（4）肺结核合并营养不良的患者，常免疫功能低下，在抗结核治疗同时应增强机体免疫力，加快组织修复。在这类患者中，营养不良进一步加重肝脏负担，较容易发生药物性肝损伤，要注意肝功能变化，注意保护肝脏。对出现肝功能损伤的患者要调整抗结核治疗、保肝治疗方案。

（5）营养不良患者胃肠功能比较差，常伴有胃部疾病和菌群失调，抗结核药物加重胃部疾病，导致吸收功能减弱，加重营养不良。在服用抗结核药物的同时，需注意保护胃黏膜或给予制酸剂。

（蔡宝云）

参考文献

1. 谭守勇，谢灿茂.营养不良与结核病的发病和治疗.中国防痨杂志,2004,26(2):49-52.
2. 潘丽萍,贾红彦,刘菲,等. γ-干扰素释放试验对不同年龄组疑似肺结核的辅助诊断价值.中华结核和呼吸杂志,2015,38(12):892-896.
3. 中华医学会结核病学分会.肺结核诊断和治疗指南(2001年订).中华结核和呼吸杂志,2001,24(2):5-9.
4. Morre,著;陈伟,主译.营养评估与营养治疗手册.北京:人民军医出版社,2009.
5. 中华医学会.临床诊疗指南·肠外肠内营养学分册.北京:人民卫生出版社,2008.

6. Blackhum GL，Bistllan BB，Maini BS，et al . Nutritional and metabolic assessment of the hospitalized Patient. JPEN,1977,1(1):11.
7. 王海燕.肾脏病学.北京:人民卫生出版社,1995.
8. 许媛.营养支持在危重症患者的应用.中国临床营养杂志.2008,16(4):199-202.
9. 周开国,何桂珍.中西医结合与临床营养.中国中西医结合杂志,2010,30(3):241-245.

第八章
肺结核合并慢性肺源性心脏病

一、概述

肺源性心脏病（Cor pulmonale），简称肺心病，是指由于慢性支气管肺病、胸廓疾病或肺血管疾病引起肺循环阻力增加、肺动脉高压，进而引起右心室肥厚、扩大，甚至发生右心衰竭的心脏病。根据起病缓急和病程长短，可分为急性肺源性心脏病和慢性肺源性心脏病两类。肺结核患者以合并慢性肺源性心脏病为多见。

近年来，有关慢性肺心病的流行病学资料缺如。既往文献报道：慢性肺源性心脏病是我国20世纪的常见病和多发病。据20世纪70年代对40岁以上人群的抽样调查显示：本病的患病率为0.46%。其中，继发于慢性阻塞性肺疾病的患者约占80%以上，其他见于支气管哮喘、重症肺结核、尘肺、间质性肺疾病等。其患病率的一般特点为寒冷地区高于温暖地区，高原地区高于平原地区，农村高于城市，吸烟者高于非吸烟者。有关肺结核合并慢性肺心病的发病率未见大规模、多中心的流行病学数据。根据2000年全国结核病流行病学抽样调查报告，慢性心肺功能不全在肺结核死因构成比中居第二位。

肺部疾病所导致的反复气道感染和低氧血症引起一系列的体液因子和肺血管

的变化，使肺血管阻力增加，肺动脉血管构型重建，导致肺动脉高压。肺动脉高压使右心室负荷加重，在其他因素共同作用下，引起右心室肥厚、扩大，甚至发生右心衰竭。

肺结核患者慢性肺源性心脏病的发生机制主要有以下两个方面。

（一）肺动脉高压的形成

1.肺血管阻力增加的功能性因素　重症肺结核患者肺内的干酪样病变、空洞、纤维化、支气管扩张和扭曲等病变，特别是慢性纤维空洞、毁损肺等可引起肺通气功能障碍、弥散功能障碍、通气/血流比例失调，从而导致低氧血症和（或）CO_2潴留。低氧血症即可通过上述体液、神经和对血管的直接作用导致肺血管收缩，血管阻力增加，形成肺动脉高压。

2.肺血管阻力增加的解剖学因素　重症肺结核时，随着肺气肿的加重，肺泡内压增高，压迫肺泡毛细血管，造成毛细血管管腔狭窄或闭塞。毁损肺时，肺泡壁的破裂造成毛细血管网的毁损，促使肺动脉高压的发生。此外，重症肺结核患者慢性缺氧也可使肺血管重构，导致肺动脉高压。

3.血容量增多和血液黏稠度增加　重症肺结核患者慢性缺氧产生继发性红细胞增多，血液黏稠度增加，血流阻力随之增高，导致肺动脉压升高。

（二）心脏病变和心力衰竭及其他重要器官的损害

重症肺结核患者出现肺动脉高压后，可因上述机制导致心脏疾变和心力衰竭及其他重要器官的损害。

二、临床表现

本病发展缓慢，临床上除原有结核病的各种症状和体征外，逐步出现肺、心功能衰竭以及其他器官损害的征象。

（一）肺、心功能代偿期（包括缓解期）

此期心功能代偿尚可，肺功能部分代偿。患者呈慢性咳嗽、咳痰、喘息，活动后心悸、呼吸困难、乏力和劳动耐力下降。体检可见不同程度的发绀和明显肺气肿征，如桶状胸，叩诊为过清音，听诊呼吸音减弱，可闻及干、湿性啰音。心浊音界不易叩出，心音遥远，肺动脉瓣区可闻及第二心音亢进，三尖瓣区出现收缩期杂音或剑突下示心脏搏动。颈静脉充盈、怒张，肝上界明显下移。

（二）肺、心功能失代偿期（包括急性加重期）

1.呼吸衰竭　急性呼吸道感染为肺结核合并慢性肺心病患者发生呼吸衰竭的常见诱因。临床表现主要为缺氧和CO_2潴留的相关症状、体征，如呼吸困难加重、头痛、发绀、意识障碍等（详见第六章）。

2.心力衰竭　以右心衰竭为主，表现为心悸、气促、食欲缺乏、腹胀、恶心等。体检可见发绀，颈静脉怒张；心率增快和（或）心律失常，剑突下常可闻及全收缩期反流性杂音，重者三尖瓣区可闻及舒张中期杂音、舒张期奔马律等；肝大，有压痛，肝颈反流征阳性，下肢可有凹陷性水肿或有腹水等。少数患者出现急性肺水肿或全心衰竭。

3.其他器官系统的症状　患者还可出现肺性脑病、酸碱失衡及电解质紊乱、肾功能不全、肝脏损害、消化道出血、弥散性血管内凝血、休克等。

三、实验室检查

（一）胸部影像学检查

后前位胸部X线片除可见肺结核和急性肺部感染的特征外，尚可见主肺动脉及其分支增粗伴外周肺血管稀疏，右心室增大等。

胸部CT显示右室扩大，室间隔变平，肺动脉直径增加，外周血管变细。此外，还可显示肺结核和下呼吸道感染的影像学表现。

（二）心电图检查

心电图检查可见肺型P波、心电轴右偏、右室增大和完全或不完全右束支传导阻滞等。

（三）超声心动图检查

超声心动图是筛查肺动脉高压的首选方法。三尖瓣反流速度2.9～3.4m/s，肺动脉收缩压37～50mmHg，提示可能存在肺动脉高压；三尖瓣反流速度超过3.4m/s，肺动脉收缩压超过50mmHg，提示非常可能存在肺动脉高压。此外，慢性肺心病患者超声心动图显示右房和右室增大。

（四）肺功能和血气分析

肺结核合并慢性肺心病患者常见的肺功能特点为限制性或混合性肺通气功能障碍，弥散功能障碍。肺功能失代偿期可出现低氧血症或合并高碳酸血症。

（五）血液检查

血常规显示红细胞、血红蛋白可升高；合并感染时，白细胞总数增高、中性粒细胞增加。出现心功能不全时血浆B型脑钠肽和N末端脑钠肽前体增高。部分患者血清学检查可有肾功能或肝功能改变；血清钾、钠、氯、钙、镁均可有变化。

四、诊断

（一）临床诊断依据

（1）有慢性、严重的肺、胸结核病病史。

（2）有慢性咳嗽、咳痰、呼吸困难、心悸、食欲缺乏、腹胀、恶心等症状。

（3）体检可见不同程度发绀和明显肺气肿征。心浊音界不易叩出，心音遥远，肺动脉瓣区可闻及第二心音亢进，三尖瓣区出现收缩期杂音或剑突下示心脏搏动。颈静脉充盈、怒张，肝上界明显下移，肝大，有压痛，肝颈反流征阳性，下肢可有凹陷性水肿或有腹腔积液等。

（二）影像学诊断标准

（1）胸部X线片显示右下肺动脉干扩张，横径≥15mm或其横径与气管横径之比值≥1.07；胸部CT显示：肺动脉直径≥30mm，右肺动脉直径≥24mm，左肺动脉直径≥15mm。

（2）肺动脉段中度突出或其高度≥3mm。

（3）中心肺动脉扩张与外周分支纤细形成对比。

（4）圆锥部显著突出，或其高度≥7mm。

（5）右心室增大。

具备（1）~（4）项中的一项可提示，两项以上者可诊断，具有第（5）项者亦可诊断。

（三）心电图诊断标准

（1）主要条件。①额面平均电轴≥+90°；② V_1R/S≥1；③重度顺钟向转位；④ Rv_1+Sv_5≥1.05mv；⑤avR，R/S或R/Q≥1；⑥ V_1 ~ V_3呈QS、Qr、qr（除外心梗）；⑦肺型P波。

（2）次要条件。①肢导低电压；②右束支传导阻滞。

具备一条主要条件即可诊断，具备两条次要条件为可疑。

（四）超声心动图诊断标准

（1）主要条件。①右心室流出道内径≥30mm；②右心室内径≥20mm；③右心室前壁的厚度≥5.0mm，或有前壁搏动幅度增强；④左/右心室内径比值<2；⑤右肺动脉内径≥18mm，或肺动脉干≥20mm；⑥右心室流出道/左心房内径比值>1.4；⑦肺动脉瓣曲线出现肺动脉高压征象（α波低平或<2mm，有收缩中期关闭征等）。

（2）参考条件。①室间隔厚度≥12mm，搏幅<5mm或呈矛盾运动征象；②右心房增大，超过25mm（剑突下区）；③三尖瓣前叶曲线DE、EF速度增快，E峰呈尖高型，或有AC间期延长；④二尖瓣前叶曲线幅度低，CE<18mm，CD段上升缓慢、延长、呈水平位或有EF下降速度减慢，低于90mm/s。

具有上述两项条件者（其中必具一项主要条件）均可诊断肺心病。

（五）鉴别诊断

1.冠状动脉粥样硬化性心脏病　两病均见于老年人，均可出现心脏扩大、心律失常和心力衰竭。部分慢性肺心病患者胸导联心电图心室波呈QS型。鉴别要点为：冠心病患者既往可能没有呼吸系统疾病病史，但有心绞痛病史，心电图ST-T改变明显，胸部X线片显示左心增大，扩冠治疗有效。

2.原发性心肌病　此病患者出现右心衰竭时与慢性肺心病患者症状和体征相类似。鉴别要点为：原发性心肌病多见于青壮年，无明显呼吸道感染史、肺气肿征、肺动脉高压征，超声心动图显示各心腔明显增大等。

3.风湿性心脏病　慢性肺心病患者的心脏体征与风湿性心脏病三尖瓣病变的患者相类似。鉴别要点为：风心病患者常有风湿性关节炎和心肌炎病史，二尖瓣和主动脉瓣区可闻及杂音，影像学显示左房增大等。

五、治疗

主要治疗策略为治疗原发疾病，并通过增加右室收缩力和降低肺血管阻力来改善机体氧合能力和右室功能。

（一）肺、心功能代偿期

1.抗结核治疗　肺结核患者细菌学和影像学检查结果如提示其肺内结核病变仍处于活动期，应根据患者的情况（如初治或复治、是否耐药等）、既往用药史、药敏试验结果等选择敏感的药物制定合理的化疗方案予以抗结核治疗。

2.其他治疗　戒烟、化痰止咳、酌情应用免疫增强剂和氧疗。也可采用中医中药治疗，选择扶正固本、活血化瘀等中药。

（二）急性加重期

1.控制呼吸道感染　呼吸道感染是慢性肺心病患者发生呼吸衰竭和心功能不全的常见诱因，因此，积极控制呼吸道感染尤为重要。应采用各种方法（患者自行留痰、吸痰、纤维支气管镜等）获取合格痰标本送检痰革兰染色、培养和药敏试验。检测病原体相关的血清抗原、抗体和相关成分等。对于病原学诊断明确的患者可依据其病原体检测结果和（或）药敏试验选择抗生素。对于未获得病原学诊断和药敏试验结果的患者采用经验性抗感染治疗，可根据感染的环境、痰涂片革兰染色、患者的机体状况等选用抗生素。具体用药详见第一章。

2.氧疗　绝大多数肺结核合并肺心病患者存在低氧血症和（或）呼吸衰竭，尤其是在急性发作期。因此，有效的氧疗对于纠正患者的低氧血症、减缓肺动脉高压的进展、改善患者的生存具有重要作用。一般情况下，肺结核合并肺心病患者$PaO_2<60mmHg$时应予以氧疗，甚至长程氧疗。可根据患者的氧合状态予以不同方式的氧疗，多采用1～2L/min的低流量吸氧。氧疗后，应及时通过血气分析、血氧饱和度监测等评估氧疗的疗效。

3.改善通气　绝大多数肺结核合并慢性肺心病患者存在CO_2潴留和（或）呼吸衰竭，尤其是在急性发作期。因此，采取各种方式改善患者的通气功能对于保证有效的肺泡通气、纠正呼吸衰竭尤为重要。可采用化痰药物、机械排痰等方法减少痰液淤滞，减轻气道阻塞。采用支气管舒张药物缓解支气管痉挛，必要时应用机械通气（详见第六章）。

4.控制心功能不全　肺结核合并慢性肺心病并轻度心功能不全的患者在积极控制感染、改善呼吸功能后，其心功能不全相关的症状和体征可逐渐减轻或消失。但对病情较重或上述治疗无效的患者可适当选用利尿、强心或血管扩张剂治疗。

（1）利尿剂。通过抑制肾脏钠、水重吸收而增加尿量，消除水肿，减少循环血容量，从而减轻右心负荷。原则上宜选用作用缓和、小剂量的利尿剂，如氢氯噻嗪、螺内酯，亦可两药酌情联用。重度心功能不全的患者可应用呋塞米肌注、静冲或口服。

（2）正性肌力药。肺结核合并慢性肺心病血流动力学不稳定者可选用多巴酚丁胺，以增加心输出量，降低肺血管阻力。一般不推荐应用洋地黄类药物，系因这些患者存在慢性缺氧及下呼吸道感染，对洋地黄类药物耐受性差，易发生毒性反应，出现心律失常，且疗效亦较差，不能改善患者的右室射血分数。必须应用时，洋地黄类药物的剂量宜小，一般约为常规剂量的1/2或2/3量，选用作用快、排泄快的强心剂，如毛花苷C（西地兰）。如需口服洋地黄制剂，可酌情应用地高辛0.125～0.25mg，每日1次或隔日1次。应用强心剂的指征是：①感染已被控制，呼吸功能已改善，利尿剂不能取得良好疗效的患者；②合并室上性快速心律失常的患者；③以右心衰竭为主要表现而无明显急性感染的患者；④合并急性左心衰竭的患者。

（3）血管扩张剂。血管扩张剂可减轻心脏前、后负荷，降低心肌耗氧量，增加心肌收缩力，对部分顽固性心力衰竭有一定效果。但是，血管扩张剂对肺部疾病/低氧所致肺动脉高压的作用尚有争议。目前还没有对肺动脉具有选择性的药物应用于临床。血管扩张药在扩张肺动脉的同时也扩张体动脉，往往造成体循环血压下降、反射性心率增快、氧分压下降、二氧化碳分压上升等副作用。因而限制了一般血管扩张剂在肺心病治疗中的临床应用。

5.并发症的处理

（1）纠正心律失常。肺结核合并慢性肺心病患者的心律失常与低氧血症、CO_2潴留、电解质紊乱、心功能不全等因素有关，经过抗感染、改善肺泡通气、纠正电解质紊乱、改善心功能等治疗后，部分患者的心律失常可自行缓解。如果患者心律失常持续存在，可根据其类型选用抗心律失常药物，但应避免应用β受体阻滞剂，以免引起支气管痉挛。

（2）其他并发症处理。①肺性脑病：系因严重CO_2潴留所致。应采用化痰、平喘等方法保持呼吸道通畅，必要时机械通气，以改善肺泡通气，减轻或消除CO_2潴留。②电解质紊乱：注意水、电解质平衡紊乱，根据血气分析和电解质检测结果等酌情补充电解质。③消化道出血：严重呼吸衰竭导致患者消化道出血，可采用禁食、止血、介入止血等方法治疗。

六、注意事项

（1）应尽量避免选择氟喹诺酮类药物进行经验性抗感染治疗，以避免对氟喹诺酮类药物耐药的菌株产生，从而降低耐药结核病的发病率。

（2）经验性抗感染治疗48～72小时后，应对病情和疗效进行评估，如无效，应努力获得病原学诊断，调整治疗方案。

（3）抗感染治疗的疗程应根据病原学检查而定，也可采用静脉–口服序贯治疗。

（4）根据患者的临床情况和血气分析选择氧疗方式和吸氧浓度。一般情况下，尽量避免高浓度吸氧，以避免其抑制低氧所致的通气反射，诱发或加重高碳酸血症。

（5）利尿剂应用后可出现低钾、低氯性碱中毒，痰液黏稠和血液浓缩，应注意预防和监测，并对症处理，如酌情补钾等。

（6）强心剂应用前、后应注意纠正缺氧，防治低钾血症，以免发生药物毒性反应。低氧血症、感染等均可使心率增快，故不宜以心率作为衡量强心药的应用和疗效考核指征。

（7）慢性肺心病因低氧血症和（或）高碳酸血症可导致多种并发症，成为部分患者的死因。为此，早期发现并积极处理各种并发症是提高慢性肺心病救治成功率的关键。

七、病例

（一）病例简介

患者，男性，42岁。

主诉　间断发热、咳嗽、咳痰1年余，胸闷、喘憋20余日。

现病史　患者1年前无明显诱因间断出现咳嗽、咳黄色黏痰，伴午后发热，体温未测，未予诊治。2个月前上诉症状加重，最高体温39.7℃，伴畏寒，无头痛，无胸闷、心悸及喘憋，无恶心、呕吐，无腹痛、腹泻，就诊于外院，摄胸CT示双肺支气管多发囊样扩张，左侧胸腔多发囊样透亮影，考虑为肺部感染，不除外肺结核。予抗感染治疗，具体用药不详，但疗效欠佳。20余日前患者出现胸闷、喘憋，于医院急诊行胸部CT，诊为肺结核，予HREZ抗结核治疗，症状未见明显缓解，为求进一步诊治入院。

既往史 5年前诊断为2型糖尿病，予以胰岛素及口服降糖药治疗（具体用药不详），血糖控制可。

查体 T 39℃，P 110次/分，R 23次/分，BP 100/70mmHg。半卧位，神清，精神萎靡，唇、指略发绀。浅表淋巴结未及。桶状胸、叩诊为过清音，听诊双肺呼吸音低，双下可闻及湿啰音。心音遥远，P_2亢进，各瓣膜听诊区未闻及杂音。颈静脉略充盈，双下肢轻度指凹性水肿。腹部检查未见异常。神经系统体征阴性。

辅助检查 ①血常规：WBC 7.38×10^9/L，HGB 97g/L，N 77.9%，PLT 335×10^9/L。②血生化：血糖 7.4mmol/L，肝肾功能无异常。③血气分析（鼻导管吸氧2L/min）：pH 7.26，PaO_2 68mmHg，$PaCO_2$ 68mmHg，HCO_3^- 30.5mmol/L。④心电图（图8-1）。窦性心动过速，一度房室传导阻滞，肺型P波，心电轴右偏，不完全性右束支传导阻滞，右室肥厚？ST-T改变。⑤胸部CT。双肺继发性肺结核合并感染可能性大，左肺及右肺上叶部分毁损；右肺部分实变；双侧支气管多发扩张；心包积液；左侧胸腔积液；双侧胸膜增厚、粘连。⑥结核病相关检查。痰集菌（++），血T-SPOT.TB：A 68SFCs/10^6PBMC，B 104SFCs/10^6PBMC，血结核抗体阳性。⑦病原学检查。痰细菌培养为鲍曼不动杆菌。痰真菌培养为光滑假丝酵母菌及近平滑假丝酵母菌。⑧心包、胸腔彩超。少量心包积液和左侧少量胸腔积液。

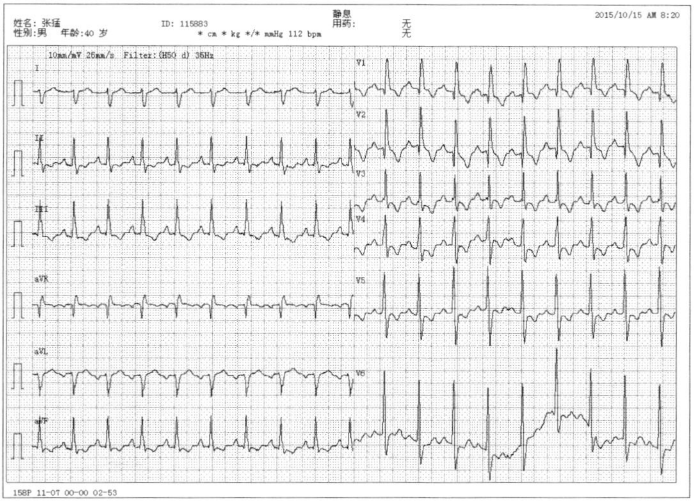

图 8-1　入院时患者心电图表现

（二）诊治经过

入院后全面检查，依据患者病史、影像学表现及痰抗酸杆菌检查及其他辅助检查结果，诊断如下：①继发性肺结核［浸润型，双上中下，集（阳），初治］，左肺毁损，陈旧结核性胸膜炎；②支气管扩张；③肺部感染；④心包、胸腔积液性质待查（结核性？心功能不全？低蛋白血症？）；⑤肺气肿，慢性肺源性心脏病，心功能不全？心律失常（一度房室传导阻滞，不完全性右束支传导阻滞）；⑥Ⅱ型呼吸衰竭，呼吸性酸中毒；⑦2型糖尿病；⑧轻度贫血。

给予的治疗如下。①抗结核治疗：HRZAmMfx。②抗感染治疗：依据病原学和药敏试验结果予亚胺培南/西司他丁和氟康唑治疗。③鼻导管低流量吸氧：1～2L/min。④调整胰岛素用量控制血糖。⑤保持呼吸道通畅：予盐酸氨溴索化痰，二羟丙茶碱平喘。⑥纠正心功能不全：予螺内酯利尿。

（三）专家提示

（1）患者糖尿病病史5年，为肺结核高风险人群，但未定期行结核病筛查。患者出现呼吸道症状、结核病症状1年余，仍未及时行胸部影像学检查和结核病相关检查，以致患者发生肺结核病并迅速进展。提示糖尿病患者应定期行结核病筛查，尤其是在出现呼吸道症状、“结核中毒”症状时应及时行胸部影像学检查和结核病相关检查。

（2）在结核病诊治方面，虽然患者为初治，且结核病相关病原学、免疫学检查均呈阳性，但患者肺部病变较重，影像学显示多发支气管扩张。应及时行痰结核分枝杆菌培养、菌型鉴定、药敏试验、DNA测序，以及早发现耐药结核病、非结核分枝杆菌肺病等，为及时、合理治疗提供依据。此外，可能因患者病情较重，主管医生结合病史疑为耐药，在一线药物的基础上加用阿米卡星和莫西沙星，应该是病区集体讨论的结果。提示应对可疑耐药肺结核患者同时送检分子药敏和表型药敏试验，前者可为早期、快速诊断提供依据，后者可为合理治疗提供依据。

（3）在慢性肺心病诊断方面，根据患者的病史、临床症状和体征、血气分析及心电图表现可获得较为及时、准确的诊断。但是，如果再能够关注胸部影像学右肺动脉的特点、能够行心脏彩超关注肺动脉压力、右室和射血分数、能够检测脑尿钠肽（BNP）等，不仅有助于患者慢性肺源性心脏病的确诊，而且能够获得患者心功能的评估，以指导治疗。

（4）在慢性肺心病治疗方面，合理选择抗生素，及时控制感染；采取各种措施保证呼吸道通畅，及时纠正呼吸衰竭；有指征的应用利尿、强心治疗，及时纠正心功能不全；是提高慢性肺心病患者救治成功率的关键。

（李 琦　操 敏）

参考文献

1. 钟南山,刘又宁. 呼吸病学. 2版. 北京:人民卫生出版社,2012.
2. 全国肺心病协作组. 慢性肺源性心脏病诊断标准.中华结核和呼吸杂志,1978(1):56～57.
3. 马玙,朱莉贞,潘毓萱. 结核病. 北京:人民卫生出版社,2006.
4. 刘又宁.实用呼吸病学. 北京:科学技术文献出版社,2007.
5. Galiè N,Hoeper MM, Humebert M, et al. Guidelines for the diagnosis and treatment of pulmonary hypertension. Eur Respir J,2009, 34:1219-1263
6. 李琦,李宝兰,东博涛,等.肺结核并慢性肺心病患者肺换气功能的初步研究.中国防痨杂志,1996,18(1):16-18.

第九章 结核病合并尘肺病

一、概述

按照于2016年5月1日实施的《职业性尘肺病的诊断（GBZ 70—2015）》（替代GBZ 70—2009）的描述，尘肺病（pneumoconiosis）是在职业活动中长期吸入生产性矿物性粉尘并在肺内潴留而引起的以肺组织弥漫性纤维化为主的疾病。其定义与旧定义比较出现了以下几点变化：其一，将尘肺病（简称）明确为“职业性尘肺病”，其含义与普通意义上的（非职业性）尘肺病不同；其二，明确粉尘的性质为“生产性矿物性粉尘”；其三，不再强调尘肺病是一种以肺组织弥漫性纤维化（瘢痕）为主的“全身性”疾病。法定的职业性尘肺病包括：①硅沉着病；②煤工尘肺病；③石墨尘肺病；④炭黑尘肺病；⑤石棉肺病；⑥滑石尘肺病；⑦水泥尘肺病；⑧云母尘肺病；⑨陶工尘肺病；⑩铝尘肺病；⑪电焊工尘肺病；⑫铸工尘肺病；⑬根据《尘肺病诊断标准》和《尘肺病理诊断标准》可以诊断的其他尘肺病。第13 项属于开放性条款。

国家卫计委公布的《2014年全国职业病报告》显示，全年共报告职业病29972例（图9-1）。急性职业中毒486例，慢性职业中毒795例，其他职业病合计1818例；其中职业性尘肺病新病例26873例（较2013年增加3721例）。94.21%的病例为煤工尘肺病和硅沉着病，分别为13846例和11471例。尘肺病报告病例数占2014年职业病报告总例数的89.66%。也就是说，2014年职业性尘肺病的报告例数占了全部职业病的近90%。从行业分布看，煤炭开采和洗选业、有色金属矿采选业和开采辅助活动行业的职业病病例数较多，分别为11396例、4408例和2935例，共占全国报告职业病例数的62.52%。

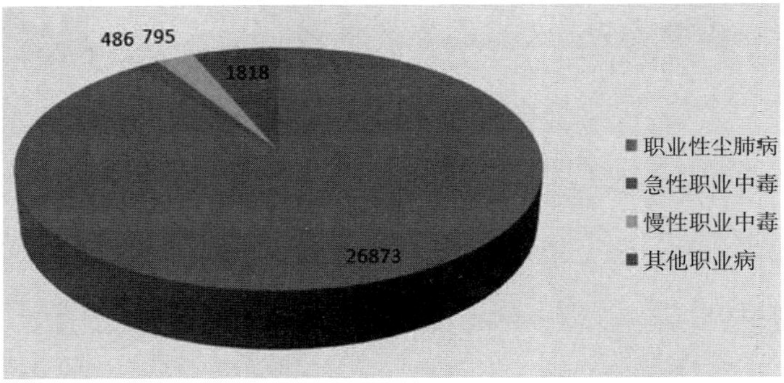

图 9-1　2014 年全国职业病分布情况

据相关资料统计，截至2013年底，全国累计报告职业病83万例，其中尘肺病75万例，占总报告例数的90%，尘肺病多发于煤矿企业，大约占尘肺病总数的60%以上。近年来，农民工的尘肺病问题，尤其是玉石、建材加工从业者的尘肺病问题已经日显突出，也愈来愈受到舆论、社会和有关部门的关注。在尘肺病统计方法、统计覆盖面还不完善的当下，统计出的尘肺病病例数可能还不能准确反映尘肺病的罹患状况。

肺结核是尘肺病患者最为常见的并发病，也是导致尘肺病患者死亡的主要原因之一。结核病的合并率和死亡率均随其尘肺病期别的递增而增高。由于尘肺病合并肺结核是粉尘和结核分枝杆菌共同引起的肺部一系列病理改变，它既不同于单纯尘肺病，也有别于单纯肺结核，更不是简单的二者相加，这给诊断和治疗都增加了不少困难。

结核病合并尘肺病（以下简称尘肺结核病）有以下特点。

（1）结核病与尘肺合并存在后，两种病变相互促进，加速恶化。肺结核病灶可促进尘肺病结节融合和肺纤维化进程，并极易出现空洞。

（2）尘肺结核病的抗结核效果差。其主要表现为痰菌阴转率低，易复发，肺内病变吸收慢，空洞不易闭合，临床症状持续存在时间长。

（3）结核病合并尘肺病的患病率高。其合并率要高于全国平均水平。据统计，尘肺病患者的结核病合并率是普通人群的4～40倍。而尘肺病患者肺结核的患病率也在5%～35%。另外，合并率除了随尘肺病期别增加而递增外，还呈现出高龄化趋势。

（4）尘肺结核病的症状及并发症多且严重。例如，肺部感染、咯血、气胸及纵隔气肿、肺心病等；多重于单纯尘肺病和肺结核患者。此特点已被绝大多数文献所证实。导致尘肺结核病患者死亡的主要原因依次为：感染导致的呼吸衰竭、结核病恶化、肺心病心力衰竭、咯血或窒息、气胸、肿瘤及心脑血管疾病等。

（5）尘肺结核病的严重程度与接触粉尘种类有关。在硅沉着病、煤硅肺病、煤肺病三种常见的煤工尘肺中，以硅沉着病合并结核病的发病率最高，进展最快，而煤肺则一般较轻，赵宝珊1991年通过定群寿命表法分析认为，煤工尘肺结核病预后的严重性远比铁矿硅沉着病合并结核病轻，如某铁矿此类患者的5年、10年和20年生存率分别为61.27%、37.28%和22.68%；而煤矿分别为89.29%、80.3%和60.22%。

（6）尘肺结核病的痰结核分枝杆菌阳性率并不高。尘肺结核病患者痰中变异的L型菌抗酸染色呈阴性以及肺部严重纤维化、支气管扭曲变形致痰液引流不畅均可造成尘肺结核病患者的漏检及误诊；这一结果已被多篇文献所证实。

二、临床表现

尘肺结核病作为一种独特的呼吸系统疾病，它必然同时具备结核病和尘肺病的临床表现，如同时合并有糖尿病或是老年患者等，其临床表现又各具特点。一般来讲，具有共性的临床表现如下。

1.发热 多为午后低热，而有些患者由于年老体弱，常无自觉发热感觉或主诉，往往在入院后测体温才知其发热。如合并有感染，其发热一般较高，在感染控制后，才表现出低热或午后低热。

2.胸痛 胸痛症状要较单纯结核病者明显，由于尤其是贰期以上尘肺病都要合并有胸膜肥厚和粘连，而结核病灶的存在，将加剧其粘连等过程，使胸痛发生的频率大为增加。患者的胸痛多为钝痛，与呼吸运动及咳嗽等有关，胸痛持续时间较长。在结核病稳定期或化疗有效者中，胸痛也常见。一侧的胸痛，并不一定提示该侧有结核病灶。另外，经抗炎及对症处理，胸痛症状改善可不明显。

3.咳嗽、咳痰 咳嗽是最常见的症状，如伴有较长时间的咳灰黑色浓痰，常提示尘肺结核病进展或恶化。由于尘肺结核病患者不同程度地存在着粉尘性支气管炎，纤毛上皮细胞等结构被破坏严重，故可表现为干咳、少痰或有痰不易咳出。

4.呼吸困难 较单纯肺结核患者严重且明显增多。尤以贰期以上尘肺病合并结核病为著。当合并有感染、肺心病、气胸等，呼吸困难可加重或突然加剧。此时，如救治措施不及时或有误，将产生不良后果。

5.其他症状 盗汗、自汗、乏力、食欲不振、消瘦等结核病中毒症状可不同程度地存在。咯血的出现，一般都作为尘肺结核病进展或恶化的症状之一。

当然，也有些患者，尤其是壹期尘肺病合并结核病的患者，可表现为无症状，仅在体检中发现。据统计，无症状者可占30%，而症状出现频率最高的是胸痛，占65.5%。

6.体征 尘肺结核病患者的临床体征并无太大的特殊，较类似于老年慢性支气管炎及COPD患者的体征。有些病例，在肺部常可闻及固定的湿啰音。肺大疱与气胸的体征，是临床经常遇到的、需要综合病史和X线检查等进行鉴别的重要临床问题，一旦处理不当，将给患者带来不必要的痛苦。另外，需要指出的是，有些晚期患者，移动较困难，发生气胸等急症时，往往不能马上进行X线检查，这就要求临床医师应非常熟悉这些患者的体征及体征的变化，迅即做出初步诊断和处置。

三、实验室检查

尘肺结核病的辅助检查手段，其重点是X线检查、痰结核分枝杆菌检查和血清学检查等。细菌学、免疫学等检测在其他章节已有介绍，这里只着重介绍尘肺结核病的影像学特点。因为尘肺结核病患者的胸部X线片、胸部CT等影像学检查手段不仅是诊断和鉴别诊断的重要依据，其在疗效观察、预后判断、动态观察等方面都有极其重要的作用。

1.好发部位　结核病变在尘肺病患者中的好发部位依次为两中上肺、右肺、左肺；两肺的上野最多，中野次之，下野最少。

2.形态特点　尘肺结核病在胸部X线片上可表现为片状影、团块影、空洞影、结节影、球形影和胸腔积液影等；也可多种形态混杂难辨。当遇到病变较广，且不易解释的X线表现，需充分了解职业史和动态胸部X线片变化，出现以下情况应考虑为尘肺结核病：①结节的大小、分布不对称，在较短时间，结节变大、不规则、密度增高；②在两肺中上野外带，对称发展的早期硅沉着病融合块状影，失去其平衡发展，其中一侧变大，密度不均，外形变化或出现透亮区；③尘肺大团块中出现空洞，并有卫星灶；④新近出现的不规则炎性阴影，且密度不均；⑤从时间上、形态上缺乏尘肺病发展的规律，胸部X线片表现复杂多样。

3.表现类型　有学者参照肺结核的分型将尘肺结核病分为：浸润型、团块型、空洞型、毁损型、胸膜炎型和血播型。但比较广泛被接受的观点是：尘肺病与结核病分离型和尘肺病与结核病结合型两种类型。

尘肺病与结核病分离型：多见于壹期或贰期的尘肺病病变中，结核病灶多在尖段、尖后段等尘肺结节尚未累及或较少累及的部位。也可见于播散于尘肺结节之间的结核病灶。此种结核病灶的X线表现与单纯肺结核的X线表现并无太大差别。

尘肺病与结核病结合型：多见于贰至叁期的尘肺病患者。由于尘肺病变和结核病灶相互交织，有时在组织学上很难区分，故不但对肺组织损坏严重，而且在

X线上缺乏特征性。其X线表现既不能用单纯尘肺病来解释，又不能用单纯肺结核进行解释。往往是二者并存、互相影响，混乱复杂。

由于结核病合并尘肺病的痰菌阳性率并不高于单纯肺结核，甚至更低，这就更凸显了X线影像学检查对于尘肺结核病诊断的重要性。

胸部CT检查是X线平片的有力补充，它在显示平片看不出的尘肺结核病性空洞、隐匿的结核病播散灶、气管支气管结核、淋巴结肿大等方面有着明显的优势。

四、诊断

结核病合并尘肺病的诊断，包括了对两种疾病同时进行的诊断。或是在一种疾病的基础上，对另一种疾病进行诊断，甚至是鉴别诊断。肺结核的诊断要参照《肺结核诊断标准（WS 288—2008）》进行；尘肺病的诊断要依照新的国家标准《职业性尘肺病的诊断（GBZ 70—2015）》，依法依规进行；其政策性强，法律法规要求多，临床实践中略不同于其他疾病的诊断。

诊断尘肺病的基本条件是生产性矿物性粉尘接触史，包括工作单位、工种、不同时间段接触生产性粉尘的起止时间、接触粉尘的名称等。诊断尘肺病的主要依据是后前位胸部X线片［高千伏或数字化摄影（DR）］的表现；而临床检查和实验室检查的重点是进行鉴别诊断，以排除胸部X线片表现与尘肺病相类似的其他肺部疾病。由于尘肺病的影像学改变是一个渐变的过程，动态系列胸部X线片能为诊断提供更为可靠的依据。因此，原则上两张以上间隔时间超过半年的动态胸部X线片方可确诊。但特殊情况下，有可靠的生产性无机粉尘接触史和职业卫生学调查资料支持，有典型的尘肺病胸部X线片表现，并有明确的临床资料可排除其他疾病，亦可考虑做出诊断。

职业性尘肺病的诊断原则是：根据可靠的生产性矿物性粉尘接触史，以技术质量合格的X线高千伏及DR后前位胸片表现为主要依据，结合工作场所职业卫生学、尘肺流行病学调查资料和职业健康监护资料，参考临床表现和实验室检查，排除其他类似肺部疾病后，对照尘肺病诊断标准片，方可诊断。劳动者临床表现和实验室检查符合尘肺病的特征，没有证据否定其与接触粉尘之间有必然联系的，应当诊断为尘肺病。

结核病合并尘肺病的诊断，多数情况下为尘肺病是否合并有结核病的诊断，即尘肺病在前合并结核病在后。由于肺结核是接尘作业的职业禁忌证，在职业健康检查工作比较规范的地方，在肺结核的基础上合并尘肺病是比较少见的。那么诊断的重点在于尘肺病合并的结核病是否是进展（活动）的，其与单纯肺结核的区别的难点是：X线表现更为特殊，临床表现更为复杂。与肺结核的诊断一样，尘肺病合并肺结核的诊断也是一种临床诊断，仅凭（一张）胸部X线片就进行尘肺病合并（活动性）肺结核的诊断是武断和错误的；必须要有其他的临床资料辅助才可以做出最终的诊断。

关于诊断的书写；可分为两种情况。

一是在职业病诊断时，有职业病诊断资质的医师集体做出尘肺病和合并活动性肺结核病的诊断。职业病诊断证明书见表9-1。

表9-1　职业病诊断证明书

姓名		性别		身份证号码	
用人单位名称					
职业病危害接触史					
诊断结论					
处理意见 诊断医师： （签名） 年　月　日			诊断机构： （公章） 年　月　日		

注：如对本诊断结论有异议，可接到本证明书30日内向＿＿＿＿＿＿＿省（区、市）＿＿＿＿＿＿＿市（区）卫生计生委申请设区的市级职业病鉴定。

在上表的“诊断结论”部分填写此次诊断的尘肺病种类和期别；即“职业性+具体尘肺病名称+期别”，例如，职业性硅沉着病壹期；职业性煤工尘肺病贰期等。在“处理意见”中书写此次诊断肺结核的类型，例如，继发性肺结核；并要同时指出须在结核病专业医疗机构进一步诊治。

另一种情况是，在临床工作中（主要是住院）对尘肺结核病的书写。由于目前并无统一的诊断书写规范要求，以下意见仅供同道参考。

对于已确诊为（职业性）尘肺病壹期的肺结核病例，可记录为：①……性肺结核；②……尘肺病壹期；③其他……。举例如下。

A例　①继发性肺结核，右上中，涂阳，培阳，初治；
　　②职业性煤工尘肺病壹期；
　　③非胰岛素依赖型糖尿病。

B例　①结核性胸膜炎，左侧，涂阴，胸腔积液；
　　②职业性硅沉着病壹期；
　　③慢性胃炎。

对已确诊为（职业性）尘肺病贰期、叁期的肺结核患者，由于其肺内结核病灶与尘肺病病变互相掺杂，不能分清，除胸膜炎外，可统一书写为尘肺结核病，不再分型。

C例　①职业性硅沉着病叁期合并结核病，涂阳，复治；
　　②慢性肺源性心脏病；
　　③肺部继发感染。

D例　①职业性水泥尘肺病贰期合并结核病，涂阴培阳，初治；
　　②高血压病。

任何一种分类或记录方式都不是完美的，都需要在以后的临床工作中加以总结、完善。

五、治疗

尘肺结核病的治疗应分为尘肺病的治疗和结核病的治疗两部分，由于尘肺病的病理改变不可逆，虽然也有克矽平、哌喹、粉防已碱、柠檬酸铝、大容量肺灌洗等治疗手段，但其效果始终未能达到令人满意的程度。而尘肺结核病的抗结核治疗不应超出“早期、联用、适量、规律、全程”以及个体化的总原则。结核病合并尘肺病有着自身的特点：①由于二氧化硅粉尘能增加结核分枝杆菌的毒力，二氧化硅和结核分枝杆菌可互为抗原，相互促进病情发展；②尘肺病患者外周血的T细胞数减少，使入侵的结核分枝杆菌得不到及时的吞噬和清除；③二氧化硅粉尘颗粒使大量巨噬细胞崩解、坏死，从而也破坏了结核获得性免疫；④尘肺病作为一种全身性疾病，使整个机体的抵抗力下降；⑤尘肺病是以弥漫性肺纤维化为主要病理改变的，必然导致血液和淋巴的循环障碍，削弱了对结核分枝杆菌的抵抗力以及自身的修复能力。依据尘肺结核病的这些特点，在进行抗结核治疗时，应注意以下的化疗原则。

1.化疗原则

（1）根据尘肺病不同期别和结核病灶在肺野分布情况的原则。由于壹期尘肺病与叁期尘肺病在病理改变、X线表现、临床过程等多方面差异较大，叁期尘肺结核病在治疗上远远困难于壹期尘肺结核病，所以有学者建议用不同的疗程来治疗尘肺结核；18个月方案更适用于壹至贰期尘肺结核病患者，24个月方案则适用于叁期尘肺结核病患者。

（2）依据是初治还是复治的原则。针对初治尘肺结核病病例，9个月的化疗方案已不被广泛采用。复治尘肺结核病病例，从多年的经验来看，18个月的疗程仍显不足。

（3）按照痰菌是否阳性的原则。菌阴肺结核占全部肺结核病例的60%～70%，尘肺结核病的菌阴比例则更高。菌阴尘肺结核病的方案可酌情短于菌阳的患者3～6个月。

（4）依据痰菌耐药情况选择方案的原则。建议对耐药或耐多药尘肺结核病患者的治疗，应在《耐药结核病化学治疗指南(2015)》的基础上适当延长疗程6～12个月。

（5）不宜采取短程化疗的原则。关于尘肺结核病患者的化疗疗程，虽也有少数文献报道称6个月的短程化疗方案能取得满意的疗效，但是大多数的作者均倾向于尘肺结核病不适宜短程化疗的观点。其疗程不能少于9个月。

（6）疑诊尘肺结核病的化疗原则。该类患者在临床（门诊）并不少见，详细询问既往史和职业史尤为关键，一旦明确了接尘职业史，且胸部X线片符合尘肺病的表现，其抗结核方案的选择就应有别于单纯肺结核，可参照不同的尘肺期别选择该患者的化疗方案。

2.不同情况下的抗结核方案的选择

（1）壹期尘肺病合并菌阴初治结核病。该类患者属于预后较好的尘肺结核病患者，可以选用2～3HRZE(S)/7～6HRE方案；如同时合并有糖尿病等其他疾病或肺内病变较广泛，可选择3HRZE(Lfx 或S)/9～15HRE(Lfx)方案。

（2）壹期尘肺病合并菌阳初治结核病。可选用3HRZE(S)/9HRE方案；如同时合并有糖尿病等其他疾病或肺内病变较广泛，可选择6HRZE(Lfx)/6～12HRE(Lfx)方案。

（3）贰期尘肺病合并菌阴初治结核病。该类患者的方案类似于壹期尘肺的2～3HRZE(S)/7～6HRE方案，只不过在疗程上可适当再延长2～6个月。

（4）贰期尘肺病合并菌阳初治结核病。该类患者也可选用壹期尘肺病合并菌阳初治结核病的3HRZE(S)/9HRE方案，根据病情可以适当延长疗程至18个月。如同时合并有糖尿病等其他疾病或肺内病变较广泛，可选择6HRZE(Lfx)/6HRE(Lfx)/6～12HR方案。

（5）叁期尘肺病合并菌阴初治结核病。该类患者可在6HRZE(S)/6HRE/

6HR方案的基础上，根据是否合并有糖尿病以及结核病灶的范围，增加疗程至24个月。

（6）叁期尘肺病合并菌阳初治结核病。此类患者原则上均应采用24个月的方案，即6HRZE(S)/6HRE/12HR，也可根据临床过程适当增减2～6个月的疗程。

（7）壹期尘肺病合并菌阴复治结核病。此类患者可给予6HRZE(Lfx)/6 HRE(Lfx)/6～12HR方案。并可依据既往用药史酌情替换抗结核药。

（8）壹期尘肺病合并菌阳复治结核病。该类患者可给予6HRZE(Lfx)/6 HRE(Lfx)/12HR方案，并应依据既往用药史或药物敏感试验结果增减抗结核药。

（9）贰期尘肺病合并菌阴复治结核病。此类患者与壹期尘肺病合并菌阴复治结核病的方案相似，即在6HRZE(Lfx)/6 HRE(Lfx)/6～12HR方案的基础上适当延长疗程，并可依据既往用药史酌情替换抗结核药。

（10）贰期尘肺病合并菌阳复治结核病。此类患者在壹期尘肺病合并菌阳复治结核方案6HRZE(Lfx)/6 HRE(Lfx)/12HR的基础上，可依据既往用药史或药物敏感试验结果增减抗结核药，或适当延长疗程。

（11）叁期尘肺病合并菌阴复治结核病。应选用不少于24个月的方案，如6HRZE(Lfx)/6 HRE(Lfx)/12HR，可根据结核病灶的范围或临床过程适当延长疗程；并可依据既往用药史酌情替换抗结核药。

（12）叁期尘肺病合并菌阳复治结核病。可在6HRZE(Lfx)/9HRE(Lfx)/9～15HR方案的基础上，依据既往用药史或药物敏感试验结果增减抗结核药，疗程不少于24个月，甚至更长。

（13）耐多药尘肺结核病。方案的选择与《耐药结核病化学治疗指南》中的原则相同，疗程不少于30个月或更长。可供参考的方案如下。

6～9(Hp)L_3ZE$(Am)_3$/9～12(Hp)L_3ZE/9～12(Hp)L_3E；

6～9(Hp)L_3Z (Lfx)Am/9～12(Hp)L_3Z(Lfx)/9～12(Hp)L_3(Lfx)；

9(Hp)L_3Z(Mfx)E/12(Hp)L3Z(Mfx)/12～15(Hp)L_3Z(Mfx)；

$9(Hp)L_3Z(Mfx)(Pto)/12(Hp)L_3Z(Mfx)/12\sim15(Hp)L_3Z(Mfx)$等。

［(Hp)表示对氨基水杨酸异烟肼；L表示利福喷丁］

还应依据既往用药史或药物敏感试验结果增减抗结核药，选择适合患者的个体化方案。

（14）难治性尘肺结核病。该类患者可能包括耐药、多耐药、耐多药、严重耐多药、有严重并发症、非结核分枝杆菌感染或L型结核分枝杆菌感染、严重药物不良反应等类型的尘肺结核病患者；所以，不应有统一的化疗方案，只能制定适合每个患者的个体化方案。同时应辅助免疫增强剂、中药、介入治疗、外科手术等手段综合治疗。少数患者常需终身用药。该类患者大多疗程较长，为加强患者的依从性，选择方案时可选用一些固定复合剂。6(HRZ) (Lfx) E/6(HRZ) E/12(HR)；(HRZ)A3Mf/9(HRZ)Mf/12(HRZ)/12(HR)［(HRZ)表示异福酰胺片；(HR)表示异福片］等。

（15）老年尘肺结核病。据统计，60岁以上的尘肺结核病患者占整个尘肺结核病患者的50%以上。北京京煤集团总医院的资料显示，60岁以上菌阳尘肺结核病患者的化疗有效率为70%；在选择化疗方案时要兼顾到老年人的器官生理功能下降、组织修复能力差、对疾病的耐受性差、对自身疾病认知能力差等特点，适当减小药品剂量，选择适合老年患者的个体化方案，长期督导治疗。

（16）糖尿病合并尘肺结核病。随着糖尿病患病率的不断增加，结核病与糖尿病两病的合并率有逐渐增高的趋势；尘肺结核病一旦再合并有糖尿病，其治疗难度明显加大。由于糖尿病与结核病相互影响，相互促进病情的进展，因此，血糖的控制和结核病灶的控制须同时加强。选择个体化的化疗方案是关键，同时要注意抗结核药对糖尿病及其并发症的不良作用，如异烟肼对血糖波动的影响和会加重糖尿病末梢神经炎；糖尿病肾病患者不适合使用氨基糖苷类药物；乙胺丁醇所致的视神经损害几乎不可逆，故对糖尿病患者要慎重使用。

（17）尘肺结核病合并肺部感染。肺部感染可加重肺结核的进展和导致不愈，而尘肺结核病病灶的存在和进展又常常是发生肺部感染的诱因和基础；尤其是出现院内感染时，更给控制结核病的进展及肺部感染增加了困难。据北京京煤集团总医院的材料，在40例难治性硅沉着病合并结核病患者中有57.5%反复发生院内肺部感染。因此，在进行迅速有效抗感染治疗时，尤其是选用抗生素方面要注意：①经验用药要参考既往的用药史、此次感染的临床表现特点、流行病史等；②依据药物敏感试验结果选择；③应联合应用；④抗感染治疗时间应不少于1周；⑤在结核病未明确诊断的情况下应尽可能避免使用左氧氟沙星、莫西沙星、阿米卡星等抗生素；⑥在抗结核方案中已经存在氧氟沙星、左氧氟沙星、莫西沙星、链霉素、阿米卡星等抗生素时，抗菌药物的选择要避免同类药物重复出现。

（18）尘肺病或尘肺结核病合并结核性胸膜炎、胸腔积液。单纯尘肺病合并结核性胸膜炎、胸腔积液在临床比较少见；大多为尘肺结核病合并结核性胸膜炎、胸腔积液者。根据北京京煤集团总医院的材料，尘肺病合并结核性胸膜炎和胸腔积液患者的疗程、抽液次数和胸液量明显大于单纯结核性胸膜炎者，但是单纯结核性胸膜炎的炎性反应强于尘肺病合并结核性胸膜炎患者；无论是尘肺病合并结核性胸膜炎患者还是单纯结核性胸膜炎患者，胸腔积液中的抗酸菌检出阳性率都很低。基于这些特点，抗结核方案应类似于尘肺结核病者，并酌情延长疗程，同时可给予免疫调节剂、胸腔穿刺抽液的同时胸内注药等综合治疗手段。

（19）尘肺病合并血行播散性肺结核和（或）结核性脑膜炎。此类患者临床虽不多见，但其鉴别诊断往往比较困难。一旦明确诊断，其治疗方案中，异烟肼、利福平的剂量可以适当增加，强化期的疗程也应适当延长，同时可辅助使用皮质激素。

（20）尘肺病合并干酪性肺炎、巨大空洞或多发空洞。此类患者的治疗往往非常困难，诊断明确的干酪性肺炎、巨大空洞的预后不佳，空洞长期存在的病例并不少见。因此，在应用患者能接受的、强有力的抗结核方案的同时，营养支持、控制感染、止血或防止咯血、免疫增强等综合治疗都是必要的。

（21）尘肺病或尘肺结核病合并肺外结核。相对比较多见的有骨结核，肝结核以及皮肤结核等，化疗方案的选择与肺结核并无区别，应适时进行手术治疗或局部用药。

六、注意事项

如前所述，尘肺病的诊断要依法依规进行。由于职业性尘肺病与非职业性尘肺病在社会经济待遇上差别很大，稍有不慎会引起不必要的纠纷。因此，到目前为止，没有职业病诊断资质的医疗机构，不能出具（职业性）尘肺病的诊断；具有职业病诊断资质的医师，依据可靠的资料，经集体讨论后多数同意（3人以上的单数）后方可诊断。

肺结核是国家法定传染病，一旦诊断为（尘肺病合并）肺结核，须立即按时限要求向当地疾病预防控制中心（CDC）进行传染病上报工作 ，包括报卡和网络直报及专报。

尘肺结核病的影像学改变复杂多变，必要的鉴别诊断也是应引起重视的问题，常见的误诊包括：肺癌或合并肺癌；真菌感染或合并真菌感染；无结核分枝杆菌感染的单纯叁期尘肺病大团块的溶解空洞；贰期尘肺病与血行播散性肺结核或合并有血行播散性肺结核；胸腔积液。

七、病例

（一）病例简介

患者，男性，46岁，煤矿工人。

主诉　咳嗽，痰中带血加重3日。

现病史　患者因已经被诊为“继发性肺结核，双上空洞”，在当地CDC门诊一直给予较规律的抗结核治疗，痰菌未转阴，且间断痰中带血，3日前无明显诱因出现阵发性咳嗽，较剧烈，咳痰，晨起明显，咳中等量黄白黏痰，痰中带血，呈鲜红色，无黑灰色痰，无大量咯血，无脓臭痰，活动后出现明显胸闷、喘憋，无胸痛，无心悸，无发热，盗汗明显，感全身乏力，饮食不佳。近2个月来体重减轻5kg。

既往史　矿井下工作史20余年，2011年4月诊断为煤工尘肺病壹期合并结核病，无糖尿病、冠心病、脑梗死等病史，无药物过敏史。

查体　T 37.2℃，P 22次/分，R 116次/分，BP 115/70mmHg。口唇发绀，桶状胸，呼吸运动两侧对称，双侧呼吸音粗，双肺可闻及干啰音，右中下可闻及中水泡音，心率116次/分，律齐，未闻及明显病理性杂音，腹平软，压痛，反跳痛阴性，双下肢无水肿。

辅助检查　胸部X线片提示：双肺纹理粗乱，右上中可见云雾状、蜂窝状、点片状致密影，内可见可疑小透亮区，左上中可见斑片状致密阴影，肺门结构紊乱，心影无扩大，双侧肋膈角消失。血结核分枝杆菌抗体（+）；痰抗酸染色涂片（++）；结核分枝杆菌Bactec培养（++++）；药敏试验提示：对异烟肼、利福平、乙胺丁醇、链霉素均耐药。

（二）病例特点

①患者男性，煤矿工人。②既往有肺结核病史2年。2011年4月被职业病诊断机构诊断为“煤工尘肺病壹期合并结核病”。③慢性咳喘病史1年余。门诊抗结核治疗2年，期间痰菌曾转阴，后出现痰抗酸染色（+），痰结核分枝杆菌培养阳性。结核病复发，结核中毒症状典型。④体征：双肺可闻及干啰音，右中下可闻及中水泡音。

（三）诊治经过

入院后完善检查。诊断如下：①煤工尘肺病壹期；②继发性肺结核，双上空洞，涂阳，复治；③肺部继发感染。

2011年5月住院治疗后按耐多药和药物性肝损伤给予患者个体化治疗方案：

“(Pa)(Rft)(Am)Z(Pto)(Mfx)”，进行抗结核治疗。2011年7月，患者痰结核分枝杆菌培养药敏试验结果显示：对异烟肼、利福平、乙胺丁醇、链霉素均耐药，与患者治疗2年余痰菌未转阴病史相符合，继续目前复治方案联合强化抗结核治疗，自2011年11月患者痰Bactec培养结果连续出现阴性。遂停阿米卡星肌注抗结核治疗，但患者仍有间断咯血。于2012年8月调整抗结核药物为“(Pa)(Rft)Z(Pto)”巩固治疗。2013年3月因患者尿酸升高明显、关节疼痛，停吡嗪酰胺口服。2013年12月29日患者痰菌阴性，抗结核治疗4年5个月，结核病病情稳定，停所有抗结核治疗。

（四）专家提示

（1）患者首次就诊是在当地结核病防治部门，按照单纯肺结核常规抗结核治疗，半年后痰菌转阴，但8个月后肝功能异常，保肝治疗的同时痰菌转阳，结核病复发。

（2）患者因结核病复发，转到首都医科大学附属北京胸科医院进一步系统诊断治疗，在详细询问了病史，尤其是职业史后得知患者有多年的井下接尘史，但未被诊断为职业病，结合其胸部X线片特点，符合尘肺病的X线表现，此时，采用了与尘肺结核病患者相同的治疗方案，强化延长抗结核治疗。

（3）随后，患者也被职业病诊断机构诊断为“煤工尘肺病壹期合并结核病”。

综上所述：在没有充分询问患者职业史的情况下，按常规制订的抗结核方案并不适合（有明确接尘史的）该类患者；该患者在抗结核治疗过程中又出现肝功能异常和耐多药；最后又被确诊为尘肺结核病（职业病）。最终，经近4年半的抗结核及对症治疗，结核病有效治愈，相隔5年的胸部X线片对比（图9-1）及治疗后胸部CT（图9-2）显示双中上肺的病变吸收明显。此典型病例告诉我们，一是针对有接尘史的肺结核患者，抗结核治疗方案要同于尘肺结核病患者；二是如合并有耐多药和药物性肝损伤等，其治疗方案要因人而异，疗程要适当延长。

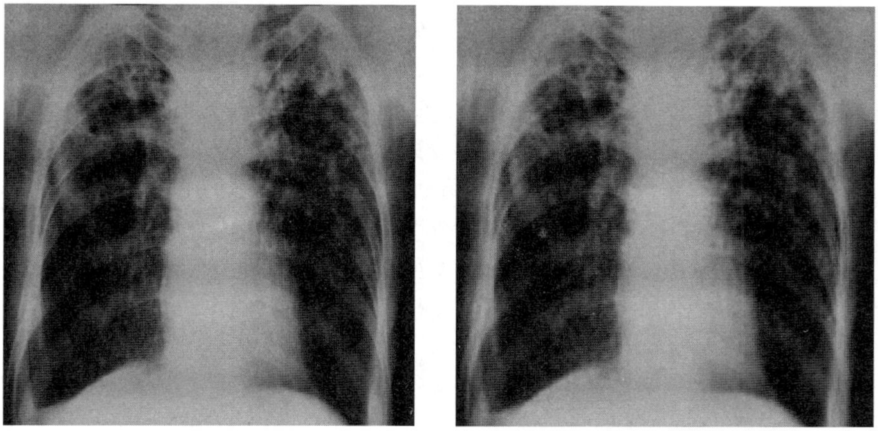

图 9-1　患者治疗初期（2010 年 4 月 7 日）及治愈后（2015 年 5 月 4 日）后前位胸部 X 线片对比

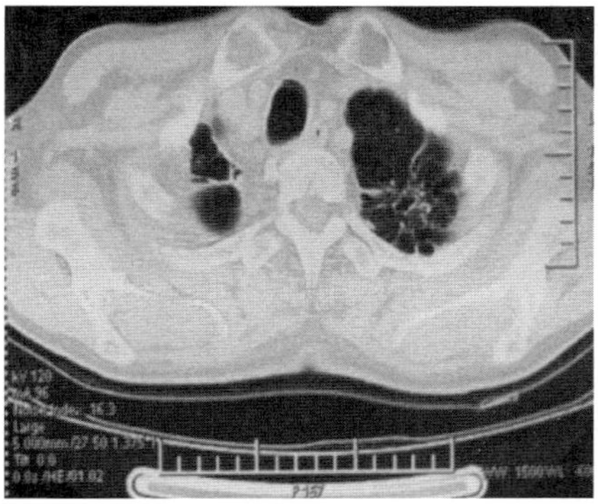

A

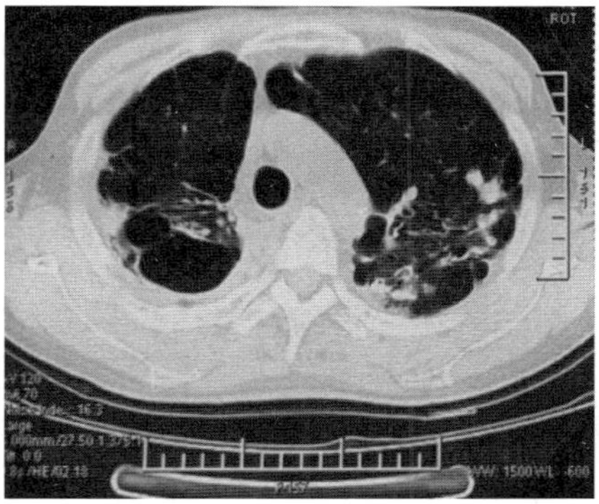

B

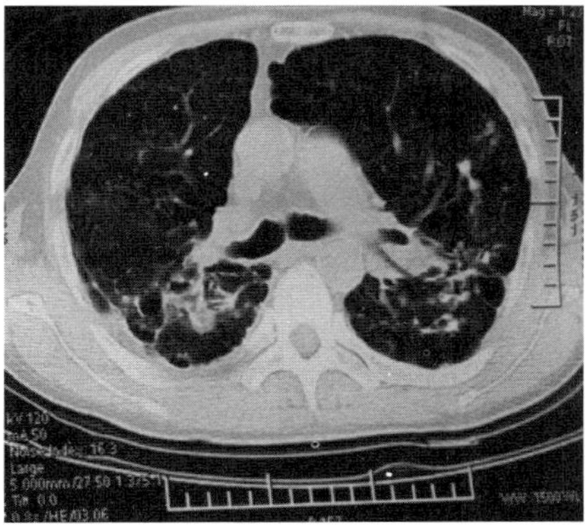

C

图9-2　2015年1月15日胸部CT

A.两肺尘肺样改变合并尘肺结核病融合灶；B.肺大疱，肺气肿；C.两侧胸膜增厚。

（陈东进　杨晓丽）

参考文献

1. 李宝平,周云芝,尹晓明,等.尘肺合并肺结核影像学研究进展.中国工业医学杂志,2006,5(22):288.
2. 孙治平,李宝平,高丽妮,等.尘肺诊断方法的研究进展. 职业与健康,2015,23(31):3356.
3. 高微微,李琦,高孟秋,等.特殊人群结核病治疗.北京:科学出版社,2011.
4. 朐振英.煤工尘肺合并肺结核60例临床分析. 中国煤炭工业医学杂志,2014,1(17):99.
5. 杜鹏,徐凯.煤工尘肺的影像学诊断研究进展.中国CT和MRI杂志,2015,8(13):115.
6. 普庆玉,李宝平. 尘肺病影像诊断的进展. 职业与健康,2009,3(25):301.
7. 高劲松,李凤,陈垒. 煤工尘肺合并肺结核1130例分析. 中国工业医学杂志，2014,5(27):381.

第十章
结核病合并自发性气胸

气胸指因胸膜病变导致脏层和（或）壁层胸膜完整性受损，胸膜腔完整性和密闭性被破坏，气体进入并蓄积在胸膜腔内的病变。按照发生的原因分为创伤性气胸和自发性气胸。自发性气胸（spontaneous pneumothorax）是由于胸膜病变引起的脏层胸膜在无外源性或介入性因素的影响下破裂导致发生气胸，是呼吸内科常见疾病，也是结核病常见并发症之一。自发性气胸根据造成气体溢入胸膜腔的原因分为特发性气胸和继发性气胸。特发性气胸多见于体形瘦高的青少年，在胸部X线片上甚至在开胸手术直视下，在脏层胸膜表面往往见不到明确的病灶。继发性气胸在中老年人多见，往往由肺内原有的病灶破裂所致，如肺大疱、肺结核、肺脓肿、肺癌等。与结核病相关的气胸主要是由胸膜下肺结核病灶破坏脏层胸膜所致，如合并胸腔积液称为液气胸，合并脓胸则称为脓气胸。

一、概述

1724年，Boerhaave在关于自发性食管破裂的报道中描述了胸膜腔内大量积气并伴肺萎陷，从而第一次报道了这种无胸部外伤而发生的气胸。1826年，Laennee描述了气胸的临床特征。多年来，这种疾病一直被认为是结核病的并发症。1932年，Kjaergaard首次强调在大多数气胸患者中存在着非结核性的病因，并报道了病因多为胸膜下肺大疱的自发性气胸。20世纪50年代，结核病是自发性气胸的常见病因，此后，随着对结核病有效的药物治疗和流行病学控制，由结核病引起的自发性气胸的发病率有所下降。20世纪80年代以后，随着社会人口老龄化的进程，老年性慢性阻塞性肺气肿引起的自发性气胸的比率有增多的趋势。同时随着一些特殊社会现象的出现，获得性免疫缺陷综合征（AIDS）患者由卡氏肺囊虫感染引起的自发性气胸亦有所增加。

气胸的发生与病变的肺泡内压骤增有关。一般来说，引起正常肺泡破裂所需的压力为7.8～13.7kPa，而有病变的肺泡和肺大疱所能承受的压力远远小于正常肺泡，所以容易破裂。在以下情况下容易发生气胸：①剧烈咳嗽，腹压增高；②一些体力活动时突然用力、突然改变体位、打哈欠等；③呼吸道感染引起局部支气管半阻塞状态，气体只能进入远端肺泡，而排出不畅，使受阻远端肺泡内压升高；④哮喘持续状态；⑤机械通气，气管内持续正压，压力过高或通气时间太长，超过病变肺泡所能承受的压力极限等。

肺结核引起自发性气胸的发病机制主要有：①肺的活动性结核空洞直接破裂；②结核性损毁肺间接引起对侧肺组织代偿性肺气肿，当出现感染、支气管阻塞时，引起其远端肺泡过度膨胀而破裂；③陈旧的结核性瘢痕收缩，造成小支气管扭曲、阻塞，形成局限性肺大疱破裂等。20世纪80年代，随着有效的抗结核药物的应用，肺结核的发病率明显降低，但还是时有发生。

二、临床表现

气胸患者的临床症状和体征取决于基础病因、肺萎陷的程度、是否存在基础肺部疾病以及气胸发生的时间和速度。

（一）症状

气胸发病前部分患者可能有持重物、屏气、剧烈体力活动等诱因，但多数患者在正常活动或安静休息时发生，偶有在睡眠中发病者。

疼痛是气胸患者最常见的主诉，而且在轻度气胸时，可能是唯一症状，常在气胸发生当时突然出现尖锐性刺痛和刀割痛，与肺大疱突然破裂和肺被压缩的程度无关，可能与胸膜腔内压力增高、壁层胸膜受牵拉有关。胸痛持续时间短暂，继之胸闷和呼吸困难。疼痛部位不肯定，可局限在胸部，亦可向肩、背、上腹部放射。明显纵隔气肿存在时，可出现持续的胸骨后疼痛。

气胸发作时患者均有呼吸困难，其严重程度与发作的过程、肺被压缩的程度和原有的肺功能状态有关。在年轻的呼吸功能正常的患者，可无明显的呼吸困难，即使肺被压缩的程度大于80%，亦仅在活动时稍感胸闷，而在患有慢性阻塞性肺气肿的老年患者，肺被轻度压缩就有明显的呼吸困难。急性发作的气胸，症状可能更明显，而慢性发作的气胸，健侧肺脏可以代偿性膨胀，临床症状可能会较轻。积气量大或原已有较严重的慢性肺疾病患者，呼吸困难明显，不能平卧，如果侧卧，则被迫使气胸侧在上，以减轻呼吸困难的症状。少数患者可发生双侧气胸，以呼吸困难为突出表现。

张力性气胸时胸膜腔内压骤然升高，肺被压缩，纵隔移位，迅速出现严重的呼吸循环障碍；患者表情紧张、胸闷、挣扎坐起、烦躁不安、发绀、冷汗、脉速、虚脱、心律失常，甚至发生意识不清、呼吸衰竭。气胸患者有时有刺激性咳嗽，系气体刺激胸膜所致。气胸合并血气胸时，如出血量多，患者会出现血压降低、心悸、四肢发凉等。

气胸合并纵隔气肿与皮下气肿时，由于肺泡破裂逸出的气体进入肺间质，可形成间质性肺气肿。肺间质内的气体沿血管鞘可进入纵隔，甚至进入胸部或腹部皮下组织，导致皮下气肿。张力性气胸抽气或闭式引流后，亦可沿针孔或切口出现胸壁皮下气肿，或全身皮下气肿及纵隔气肿。大多数患者并无症状，但颈部可因皮下积气而变粗。气体积聚在纵隔间隙可压迫纵隔大血管，出现干咳、呼吸困难、呕吐及胸骨后疼痛，并向双肩或双臂放射。疼痛常因呼吸运动及吞咽动作而加剧。

肺结核合并自发性气胸患者约有1/4的病例起病缓慢，逐渐加重，主要表现为原发病难以解释的呼吸困难加重；部分病例发病没有明确诱因可寻，表现为突然或迅速加重的胸闷和气急，有时伴胸痛；40%～60%的病例以剧烈咳嗽后突发并逐渐加重的气急、胸闷、呼吸困难及心慌为主要表现。少数患者还可因体育活动、用力排便、打喷嚏、负重等原因诱发。胸痛，特别是气胸典型的突发锐痛不多见。其他常见症状有咳嗽、发绀和不能平卧等。咳嗽可以是刺激性干咳，也可因基础病而有咳痰。大量气胸或张力性气胸的临床表现有时酷似肺梗死或心肌梗死，早期即可出现胸闷、胸痛、呼吸困难、心慌、大汗、面色苍白、烦躁不安，也可诱发呼吸衰竭。

（二）体征

少量气胸时体征不明显；肺压缩30%以上时，气管向健侧移位，患侧胸廓膨隆，呼吸运动减弱，叩诊呈鼓音，心浊音界消失或肝浊音界下移，呼吸音和语颤减弱或消失，这有时易与肺气肿混淆。部分老年患者类似于哮喘样发作，严重呼吸困难的同时可在其肺部闻及哮鸣音。此类患者多系重度肺气肿、肺功能不全，又有胸膜粘连而多房分隔。这类患者在气胸引流后，气急和哮鸣音的症状可迅速消失。合并纵隔气肿与皮下气肿时，患者可见发绀、颈静脉怒张、脉速、低血压、心浊音界缩小或消失、心音遥远、心尖部可听到清晰的与心跳同步的“咔嗒”声（Hamman征）。

三、检查

（一）影像学检查

1.胸部X线片　可显示肺萎陷的程度、肺部情况、有无胸膜粘连、胸腔积液及纵隔移位等。气胸时X线片上显示无肺纹理的均匀透亮区的胸膜腔积气带，其内侧为与胸壁平行的弧形线状肺边缘。少量气体往往局限于胸腔上部，常被骨骼掩盖，此时嘱患者深呼气，使萎陷的肺更为缩小、密度增高，与外带积气透光区形成更鲜明的对比，从而显示气胸带。大量气胸时，患侧肺被压缩，聚集在肺门区呈球形阴影。有些患者在胸部X线片上可以见到肺尖部肺大疱；在血气胸或液气胸存在时，可见液气平面；当胸内存在粘连带时，萎陷的肺失去均匀向肺门压缩的状态，在X线片上显示出不规则状压缩或肺压缩边缘呈分叶状；患侧膈肌明显下移，气管、心脏向健侧移位；合并纵隔气肿时，可见纵隔和皮下积气影。根据X线片，大致可计算气胸后肺脏受压缩的程度，这对临床处理气胸有一定指导意义。气胸容量近似于肺直径立方和单侧胸腔直径立方的比［（单侧胸腔直径^3－肺直径^3）/单侧胸腔直径^3］。根据上述公式可以推算，当积气带宽度相当于患侧胸廓宽度1/4时，肺被压缩大约35%；当胸内积气带宽度相当于患侧胸廓宽度的1/3时，肺被压缩50%；当胸内积气带宽度相当于患侧胸廓宽度的1/2时，肺被压缩65%。根据气胸量的多少可把气胸分为3类：小量气胸（＜20%）、中量气胸（20%～40%）、大量气胸（＞40%）。

合并纵隔气肿与皮下气肿时，胸部X线片于纵隔旁或心缘旁（主要为左心缘）可见透明带。皮下气肿及纵隔气肿随胸腔内气体排出减压而自行吸收。

结核病合并自发性气胸时可见肺结核相关影像学改变：病变多发生在上叶的尖后段和下叶的背段及基底段，斑片状或片状、结节、索条状阴影，易形成空洞、支气管扩张和支气管播散病灶，可以有钙化，特征性表现为多形性改变、密度不均匀、边缘部分模糊部分较清楚、变化较慢。

2.胸部CT　基本表现为胸膜腔内出现极低密度的气体影，伴有肺组织不同程度的压缩萎缩改变。此项检查对胸腔内少量气体的诊断较为敏感。对反复发作的气胸、慢性气胸者还应观察肺边缘是否有造成气胸的病变，如肺大疱、胸膜带状粘连，肺被牵拉、裂口不易闭合等。结核病合并自发性气胸时可见肺结核相关影像学改变。

3.胸膜腔造影　可以了解胸膜表面的情况，易于明确气胸的病因。当肺被压缩30%～40%时行造影为宜，肺大疱表现为肺叶轮廓之内单个或多个囊状低密度影；胸膜裂口表现为冒泡喷雾现象，特别是当患者咳嗽时，由于肺内压增高，此征象更为明显。

（二）介入检查

用内科胸腔镜或外科胸腔镜，可较容易地发现气胸的病因，操作灵活，其可达叶间裂、肺尖、肺门，几乎没有盲区。此项检查时应观察脏层胸膜有无裂口、胸膜下有无肺大疱及胸腔内有无粘连带。

（三）实验室检查

1.血常规　一般正常。当白细胞总数或中性粒白细胞升高时，要注意有其他细菌性感染存在。

2.动脉血气改变　急性发作期气胸患者由于萎陷肺组织的无效灌流，常引起右到左的分流而出现低氧血症。后期由于萎陷肺的血流减少，低氧血症反而可以有所缓解。中青年人气胸一般在肺被压缩20%～30%才会出现低氧血症。老年气胸者常在轻度肺压缩时即发生低氧血症。有超过75%的气胸患者PaO_2低于80mmHg。16%的气胸患者PaO_2低于55mmHg、$PaCO_2$高于50mmHg。

3.红细胞沉降率　可正常或轻中度升高，个别结核病严重者可明显升高，ESR增快对结核病特异性诊断意义不大，动态变化对结核病活动性及病情转归的判断有一定参考价值。应注意的是，有许多疾病都可以致ESR增快，最常见的如贫血、炎症、结缔组织疾病、恶性病变等。

4.PPD试验　可判断是否存在结核分枝杆菌感染，用于辅助诊断结核病。

5.血清结核抗体　测定结核分枝杆菌感染机体后患者体液中（血清等）产生的特异性抗体IgG、IgA、IgM。结核抗体阳性，提示结核分枝杆菌感染，是菌阴肺结核的辅助诊断依据之一。

（四）结核病检查

1.结核分枝杆菌病原学检查　是最重要的诊断和疗效评判依据。目前常采用痰涂片抗酸染色、结核分枝杆菌培养并菌种鉴定、分子生物学诊断方法等。

2.结核病病理学检查　是结核病确诊的金标准，病理特点包括以下几点。①渗出：为浆液性或浆液纤维素性炎症；②增生：表现为结核结节（结节性肉芽肿），为结核病的特征性病变，结核结节由类上皮细胞、朗汉斯巨细胞、淋巴细胞和少量成纤维细胞构成，结核结节中央可发生干酪样坏死；③变质：肉眼可见干酪样坏死灶呈淡黄色，质地松脆，状似奶酪，镜下为红染无结构的颗粒状物质。

免疫组织化学法是病理学诊断中常用的检测手段之一，在结核病中应用较少。近年研究发现，将结核分枝杆菌特异抗原及抗体用于免疫组织化学检查，可以提高结核病病理学诊断的灵敏度，其特异性达100%，灵敏度达95%以上，明显优于抗酸染色和核酸扩增检测。

四、诊断

（一）结核病的诊断

结合典型肺结核临床症状、体征、胸部影像学表现、痰病原学检查、病理学检查等，可以诊断肺结核病。

（二）自发性气胸的诊断

结合气胸的症状、体征、影像学表现等诊断。

（三）胸膜腔造影

此方法可以了解胸膜表面的情况，易于明确气胸的病因。

五、治疗

（一）结核病的治疗

根据结核病治疗的原则，进行规范抗结核治疗（详见有关章节）。

（二）自发性气胸的治疗

目的在于排除积气、缓解症状、促肺复张、防止复发。

1.保守疗法　主要适用于稳定型小量气胸、首次发生的症状较轻的闭合性气胸。由于胸腔内气体分压和肺毛细血管内气体分压存在压力差，机体每日可自行吸收胸腔内气体容积（胸部X线片的气胸面积）的1.25%～1.8%。积气量少的患者，无须特殊处理，胸腔内积气一般在2周内可自行吸收。应严格卧床休息，酌情予镇静、镇痛等药物。避免情绪激动，少讲话，咳嗽剧烈者给予镇咳剂，烦躁不安者给予镇静剂，便秘者给予缓泻剂。减少肺活动和防止肺泡内压升高，以利于破裂口愈合和积气吸收。高浓度氧吸入可以加速积气吸收和肺复张，但对于肺功能不全的老年患者应警惕CO_2潴留倾向。积极治疗原发疾病，如明确因肺结核并发气胸，应予抗结核药物。保守治疗需密切监测病情改变，尤其在气胸发生后24～48小时内。轻症气胸患者（肺压缩<20%，没有呼吸困难，PaO_2>70mmHg，一般都是闭合性）通过上述一般疗法大多可康复；若1周后肺仍不复张甚至胸腔内积气增多者，则需采用其他疗法。

2.排气疗法　中、重症患者在一般疗法的基础上还应采用排气疗法。

（1）直接抽气法。此法适用于小量气胸、呼吸困难较轻、心肺功能尚好的闭合性气胸患者，目前比较少用。抽气可加速肺复张，迅速缓解症状。抽气时患者取坐位或仰卧位；常规穿刺点为第2肋间锁骨中线处，或第4肋间腋前线处。局限性气胸穿刺点应结合体检和X线检查定位。皮肤消毒后用气胸针或细导管直接穿刺入胸腔，随后连接于50ml或100ml的注射器或气胸机，缓慢抽气至呼吸困难缓解，留针3分钟，观察胸膜腔内压变化。闭合性气胸者一次抽气即可，必要时分次抽出；开放性或张力性气胸则需改用闭式持续引流（水封瓶引流）。张力性气胸病情危急，应迅速解除胸腔内正压以避免发生严重并发症，紧急时亦需立即胸腔穿刺排气，无其他抽气设备时，为了抢救患者生命，可用粗针头迅速刺入胸膜腔以达到暂时减压的目的，亦可用粗注射针头，在其尾部扎上橡皮指套，指套末端剪一小裂缝，插入胸腔做临时排气，使高压气体从小裂缝排出，待胸腔内压减至负压时，套囊自行塌陷，小裂缝关闭，外界空气即不能进入胸膜腔。

（2）胸腔闭式引流。适用于不稳定型气胸、呼吸困难明显、肺压缩程度较重，交通性或张力性气胸及反复发作气胸的患者。无论其气胸容量多少，均应尽早行胸腔闭式引流。插管部位一般多取锁骨中线外侧第2肋间，或腋前线第4～5肋间，如为局限性气胸或需引流胸腔积液，则应根据胸部X线片或在X线透视下选择适当部位进行插管排气引流。插管前，在选定部位先用气胸箱测压以了解气胸类型，然后在局部麻醉下沿肋骨上缘平行做1.5～2cm的皮肤切口，用套管针穿刺进入胸膜腔，拔去针芯，通过套管将灭菌胶管插入胸腔。亦可在切开皮肤后，经钝性分离肋间组织达胸膜，再穿破胸膜将导管直接送入胸膜腔。一般选用胸腔引流专用硅胶管，或外科胸腔引流管。大多数患者适用16～22F导管，如有支气管胸膜瘘或机械通气的患者，应选择24～28F的大导管。导管固定后，另端可连接Heimhch单向活瓣，或置于水封瓶的水面下1～2cm，使胸膜腔内压力保持在1～2cmH_2O或以下，插管成功则导管持续逸出气泡，呼吸困难迅速缓解，压缩的肺可在几小时至数日内复张。对肺压缩严重、时间较长的患者，插管后应夹住引流管分次引流，避免胸腔内压力骤降产生肺复张后肺水肿。原发性自发性气胸经导管引流后，即可使肺完全复张；继发性者常因气胸分隔，单导管引流效果不佳，有时需在患侧胸腔插入多根导管。两侧同时发生气胸者，可在双侧胸腔做插管引流。

水封瓶应放在低于患者胸部的地方（如患者床下），以免瓶内的水反流进入胸腔。应用各式插管引流排气过程中，应注意严格消毒，防止发生感染。有时虽见气泡冒出水面，但患者症状缓解不明显，应考虑为导管不通畅，或部分滑出胸膜腔，需及时更换导管或做其他处理。闭式负压吸引宜连续开动吸引机，如经12小时后肺仍未复张，应查找原因。如未见气泡溢出1～2日，患者气急症状消失，经透视或摄片见肺已全部复张时，停止负压吸引，夹管观察24～36小时，经透视或胸部X线片证实气胸未再复发后，即可拔除引流管，用凡士林纱布覆盖手术切口。

闭式引流又分为持续正压和持续负压排气两种。

1）持续正压排气法。水封瓶排气用的玻璃管插至水平面下2cm。该法适用于开放性或张力性气胸，它有利于缓解症状和裂口闭合。大多数气胸经持续正压排气处理1～3日后裂口可以自行修复。闭合后水封瓶即无气泡逸出，夹闭24～36小时，再开放仍无气泡溢出即可拔管。裂口已闭合但肺仍未复张者在拔管前可让患者做吹瓶子(插一玻璃管深入水面，用力吹出气泡)或吹气球动作，以助肺复张。此举对于老年气胸患者应适可而止，不可使其过分用力，以免再发裂口。在裂口未闭合前不宜让患者做吹瓶子或吹气球动作，以免加重病情和影响瘘孔愈合。若经2～3周闭式引流仍有气泡不停逸出，表明裂口不能自行闭合修复，此时应采用药物注入胸腔行瘘孔粘连术或胸腔镜下气胸手术。

2）持续负压排气法。胸腔闭式引流若经水封瓶引流后未能使胸膜破口愈合，肺持久不能复张，可在引流管加用负压吸引装置。可用低负压可调节吸引机，如吸引机形成负压过大，可用调压瓶调节，一般负压为-10～-20cmH_2O，如果负压超过设置值，则空气由压力调节管进入调压瓶，因此，胸腔所承受的吸引负压不会超过设置值，可避免过大的负压吸引对肺的损伤。此法有利于快速抽气和肺复张，它适用于难愈的、复张不好的气胸，尤其是慢性气胸和多房性气胸。对此，有学者持不同意见，认为它可能促成瘘孔更大开放及延长病程、加重病情，不如胸膜粘连术效果好。

3.胸膜粘连术　在上述处理无效或复发性气胸没有显著的胸膜肥厚者可行胸膜粘连术。胸膜粘连术是经引流管向胸腔内注入硬化剂，产生无菌性胸膜炎症，使脏层和壁层胸膜粘连从而消灭胸膜腔间隙，使瘘孔闭合，可预防复发。主要适应于不宜手术或拒绝手术的患者，如持续性或复发性气胸；双侧气胸；合并肺大疱；肺功能不全，不能耐受手术者。

粘连剂种类很多，如四环素粉、滑石粉、高渗葡萄糖液、氮芥、气管炎菌苗、冻干卡介苗等。有报道认为，1‰～1%的硝酸银20～30ml胸腔注入疗效好、不良反应少、对肺功能影响小、复发者少。硝酸银的浓度应随病情调整，一般用1‰，病变较严重者可用至1%，但不宜过大。胸腔注入硬化剂前，尽可能使肺完全复张。为避免药物引起的局部剧痛，先注入适量利多卡因，让患者转动体位，充分麻醉胸膜，15～20分钟后注入硬化剂。用生理盐水60～100ml稀释后经胸腔导管注入。注入粘连剂后，夹管1～2小时，垫高臀部、患侧卧位并左右转动体位，使药达肺上部。夹管1～2小时后再给予闭式引流，待无气泡逸出、肺复张而痊愈。或经胸腔镜直视下喷洒粉剂。若一次无效，可重复注药。观察1～3日，经X线透视或摄片证实气胸已吸收，可拔除引流管。此法成功率高，主要不良反应为胸痛、发热及滑石粉引起的急性呼吸窘迫综合征，应予注意。

4.经支气管镜气胸支气管封堵术　此技术是目前研究和试行比较多的新的气胸治疗方法，主要适应于持续性或复发性气胸，且肺部病变范围大、肺功能不全、不能耐受手术或拒绝手术者。有学者报道，方法为经支气管镜，用球囊分别封堵可能发生脏层胸膜破裂导致气胸的引流支气管，找到确定的引流支气管后，用各种方法堵塞，包括自身鲜血+巴曲酶、吸收性明胶海绵、球囊、封堵栓、单向封堵器等，堵塞支气管后，造成局部肺不张，促进破口陷闭和粘连愈合，治愈气胸。

5.胸腔镜下气胸手术　适应证为经内科治疗无效的气胸，如长期气胸、血气胸、双侧气胸、复发性气胸、张力性气胸引流失败者、胸膜增厚致肺膨胀不全或影像学显示有多发性肺大疱者。胸腔镜下直视可确定病变部位、性质、范围，小的裂口或支气管胸膜瘘可以采用电凝、激光或粘连带烙断术治疗使破口闭合，对肺大疱或破裂口喷涂纤维蛋白胶或医用ZT胶，或用Nd-YAG激光或二氧化碳激光烧灼小于20mm的肺大疱，促其愈合；较大的肺大疱则镜下切除，多发的肺大疱不能切除者可以直视下喷洒粘连剂。本手术治疗成功率高，复发率低。电视辅助胸腔镜手术（VATS）可行肺大疱结扎、肺段或肺叶切除，具有微创、安全等优点。

6.开胸手术　如无禁忌，亦可考虑开胸修补破口、结扎肺大疱。手术过程中用纱布擦拭胸腔上部壁层胸膜，有助于促进术后胸膜粘连。若肺内原有病变明显，可考虑将肺叶或肺段切除。老年气胸患者除原发疾病需要手术(如肺癌等)、胸膜显著肥厚、大量血气胸、双侧气胸、不能胸膜粘连术、胸腔镜下气胸手术失败者外，宜谨慎采用开胸手术。

（三）并发症及其处理

1.脓气胸　由金黄色葡萄球菌、肺炎克雷伯杆菌、铜绿假单胞菌、结核分枝杆菌以及多种厌氧菌引起的坏死性肺炎、肺脓肿以及干酪样肺炎并发，也可因胸穿或肋间插管引流所致。病情多危重，常有支气管胸膜瘘形成。脓液中可查到病原菌。除积极使用抗生素外，应插管引流、胸腔内生理盐水冲洗，必要时尚应根据具体情况考虑手术。

2.血气胸　自发性气胸伴有胸膜腔内出血常与胸膜粘连带内血管断裂有关，肺完全复张后，出血多能自行停止，若继续出血不止，除抽气排液及适当输血外，应考虑开胸结扎出血的血管。

3.纵隔气肿与皮下气肿　纵隔气肿及皮下气肿随胸腔内气体排出减压而自行吸收。吸入浓度较高的氧可增加纵隔内氧浓度，有利于气肿消散。若纵隔气肿张力过高影响呼吸及循环，可做胸骨上窝切开以助排气。

（四）注意事项

（1）至少3个月（通常3～6个月）内避免较剧烈和大量的活动，如上肢牵拉动作、胸廓运动等。

（2）避免用力和屏气动作，保持大便通畅，2日以上未解大便应采取有效措施。

（3）戒烟，平时注意补充营养，摄入充足的蛋白质、维生素，不挑食，不偏食，适当进食粗纤维素食物，以增强机体抵抗力。锻炼身体，增加呼吸系统肌肉强度。

（4）预防上呼吸道感染，避免剧烈咳嗽。

（5）如有原发疾病，如肺大疱、结核空洞等应及时处理，防止并发气胸或再发。

（6）如反复发生气胸，建议行外科手术（胸腔镜开胸）治疗。

（7）中药调理，如长期口服玉屏风散，增强体质。

六、病例

肺结核合并自发性气胸1例诊治经过。

（一）病例简介

患者，男性，23岁。

主诉　咳嗽、咳痰1个月，咯血10日。

现病史　患者于入院前1个月无明显诱因出现咳嗽，呈阵发性非刺激性咳，夜间为甚，咳黄脓痰，每日10余口，未予诊治。10日前出现咯血，每日7～8口，色鲜红，无畏冷、发热、胸闷、气促、乏力、盗汗、心悸、胸痛，无夜间阵发性呼吸困难等，于当地医院就诊，查胸部CT示“右肺感染样病灶改变”，予抗感染治疗（具体不详），症状未见明显缓解，1日前再次出现咯血，每日10余口，性质同前，转诊首都医科大学附属北京胸科医院。于4月17日收住入院。

既往史　既往体健，无患病史。

个人史　无药物过敏史。

家族史　无阳性记载。

查体　T 36.7℃，P 84次/分，R 16次/分，BP 120/70 mmHg。神清，双肺呼吸音稍粗，右下肺可闻及少许湿啰音，未闻及胸膜摩擦音。

辅助检查　血常规WBC 7.1×10^9/L，N 76.1%，HGB 119g/L；生化提示肝肾功能正常；ESR 62mm/h；超敏C反应蛋白>5.0mg/L，常规C反应蛋白164.60mg/L；痰涂片检抗酸杆菌2次（+）、1次（++）；痰TB-DNA阳性；痰分枝杆菌基因检测示结核分枝杆菌复合群，对利福平、异烟肼敏感；痰培养结核分枝杆菌阳性，对链霉素、异烟肼、利福平、乙胺丁醇均敏感；胸部CT（2016年4月21日）示：①双肺继发性肺结核伴右肺下叶空洞；②右肺下叶背段支气管管壁增厚；

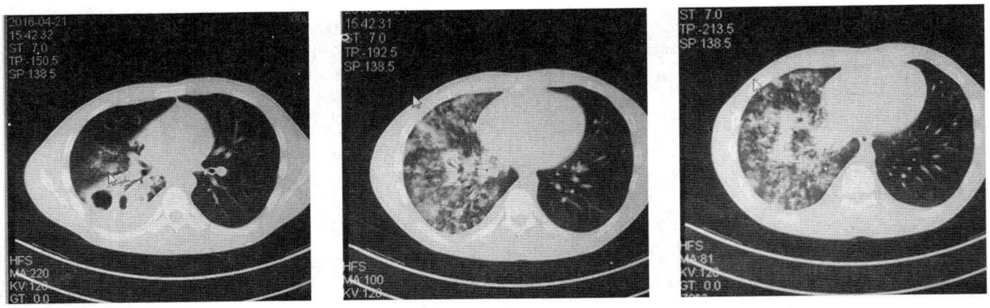

图 10-1　患者右侧胸腔积液胸部 CT

③右侧胸膜增厚粘连，右侧胸腔积液，考虑结核性胸膜炎可能（图10-1）。胸部彩超（2016年4月26日）：双肺低回声区；右胸腔少量积液（9mm）；右胸膜增厚；心包少量积液。

（二）接诊思路

1.病例特点

（1）患者青年男性，23岁。

（2）既往体健，无患病史。

（3）咳嗽、咳痰1个月，咯血10日。

（4）体检示双肺呼吸音稍粗，右下肺可闻及少许湿啰音。

（5）血常规及肝肾功能正常；ESR、CRP增高。

（6）痰涂片检抗酸杆菌阳性；痰TB-DNA阳性；痰分枝杆菌基因检测示结核分枝杆菌复合群；痰培养结核分枝杆菌阳性；药敏结果示对链霉素、异烟肼、利福平、乙胺丁醇均敏感。

（7）胸部CT示双肺继发性肺结核伴右肺下叶空洞；右肺下叶背段支气管管壁增厚；右侧胸膜增厚粘连，右侧胸腔积液。

2.病例分析　结合患者症状、体征、血液检查、痰液检查、影像学检查等，诊断为①继发性肺结核，右上中下（右下空洞）涂阴初治；②右侧结核性胸膜炎；③右下叶支气管结核？④咯血。结核分枝杆菌对一线抗结核药物敏感，需要按标准治疗方案2HREZ/10HRE治疗，择期行支气管镜检查，以明确是否合并支气管结核、是否需要结合介入治疗。

（三）处置策略

（1）患者抗结核药物规律足量治疗1个月，肺结核病情趋于稳定时，进行支气管镜检查，以明确是否合并支气管结核、是否需要结合介入治疗。

（2）鼓励患者进食高蛋白、富含营养、易消化食物，增强体质。

（3）定期复查，及时观察和发现是否合并药物不良反应，并及时处理。

（四）诊治经过

患者入院后予2HREZ抗结核、抗感染、止血及对症处理，于2016年4月30日复查血生化：ALT 172U/L，AST 58U/L，GGT 206U/L，ALB 37.1g/L，UA 507μmol/L，出现肝功能异常、高尿酸血症，予停用利福平、吡嗪酰胺，并予复方甘草酸苷注射液、还原型谷胱甘肽片保肝治疗。于2016年5月7日复查血生化：ALT 72U/L，GGT 270U/L，肝功能好转，故予加用利福喷丁、左氧氟沙星抗结核治疗，方案调整为12HL_2VE。2016年5月9日患者出现发热，体温最高达42℃，予对症处理及抗病毒处理仍反复高热。2016年5月13日胸部X线片示右侧液气胸（图10-2）；胸部彩超示双肺低回声区，右侧液气胸（29mm），右侧胸膜增厚，心包少量积液（5mm），即行右侧胸腔闭式引流术。2016年5月14日胸部X线片示气胸较前吸收，皮下气肿较前增多，且患者感胸壁肿胀疼痛明显，予高流

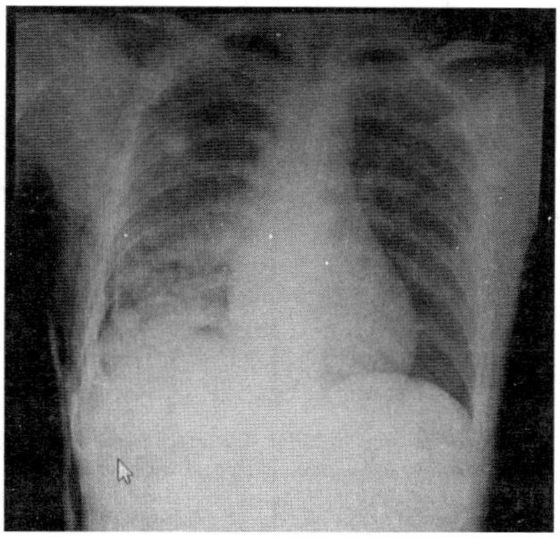

图 10-2　患者右侧液气胸部 X 线片

量吸氧，并予胸部皮肤切口引流减轻症状，同时予负压吸引，双氯芬酸钠止痛。5月16日胸部CT示①双肺继发性肺结核伴右肺下叶空洞；②右肺下叶背段支气管管壁增厚；③右侧胸膜增厚粘连，右侧液气胸（图10-3）。5月16日后患者未再发热，多次复查胸部X线片提示右侧气胸改善不明显。5月21日于右锁骨中线第2肋间外3cm 处另置一引流管引流并负压吸引；持续2根胸腔闭式引流管引流，皮下气肿基本吸收。5月24日复查胸部X线片仍提示右侧气胸（右肺压缩约15%），外科会诊后建议拔除引流管，故拔除引流管观察。5月26日复查胸部X线片提示右侧液气胸，较5月24日明显增多（图10-4），即于右腋前线与第6肋间交界处置入20号引流管持续胸腔闭式引流，后多次胸部X线片提示右侧液气胸逐渐好转。6月1日示右肺压缩5%~10%，予夹管观察36小时。6月3日复查胸片示夹管后气胸量无增多，右肺压缩5%，予拔管观察（图10-5）。6月5日复查胸片示右肺基本复张。

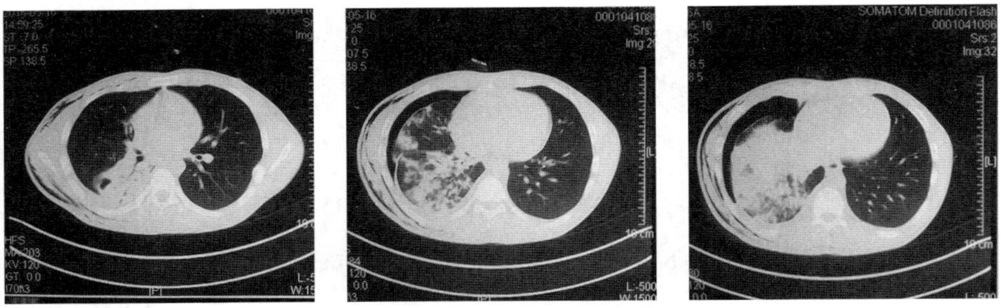

图 10-3　患者右侧液气胸部 CT

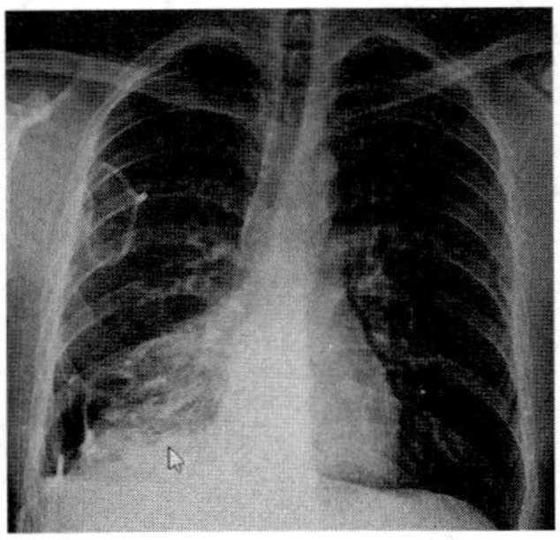

图 10-4　患者加重的右侧液气胸胸部 X 线片

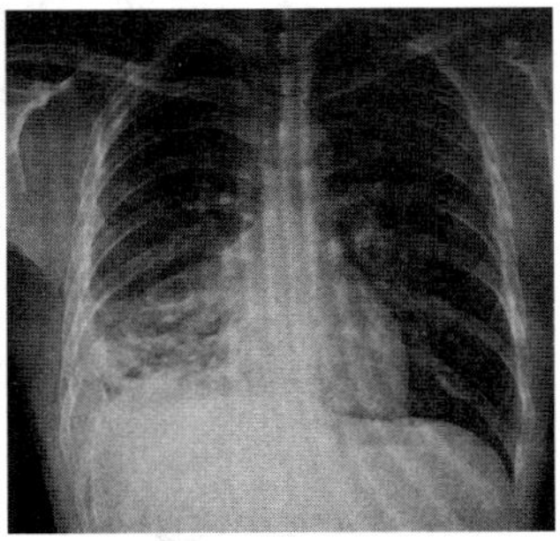

图 10-5　患者经治环节后的右侧液气胸胸部 X 线片

（五）专家提示

（1）继发性自发性气胸与有临床或影像学证据支持的肺部疾病有关，最常见于慢性阻塞性肺疾病，肺结核常被认为是继发性自发性气胸的常见原因。

（2）活动性肺结核可致发生继发性自发性气胸，在结核病的任何阶段都可能发病（包括在稳定期），尤其在肺毁损时。

（3）肺结核合并自发性气胸的临床特征是症状重、呼吸困难多见、呼吸衰竭发生率高、治疗难度大。

（4）临床表现危重的原因包括①结核病变对肺实质的长期破坏，引起多肺叶多肺段的干酪坏死及实变或肺不张，使肺泡通气量及弥散面积减少，肺功能严重受损，尤其是一侧肺毁损、另一侧代偿性肺气肿发生气胸时，即使肺压缩在10%以下，也会出现严重的呼吸困难，甚至濒死样窒息感；②由于支气管结核性炎症或感染引起支气管黏膜充血、肿胀及结核性肉芽组织引起管腔狭小，结核性纤维病变引起支气管的牵拉、扭曲、移位，致使支气管引流不畅而痰液滞留，这些均表现为支气管的完全阻塞，形成空气易进不易出的活瓣性作用，而导致张力性气胸。

（5）肺结核合并自发性气胸时，气胸发生于对侧者明显多于同侧。自发性气胸发生于对侧者临床症状如胸闷、气促多较重，但治愈时间较短，容易复发；发生于同侧的症状多较轻，但治愈时间明显延长，容易形成脓气胸。

（6）肺结核合并自发性气胸的诊断不困难，X线检查最简捷、最可靠。气胸的治疗目的是促进萎陷肺的复张，应根据气胸的类型、患者的年龄、发生的频次、肺萎陷的程度及患者病情选择合理的治疗方法。部分轻症患者可保守治疗，多数需行胸腔闭式引流减压以助患肺复张，少数患者则需要手术治疗（合并肺结核的气胸患者手术概率低）；应及时、有效、持续畅通地排气减压；结核病易引起胸膜粘连而形成多房分隔的局限性气胸，可根据胸部X线片及CT表现，行多处插管引流；由于结核性炎症的黏稠分泌物容易堵塞管腔，应及时冲洗疏通引流管，保持排气通畅。

（7）对于肺萎陷较严重、时间较长（尤其是张力性气胸）的患者，应分次引流，避免胸腔内压力骤降产生肺复张后肺水肿。气胸合并少量皮下或纵隔气肿可先行观察，一般在引流后可自行好转吸收。严重皮下气肿可行明显处皮肤切口排气；严重纵隔气肿应在检查胸管通畅后可行气管前筋膜切开排气。

（8）合并肺结核的气胸患者的治疗效果差于单纯气胸患者。由于结核病为慢性消耗性疾病，患者通常营养状况及免疫功能低下，易合并肺部感染，组织愈合修复能力差，长期咳嗽及结核病变所致的胸膜粘连亦不易使裂口愈合，故早期使用有效的抗生素控制感染及营养支持治疗是非常必要的。

（9）肺结核合并继发性自发性气胸的大部分患者营养状况差，胸膜下干酪样结节溶解破溃或结核性空洞向胸膜窥破等病灶直接侵犯胸膜，肺结构毁损较重，肺组织修复能力差，气胸破口不易愈合。且因肺结核病变导致肺组织弹性差，并伴有胸膜增厚、粘连，肺不易复张，因此，积极抗结核治疗对治疗肺结核合并继发性自发性气胸非常重要。

（陈晓红　吴国兰）

参考文献

1.李亮,李琦,许绍发.结核病治疗学.北京:人民卫生出版社,2013.

2.葛均波,徐永健.内科学.第8版.北京:人民卫生出版社,2013.

3.刘杰.肺结核并发自发性气胸的临床治疗体会.中国卫生标准管理,2015,3:161-162.

4.周俊,杨磊,忽立理.肺结核并发自发性气胸78例临床分析.临床肺科杂志,2010,15(3):416.

第十一章
结核病合并妊娠

一、概述

在世界范围内，5亿～8亿妇女感染了结核分枝杆菌，其中每年有320万例发展成活动性肺结核，至少21.6万例是在怀孕期间。结核病是育龄期妇女（15~44岁）死亡的主要原因，如果不及时治疗，也是妊娠并发症死亡和婴儿死亡的常见原因。妊娠妇女患肺结核症状特异性不强，诊断困难，可导致少数患者的延误诊断。

结核病合并妊娠一般有两种情况；一是结核病在先，在结核病治疗期间发生妊娠；二是妊娠在先，在妊娠期间发现结核病。临床上后者较前者更多见。结核病和妊娠同时发现者较少见。由于药物试验一般常规均排除了孕妇，致使国内外妊娠期间服用抗结核药的安全性数据均缺乏。为了母婴的安全和新生儿的健全，医生和患者双方此时必须密切配合、权衡利弊。特别是在结核病治疗期间发生妊娠的患者，胎儿处于发育成形过程中，孕妇在不知情的情况下，接受了妊娠早期不该应用的或禁用的抗结核药物，有可能会导致胎儿发育缺陷或先天畸形。医生应懂得并掌握结核病合并妊娠的处理原则，牢记结核病合并妊娠在不同阶段的处理方式和选药注意事项，以下将分别阐述。

结核病合并妊娠在临床常有发生。据早年文献报道我国孕妇结核病发病率为2%~7%，近年有报道为5.77%。妊娠合并耐药结核病患病率尚不十分清楚，国内外仅有少数的个例报道。

二、临床表现

结核病合并妊娠症状和体征是结核病症状和体征加妊娠反应，但往往并不同步出现，如果先妊娠则可妊娠反应在先，结核病症状在后；也可先有结核病，后发生妊娠，则表现结核病症状在先，妊娠反应在后。应该注意的是，结核病治疗期间发生妊娠，患者经过一段时间抗结核治疗咳嗽咳痰及结核病中毒症状已好转或消失，仅表现为恶心、呕吐和食欲不振等早孕反应症状，或者是月经不规律、闭经，患者隐瞒病史等情况下易出现误诊问题。因此，对育龄期妇女患结核病治疗期间发生胃肠反应和月经异常，在不能用药物所解释的情况下，要想到妊娠反应。

近年有不孕症者，时有报道采用体外胚胎移植受孕法后出现血行播散性肺结核和结核性脑膜炎等，常致流产，严重者甚至导致母婴死亡。这些患者均发生在体外胚胎移植前，没有很好地筛查身体有无潜伏结核分枝杆菌感染及器官疾患。盆腔结核的症状隐蔽，体征不明显，极易误诊，但因可造成严重的不良后果，应予充分重视。

三、检查

（一）胸部X线片

如果选择要继续妊娠，注意胎儿的保护，应尽可能减少X线的照射。可摄一张正位胸部X线片。胸部X线肺结核影像学特征与其他肺结核基本相同。

（二）辅助检查

1.血常规　一般正常，当白细胞总数或中性粒细胞升高时，要注意有无其他感染存在。

2.ESR　可正常或轻中度升高，个别结核病严重者可明显升高。注意有许多疾病都可以致ESR增快，最常见如贫血、炎症或结缔组织病等。但明显升高者要注意排除恶性病变及其他疾病等引起，ESR增快对结核病特异性诊断意义不大。

3.PPD试验　即使阳性或强阳性也不能凭此诊断结核病，它仅作为诊断结核病的一个辅助参考条件，因为有假阳性可能，或曾经有过结核分枝杆菌感染，而并不代表此次患结核病。PPD试验阴性也不能排查结核病，它与结核病的严重程度、营养状况以及免疫功能低下等密切相关。

4.痰检　经典的痰罗氏培养加菌种鉴定检查结果为结核分枝杆菌阳性是确诊结核病的金标准，但此法需要2个月才能获得检测结果。Bactec-960结核分枝杆菌快速培养法需要42日报结果，也存在个别假阳性问题。而目前采用的分子诊断技术Gene Xpert和Hain test的检测，可在2小时和24小时获得结果，用于快速结核病诊断，同时也可快速筛查对利福平或异烟肼和利福平的耐药情况。对涂阳者，Gene Xpert和Hain test的检测阴性间接提示为NTM，但它们受检测基因数量的影响存在一定的局限性，Xpert和Hain test的检测与痰罗氏培养法一致率据文献报道为80%~90%，最高一致率达到98.5%。

5.免疫学检查　抗结核抗体的检测是血清多种结核分枝杆菌特异性抗原和抗体的联合检测法，阳性率受个体免疫背景、高菌负荷、病变程度等影响，阳性率不高，且参考价值需要结合患者实际情况综合分析和考虑。T-STOT.TB检查，也受患者免疫功能等多种因素的影响，不能准确区分结核分枝杆菌感染与结核患病，如治愈的结核、复发的结核和陈旧结核等也均可表现为阳性，因此，也需结合患者具体情况分析和判断，凭此不能确诊。

6.结核病病理学检查　免疫组织化学法是病理学诊断中常用的检测手段之一，但在结核病的诊断中应用较少。近年研究发现，结核分枝杆菌特异抗原及抗体用于免疫组织化学检查，可以提高结核病病理学诊断的灵敏度，特异性达

100%，灵敏度达95%以上，明显优于抗酸染色和核酸扩增检测。

四、诊断

（一）肺结核诊断

肺结核的临床诊断目前仍为综合诊断过程，应根据相应的临床症状、体征和胸部X线特点结合痰结核分枝杆菌的检查，参考结核病特殊的免疫学检测等。需要排除与结核病相类似的疾病（异病同影等），必要时还要参考诊断性抗结核治疗效果综合分析。而痰中找到结核分枝杆菌依然是结核病诊断的金标准（详见肺结核诊断标准）。

（二）妊娠诊断

尿妊娠试验和子宫B超可协助确诊。

五、妊娠、结核病、胎儿及抗结核药品间的相互关系和影响

（一）妊娠对肺结核的影响

1.妊娠对肺结核的正面影响　随着胎儿在母亲体内的逐渐增大，膈肌逐渐上升，对母亲肺结核的影响是暂时有利的，它相当于一种自然短期的“气腹”治疗作用，使肺逐渐而缓慢地自然发生萎陷，有利于肺结核空洞“暂时”闭合，有利于肺结核大咯血的治疗。但是，懂得气腹治疗肺结核原理的人都知道，采用气腹治疗肺结核空洞，除了应用有效的抗结核药物外，配合气腹持续有效的（抬高膈肌）治疗时间应在1年以上（一般最好2年），才能使抬高的横膈保持对肺结核空洞的持续压迫，使空洞闭合成功。然而，妊娠使横膈顶抬高是短期和暂时的，只能有效地维持膈顶抬高最长3个月（即妊娠的7～9月）。而随着胎儿的出生，膈肌迅速复位，会对母亲的肺结核立即产生负面的不利影响。肺结核空洞可能不仅没有达到闭合反而复张，肺内空洞和病变多因腹部的迅速“解压”，使肺氧分压迅速升高，有利于结核分枝杆菌的生长繁殖，随着产后母亲疲劳等多种诱因，

活动性肺结核的病情一般多会加重。临床所见患者发热、咯血、结核病中毒症状加重，胸部X线显示肺内病变较前有加重。

2.妊娠合并肺结核患者采取人工流产结束妊娠　人工流产是人为地通过外力或药物，终止孕妇的妊娠过程，它属于非正常的人为干预，对母亲产生绝对的负面影响。人工流产能造成患者体内内分泌的紊乱、免疫力的减低和精神上的打击，如果为刮宫术则会早造成患者的失血等，致使孕妇肺结核病情加重，甚至造成血行播散致患者死亡。

比较而言，妊娠对孕妇肺结核的正面影响要小于负面的影响，且负面影响远远抵消了其正面的影响。基于此点，育龄期的妇女患结核病后应采取有效的避孕措施，准备受孕的妇女应早期筛查结核病。

（二）妊娠合并结核病对胎儿的影响

妊娠合并结核病对胎儿除药物所致的不安全影响之外，尚有结核病本身对胎儿和新生儿不利的影响，能造成新生儿宫内感染结核分枝杆菌。感染可发生在妊娠的全过程。

1.产前　通过脐静脉可感染胎盘，胎儿宫内吸入羊水可致感染。

2.产程　胎儿出生时吸入污染物而感染。

3.产后　新生儿期间母亲如排菌（痰涂阳患者）对婴儿易传播而使其获得性感染，药物也可从乳汁少量排出，对婴儿不利。

如果妊娠合并结核病未治疗、延迟治疗、病情严重和治疗效果差则可致母婴死亡或婴儿低体重和早产等不良后果。国内外均有报道，延迟治疗者比早治疗者有较多并发症。 墨西哥对25个患者的队列研究发现，妇女在妊娠晚期开始治疗（在第二个3个月期间或者其后）与在妊娠早期治疗的对照组及未感染孕妇的对照组相比，发生并发症的比率都要高，包括产科并发症、早产和新生儿并发症。

（三）抗结核药物对胎儿的影响

自1979年起，美国食品和药物管理局（FDA）根据药物对动物和人类所具有的不同程度的致畸危险，将其分为A、B、C、D、X 5类。A类药物安全，经临床对照研究，无法证实药物在早期妊娠对胎儿的危害作用，所以对胎儿的伤害性最小。B类药物比较安全，经动物实验研究未见对胎儿的危害，无临床对照试验，没有得到对孕妇早期有害的证据。C类药物仅在动物实验研究时证明有杀胚胎或对胎仔致畸，然而未在人类研究证实。只能在充分权衡药物对孕妇的好处、对胎儿潜在风险的情况下谨慎使用。D类药物足够证据表明对胎儿有危害性， 只有在孕妇有生命危险或者其他药物均无效的严重情况下使用。X类药物对胎儿有明显致畸作用，妊娠期禁忌使用。

抗结核药物的致畸风险等级属FDA分类风险等级A的抗结核药物目前没有。属FDA分类风险等级B的抗结核药有两种：乙胺丁醇和阿莫西林/克拉维酸。属FDA分类风险等级C的抗结核药物有多种：包括一线药物异烟肼、利福平、吡嗪酰胺；注射抗结核药物卷曲霉素；氟喹诺酮类药物有氧氟沙星，左氧氟沙星，莫西沙星；二线药物对氨基水杨酸，丙硫异烟胺，环丝氨酸；疗效不确定的抗结核药物氯法齐明，克拉霉素，利奈唑胺。属FDA分类风险等级D的抗结核药物：注射抗结核药物有链霉素、卡那霉素（Km）、阿米卡星。属FDA分类风险等级X的抗结核药物目前没有。

以下按照国内抗结核治疗习惯分别介绍孕妇使用抗结核药物的注意事项等。

1.一线抗结核药物

（1）异烟肼属FDA分类C。分子量低，且其血浆蛋白结合率接近零，几乎全部为游离型，故较易透过胎盘，脐血/母血药物浓度比值为0.62～0.73。根据对4900名患结核病的孕妇在孕期接受异烟肼治疗的回顾性分析资料显示， 其胎儿畸形率为0.7%～2.3%，较群体中的畸形率未见增加。

目前认为异烟肼对胎儿无明显致畸效果， 妊娠中应用异烟肼的结果证明是安全有效的，故为治疗妊娠结核病的首选药物。美国胸科学会建议对于妊娠合并肺结核患者可应用异烟肼。

异烟肼在肝内经乙酰化而失活，其代谢产物单乙酰肼具有肝毒性。有资料显示，孕产妇使用异烟肼后暴发型肝炎发生率增加2.5倍，死亡率增加4倍。因此，孕期或产后使用异烟肼者应在用药前、用药过程中每月常规检查肝功能，可疑有肝损伤症状应随时监测肝功能。如果较正常上限值升高接近1倍应予警惕，必要时应随时停药观察。此外，还要注意异烟肼的其他不良反应。曾有报道称孕妇应用异烟肼者其新生儿容易发生出血性疾病，但未获共识。

异烟肼能经乳汁排泄，母乳/母血药物浓度比值可达1.0，美国儿科学会认为母亲使用本品时可继续哺乳，但鉴于异烟肼具肝毒性和神经毒性，应对乳儿定期检查是否出现肝炎和外周性神经炎。

（2）利福平属FDA分类C。本品能透过胎盘进入胎儿体内。妊娠晚期应用本品，脐血/母血药物浓度比值为0.12～0.33。动物实验发现，对怀孕的小鼠和大鼠应用利福平的剂量高于超过150mg/kg时，胎仔可出现脊柱裂和腭裂。而对孕兔进行的相同实验中则未见有致畸作用。有文献报道在204例使用PRF的孕妇中，其新生儿存在畸形者只占4.4%，并不高于群体中的畸形发生率。目前未能证实利福平对人类有致畸作用。基于利福平在动物实验中， 妊娠的前3个月有致畸作用， 故此时间内不宜应用利福平。多数学者认为利福平在妊娠3个月以后还是可以应用的。

有报道称，在近临产期应用利福平可能增加新生儿出血病的发生率，必要时可对新生儿使用维生素K_1以预防。

利福平能经乳汁排泄，母乳/母血药物浓度比值为0.2。乳儿通过母乳摄入的药物剂量约为母亲用量的0.05%。美国儿科学会认为母亲应用本品可继续哺乳。

（3）乙胺丁醇属FDA分类B。本品能透过胎盘进入胎儿体内。脐血/母血药物浓度比值为0.75。胎儿血浓度约为母亲血浓度的30%。

有资料显示，在母亲于妊娠期曾应用乙胺丁醇的638名新生儿中，其先天性畸形的发生率仅为2.2%，未超过群体畸形的发生率。视神经炎是乙胺丁醇重要的毒性反应，当每日用量达15mg/kg时，其发生率不及1%。国外有报道称，已经有学者对在妊娠中用过乙胺丁醇治疗、怀孕3个月、因特殊情况必须终止妊娠的妇女的胎儿进行了视神经及其他器官检查，未发现有发育障碍。目前认为本品对人类无致畸作用，孕妇使用本品致胎儿发生视神经炎的未有报道。因此，根据报道和临床个案治疗经验认为应用此药较为安全。

乙胺丁醇能经乳汁排泄，母乳/母血药物浓度比值为1.0，应用乙胺丁醇能否哺乳有两种不同的观点。美国儿科学会认为母亲应用本品时可继续哺乳。但国内有学者提出哺乳期妇女用此药时宜停止哺乳，因为幼儿不易监测视力变化。

（4）吡嗪酰胺属FDA分类C。目前多数学者认为孕妇应用本品对胎儿安全性的研究尚不充分。由于吡嗪酰胺有较高肝毒性，每日口服剂量达3g时，约15 %患者出现肝损伤，故有学者提出孕妇不宜应用本品，只有对异烟肼和利福平耐药者才可使用。用时需要密切监测肝肾功能和血尿酸。但根据国内外多家结核病防治机构应用此药及对孕妇临床个体化抗结核治疗的经验，常规使用吡嗪酰胺（非高剂量），未见任何不良后果（但应用例数较少）。由于国内外缺乏吡嗪酰胺对妊娠尤其是胎儿不良反应的大样本长期随访观察，特别是鉴于吡嗪酰胺远期不良反应尚不十分清楚，因此，应用时还需谨慎。

吡嗪酰胺能少量从乳汁分泌。乳儿通过母乳摄入的药物剂量（按体重计算）约为母亲用量的0.3%。但吡嗪酰胺在体内的半衰期较长，达9小时，药物在新生儿体内的半衰期有可能延长，故母亲应用吡嗪酰胺时不宜哺乳。

（5）水杨酸异烟肼片（Pa）的FDA分类不清楚。目前尚无妊娠和哺乳期患者应用此药的经验。

2.注射用抗结核药物

（1）链霉素属FDA分类D。肌注链霉素后能迅速通过胎盘，脐血/母血药物浓度比值通常小于0.5。本品对胎儿无致畸作用，但耳毒性是此药的最大障碍。大量临床研究证实，孕期使用链霉素可引起17%的胎儿产生听神经损害，造成前庭损伤，甚至失聪。因此，有学者提出仅危及生命的结核病患者，且无其他药物替代时方可谨慎使用。亦有人认为这种毒性作用，主要与剂量及用法有关，如能间歇用药，每周2～3次，或每日0.75g，则对胎儿影响不大。早在20年前Raussmusen对妊娠中用过链霉素治疗的孕妇所生婴儿的追踪观察显示，在婴儿长到5～12岁时进行听力检查，36例中有听力障碍者5例，其中3例证实为中耳炎所致，另1例为噪声所引起，仅1例在6000～8000分贝时听力有所下降，系因双氢链霉素所引起，故认为怀孕过程中使用链霉素对胎儿听力影响小。但鉴于链霉素对听神经有特殊的损害作用，能导致耳聋亦无异议。此外，应清楚意识到，在当时的年代抗结核药物匮乏、检测和监测听力手段落后，国内外药品质量存有较大差异，当时的观点受局限性的影响，已不能适应当今社会的发展。随着社会的进步，人们追求生活水平和生活质量的提高，药品所致的耳聋要绝对避免。因此，在妊娠的全过程提倡禁用链霉素。

链霉素能从乳汁分泌，母乳/母血药物浓度比值为0.5～1.0。由于链霉素口服后极少吸收，因此，有学者提出母亲用链霉素治疗并哺乳对乳儿基本无害。但存在链霉素家族易感特异质者即使用小剂量即可造成第八对脑神经损害，引起前庭功能障碍和听觉丧失且呈永久性或进行性，故此类药物属于哺乳期结核病患者的禁忌用药。

（2）卡那霉素和阿米卡星属FDA分类D。卡那霉素容易通过胎盘。根据对391名妇女在孕期接受卡那霉素的回顾性研究资料发现，其新生儿中发生耳聋者达2.3%。由于已知卡那霉素和链霉素对第八对脑神经的毒性作用，因此，推断阿米卡星可能存在潜在毒性。故在妊娠期不宜选此类药物。

卡那霉素较少经乳汁分泌。并且口服氨基糖苷类药物经胃肠道吸收不佳，可能母乳喂养婴儿不会出现全身毒性反应，但在一些婴儿可出现正常状态肠道菌群的改变。哺乳期妇女应用此类药应暂停授乳。

（3）卷曲霉素属FDA分类C。妊娠期应用本品的安全性研究目前尚无可供参考的资料，国外有报道治疗耐多药肺结核的个例报道，未发现不良反应。有作者认为，对于成年人，卷曲霉素的耳毒性和肾毒性比氨基糖苷类药物相对要小。有专家建议如果在妊娠期间必须使用注射剂时，应首选卷曲霉素。如选用此药需要密切监测听力和肾功能及尿常规。此外，卷曲霉素还可致严重低钾血症，使用此药时还应注意血电解质的监测。

本品是否经乳汁分泌不详。母亲应用本品时宜暂停哺乳。

3.氟喹诺酮类药物　氟喹诺酮类药物（FQ）属FDA分类C，抗结核用药包括氧氟沙星、左氧氟沙星和莫西沙星。目前尚无有关FQ用于妊娠及哺乳期妇女的疗效及安全性评价方面的对照研究。但在多种动物实验中FQ显示对未成熟关节软骨（骺关节复合物）的毒性作用，特别是FQ对新生或幼小动物骺增生板也有影响，而成年软骨关节无相应的反应。病理改变显示幼龄动物的关节软骨出现水疱、裂隙、侵蚀、软骨细胞聚集及关节非炎性渗出，从而影响软骨发育，使生长受到抑制。一些系统的动物实验研究数据显示，FQ有中断大鼠长骨生长的作用。故据此推测，此类药物有可能对儿童及未融合骨骺的青少年产生软骨毒性而影响生长发育。但近年来，国内外越来越多的资料证实，很多小儿接受FQ治疗后，并未出现软骨、关节损害或生长发育受限。因此，目前该类药物对儿童禁忌已引起异议。由于对儿童的安全性尚未十分确立，为慎重起见不宜用于妊娠期妇女和骨骼未发育完全的小儿。未满18岁的未成年患者应慎用或禁用。耐多药结核病等特殊情况下谨慎使用。

莫西沙星属FDA分类C，为氟喹诺酮类药。目前对孕妇的影响无充分资料可评估，亦无设计良好的对照研究。只有在确保对胎儿利大于弊的情况下，才能在孕期使用莫西沙星。

FQ在羊水的药物浓度与母血液浓度之比为0.67，以高浓度排泄至乳汁。对服药母亲哺乳的婴儿可能存在一定的不良反应，哺乳期妇女应用时须停止哺乳。

4.二线抗结核药物

（1）对氨基水杨酸属FDA分类C。有报道称在怀孕前3个月接触对氨基水杨酸后导致婴儿先天性缺陷。但绝大多数研究报道认为对氨基水杨酸在妊娠期使用尚属安全。对于妊娠早期妇女，应慎用对氨基水杨酸。

对氨基水杨酸少量经乳汁分泌，是母亲血浆浓度的1/70。哺乳期应用此药可继续哺乳。

（2）乙（丙）硫异烟胺Eto（Pto），属FDA分类C。动物实验研究显示乙硫异烟胺有致畸作用。且此类药物胃肠道反应明显，会加剧妊娠期的恶心、呕吐。鉴于此类药物毒性较大，妊娠患者尽可能避免使用此类药物。

母亲口服此类药并喂养婴儿时，应注意监测母婴的不良反应。

（3）环丝氨酸属FDA分类C。孕妇应用本品对胎儿是否产生不良影响，目前尚无充分资料可供评估，但有1例妊娠期使用含环丝氨酸的耐多药方案，出生的婴儿发生轻微语言发育迟缓的报告，没有充分依据证实幼儿的异常与环丝氨酸有关，也没有大样本的研究数据证明该药物对胎儿的安全性。美国胸科学会建议妊娠期避免应用。

本品能少量乳汁分泌。母亲每日摄入量中的0.6%由乳汁排出。美国儿科学会认为母亲应用本品可继续哺乳。哺乳时同时补充婴儿维生素B_6。

5.疗效不确切的抗结核药物

（1）氯法齐明属FDA分类C。本品是抑菌药物。动物实验研究表明本品有致畸性（延迟胎儿的颅骨骨化）。在体外对结核分枝杆菌有抑制作用，在WHO抗结核药物分类中为疗效不确切的抗结核药。近期有1例妊娠麻风病妇女使用氯法齐明，发生氯法齐明相关的致死性肠炎的报道，还有1例妊娠期使用含氯法齐明的耐多药方案，生出的幼儿发生轻微语言发育迟缓的报道，同样没有充分证据证实幼儿的异常与氯法齐明有关。暴露于氯法齐明，婴儿皮肤可能变成青铜色。该药不作为抗结核治疗的常规用药，孕妇应慎用。只有在广泛耐药（XDR）时才考虑应用。

氯法齐明可通过胎盘屏障并可从乳汁分泌。不建议在哺乳期用此药。

（2）克拉霉素属FDA分类C。该药对结核分枝杆菌和鸟分枝杆菌有抑制作用，是抑菌药物。WHO抗结核药物分类中为疗效不确切的抗结核药。不作为抗结核治疗的常规用药。国外有报道称，妊娠妇女早期使用克拉霉素治疗，胎儿先天畸形的发生率未见明显增加（分别为3.4%和2.8%）。只有在特殊情况（不能组成4种有效敏感药时）或广泛耐药（XDR）时，才考虑应用。此药在动物胚胎中浓度为人血清的2～17倍，故孕妇禁用。哺乳期妇女慎用。

（3）利奈唑胺属FDA分类C。该药对结核分枝杆菌和鸟分枝杆菌有较强抑制作用。在WHO抗结核药物分类中为疗效不确切的抗结核药。亦不作为抗结核治疗的常规用药。只有在广泛耐药（XDR）时，应充分权衡利弊后决定是否用药。对孕妇安全性目前尚缺乏大样本资料的评估。故孕妇慎用。

在实验动物中利奈唑胺可从乳汁分泌，在哺乳期妇女中尚缺乏资料。哺乳期妇女用此药时宜暂停授乳。

（4）阿莫西林/克拉维酸（Ams/Clv）属FDA分类B。体外实验对结核分枝杆菌有抑制作用，是抑菌药物。WHO抗结核药物分类中为疗效不确切的抗结核药。不作为抗结核治疗的常规用药。动物实验显示对实验鼠于受精前及妊娠7天时给予阿莫西林/克拉维酸400mg/d或1200mg/d，未见胎儿发生不良反应。给予实验猪阿莫西林/克拉维酸600mg/kg，12～42天，也未见胎儿发生不良反应。一项6935例有关畸形儿的病例对照研究中，妊娠期应用阿莫西林/克拉维酸的致畸优势比（OR）为1.4，即危险性未上升。其他临床试验表明，孕妇在妊娠前3个月或妊娠各期单独应用阿莫西林/克拉维酸或与氨苄西林、丙磺舒合用，其新生儿的先天性畸形发生率均未升高。而一项包括4826例孕妇的随机试验表明，妊娠前3个月应用阿莫西林/克拉维酸与婴儿坏死性小肠–结肠炎有关。有1例妊娠期合并MDR肺结核使用含阿莫西林/克拉维酸的耐多药方案，幼儿发生轻微语言发育迟缓的报道，但没有充分证据证实该例异常与该药有关。总之，在孕妇中尚缺乏足够的临床资料，建议妊娠期仅在有明确用药指征时考虑是否应用。

阿莫西林能够分泌入乳汁，克拉维酸是否能分泌至人乳中目前无资料。哺乳期妇女用此药时宜暂停授乳。

（四）服抗结核药的母亲产后哺乳问题

美国儿科学会及国内业内人士一致认为对乳儿安全性较大的药品有：异烟肼，利福平，对氨基水杨酸和环丝氨酸。目前多数学者主张，由于抗结核药物的潜在不良反应，多数药物能从乳汁分泌，产后母亲应得到充分的休息并避免母婴之间的传播，为了母婴安全，建议肺结核母亲产后服药期间尽可能暂停哺乳，新生儿应与有病的母亲隔离。婴儿可采取人工喂养。也有不同的观点认为，母亲不具传染性，抗结核药物通过乳汁很少，不会对婴儿构成威胁，应鼓励母乳喂养。而我们的经验认为要根据母亲所患结核病的严重程度以及用药情况综合考虑决定是否哺乳。

以上有关抗结核药的资料分析或实验研究等，出自不同人种和国家，国内外存在不同的意见和观点，要客观地考虑到国内外同一药品在质量上可能会存在差异，在人种上也可能存在不同，其研究所得结论可能会受到多种因素的干扰，现有资料或依据仍无法对孕妇所用的每一种抗结核药物做出十分肯定或否定的回答。因此，国内专家以及美国儿科学会的意见只能作为参考，并会随着新研究和观察结果的出现而有一些调整。

六、治疗

（一）妊娠前3个月发现结核病的处理

妊娠期间发现结核病是指先有妊娠，后发现结核病。此种情况在妊娠合并结核病中所占比例最高。

1.评估患者能否坚持在妊娠3个月以后开始抗结核化疗　母亲妊娠前3个月，

尤其是胎龄在1～9周时器官正处于高度分化、发育、形成阶段，致畸药物直接作用于胚胎，易引起细胞受损，使器官、结构、功能发生异常，造成胎儿致畸致死。

抗结核治疗需要联合用药治疗，而大多数抗结核药属于FDA风险等级C类药品，如果要在妊娠的前3个月治疗，存在着胎儿有可能被致畸的高危风险，患者以及患者的亲属必须参与权衡利弊。

准确判断和评估孕妇能否坚持3个月后再开始抗结核化疗很重要。如果评估过松，则会给患者带来延误治疗的损害，如果评估过紧，则有可能会给胎儿带来用药的不利影响。作者认为尺度的掌握，要看患者的结核病中毒症状是否明显，结合患者肺部病变程度、痰菌情况和相应辅助检查结果综合分析后进行评估。

建议如病情较轻、不排菌、结核病中毒症状不明显并能坚持在妊娠3个月以后开始化疗者，患者及家属一定要知情同意，并签署同意书，在患者充分休息和密切观察下等待妊娠3个月以后开始化疗。3个月以后抗结核药可选择属FDA分类风险等级B和C类一线药物乙胺丁醇、异烟肼、利福平和吡嗪酰胺，注意抗结核药最好逐一试药，并加保肝药。观察有无皮疹、药物热，监测肝肾功能和血常规。

2.患者病情不允许坚持妊娠3个月以后化疗　患者病情较重，如血行播散性肺结核、结核性脑膜炎、结核性胸膜炎伴胸腔积液或肺内病变广泛及严重等，必须在妊娠3个月以内立即化疗者，应予充分抗结核治疗，待结核病中毒症状得到改善（一般在抗结核至少4周）后终止妊娠，尽可能避免患者因为人工流产所造成的结核病的播散。如果发现是早早孕，亦应终止妊娠。可听从产科意见，选择对母亲安全性大、出血少的药物流产，而最好不选择刮宫术。有资料报道，应用米非司酮联合米索前列醇终止肺结核患者的早期妊娠（附12例报告），均完全流产。

对于需要接受抗结核治疗却不接受终止妊娠的患者，应告知药物对未发育成的胎儿可能导致畸形、死胎等不良后果。选择属FDA分类风险等级B类为主的药物，如可能先选乙胺丁醇、阿莫西林/克拉维酸，必要时可选异烟肼这三种药物，待妊娠3个月以后停用阿莫西林/克拉维酸，再选一线药物利福平和吡嗪酰胺。也有学者提出妊娠期异烟肼、吡嗪酰胺 、对氨基水杨酸三药可常规使用。如果患者有肝病基础者，则异烟肼、吡嗪酰胺、对氨基水杨酸这一方案不适宜或应慎用。

（二）妊娠3个月以后发现结核病的处理

妊娠3个月以后发现结核病并开始治疗，此期对胎儿的影响较妊娠3个月以内相对较少。但不能确保胎儿一定安全，因为目前药品对胎儿影响的研究尚未十分清楚。

此期如选择终止妊娠，为避免结核病全身播散而危及患者的生命，亦应对患者充分化疗后并使患者临床症状好转后以中期引产方式终止妊娠。

治疗可选属FDA分类风险等级B和C类一线抗结核药物：乙胺丁醇、异烟肼、利福平和吡嗪酰胺，加保肝药。为减少孕妇和胎儿对药物的不良反应也可选乙胺丁醇、异烟肼和吡嗪酰胺，或乙胺丁醇、异烟肼和利福平，加保肝治疗。

（三）结核病治疗期间发生妊娠的处理

在结核病治疗期间，育龄期患者全程应该避孕，充分重视闭经问题。临床上虽然存在重症患者闭经数月后月经恢复的情况，但无妊娠反应的结核病治疗期间妊娠亦不少见。医生应告知女性育龄期结核病患者避孕的利弊关系，如出现闭经或早期妊娠的可疑迹象，应立即进行尿妊娠试验和盆腔超声检查，做到早期发现和早期处理，处理原则同妊娠期间发现结核病的处理，把对患者的损伤降到最低。临床上曾见过已知是耐多药结核病，避孕失败造成怀孕，曾有1年3次行人工流产致肺结核病情反复恶化而死亡的病例。

（四）妊娠合并耐药结核病的治疗

妊娠合并耐药结核病很少见。目前比较公认的二线抗结核药物对孕妇的安全数据少，治疗耐多药结核病经验有限。国外专家认为，治疗孕妇耐多药结核病并非不可能。美国报道7例妊娠合并耐多药结核病，应用二线抗结核药治疗，其中1例最早的抗结核治疗开始于怀孕8周，所用药物：5例患者使用环丝氨酸、阿莫西林/克拉维酸和氟喹诺酮（环丙沙星、氧氟沙星和司帕沙星的一种），3例患者使用吡嗪酰胺、对氨基水杨酸、氯法齐明和乙（丙）硫异烟胺，2例使用异烟肼、利福平和卷曲霉素等，均进行个体化治疗，1例治疗失败，菌阳，行肺叶手术切除后死亡，产后7例婴儿均健康，未发现与抗结核药相关的毒性反应。

WHO的建议是，妊娠不是活动性耐药结核病治疗的禁忌，但治疗会对母亲和胎儿造成很大的风险。因此，强烈建议进行耐药结核病治疗的女性避孕。

国外文献报道，对母亲怀孕期间使用过二线药物个体化治疗的6个婴儿的长期追踪显示，6个婴儿在胎儿时期其母亲从怀孕的第一个3个月开始到第二和第三个3个月有4例分别使用氟喹诺酮、环丝氨酸和阿莫西林/克拉维酸，有3例使用吡嗪酰胺，有2例使用对氨基水杨酸、卷曲霉素、乙硫异烟胺等。追踪评价每个儿童（平均年龄3.7岁），没有证据表明在儿童的后来成长中出现毒性作用。国外另有一篇文献报道，孕妇使用一线和二线抗结核药（氨基糖苷类除外）病例组与对照组比较，无致畸作用。

妊娠合并耐多药结核病仍需要分阶段治疗。在妊娠最初3个月即敏感期，如果病情相对比较轻，是否有条件延迟到妊娠的3个月以后再开始进行治疗很重要。其理由是顾虑二线抗结核药在妊娠最初3个月的安全性。如果病情不能坚持需要立即治疗者，可选择属FDA分类风险等级B和C类药物：阿莫西林/克拉维酸、乙胺丁醇、吡嗪酰胺、对氨基水杨酸和（或）环丝氨酸，如选环丝氨酸，要评估患者的精神状况以及患者有无精神异常的家族史。有条件应做环丝氨酸的血药浓度监测，必要时加用维生素B_6。妊娠3个月以后可选乙胺丁醇、吡嗪酰胺、对氨基水杨酸和（或）丙硫异烟胺。

产后不建议哺乳，除立即加强抗结核治疗外，无论耐药和非耐药产后均应立即给产妇加腹带至少1周，以防横膈迅速下降引起肺结核恶化。产后的抗结核药物治疗应按照耐多药结核病的治疗原则选至少4种敏感药物，如可选左氧氟沙星（或莫西沙星）、阿米卡星（或卷曲霉素）、吡嗪酰胺、对氨基水杨酸、丙硫异烟胺和（或）环丝氨酸等。阿米卡星（或卷曲霉素）至少使用6个月，总疗程一般18～24个月。抗结核治疗监测项目见耐多药结核病治疗监测。

（五）治疗的注意事项

1.疗程　妊娠合并肺结核的治疗疗程，因受所选药物作用偏弱、产后横膈迅速下降、机体免疫力下降等多种因素导致绝大多数孕妇产后病情恶化，建议至少1年的长程化疗为宜。

2.保肝和辅助药品的选择　在结核病的治疗中，保肝药物仅仅起辅助治疗作用，其品种众多，也有各种不良反应，妊娠期尽可能不用，以避免不良反应的发生。

3.药物不良反应监测　妊娠期间要密切监测药物不良反应，强化期可每2周左右查肝肾功能和血常规，有不适症状出现要随时复查。如无不良反应，可放松至每3周左右监测一次。临床所见抗结核药所致不良反应与发现和停药早晚有直接关系。出现不良反应不宜观察时间太长，应及时干预。这里所谓的干预，不是仅仅增加保肝药物而关键是停用引起不良反应的可疑药物，在不清楚是何种药物引发不良反应时采取全部停药。

4.终止妊娠的指征　孕妇服用的所用药物不能绝对安全可靠，且每个人存在个体差异，是否终止妊娠，何时终止妊娠，采取终止妊娠的方法还须和妇产科医生密切配合，听从或参考他们的意见。一般认为以下情况可考虑终止妊娠：①肺结核进展期病变广泛且伴空洞形成者；②肺结核合并有肺外结核，特别是肾、肝、骨结核，结核性心包炎，结核性脑膜炎，病情重需长期治疗者；③耐多药或广泛耐药肺结核患者，耐药较重，需要用注射剂等对胎儿有明确损害的药物；④结核病伴心、肝、肾功能不全，不能耐受妊娠、自然分娩及剖宫产术；⑤严重妊娠反应经治疗无效者；⑥HIV感染或艾滋病孕妇合并结核病者；⑦肺结核合并反复咯血者；⑧糖尿病孕妇合并结核病者，病情较重者。

七、预防

鉴于我国结核分枝杆菌感染率高、结核病患病率高的流行特点，以及预防胜于治疗的最佳策略，凡育龄期妇女计划怀孕者，应在健康体检时进行结核病的常规筛查。对发现肺内有活动性病变者，应予先治愈结核病、再怀孕的原则。

对PPD试验强阳性，既往未患过结核病者，经检查体内无明确活动性病变者，必要时给予预防性抗结核治疗后再怀孕。

对多年不孕症者，准备行体外受精–胚胎移植术（IVF–ET）的患者，应先仔细筛查有无结核分枝杆菌感染和结核病（输卵管结核最常见，还有其他盆腔结核），对有结核分枝杆菌感染者只需结核病预防性治疗6~9个月，对结核病患者则应正规抗结核治疗至少1年。结核病筛查方法：胸部CT、IGRAs和必要时宫腔镜病理检查等。做到早期发现及时治疗，以避免IVF-ET后，发生急性血行播散性肺结核和结核性脑膜炎等危及孕妇和胎儿的生命，国内已有个例死亡的教训见于报道。

对女性育龄期新发结核病的患者，应提早告知避孕的必要性和重要性。对结核病合并过早闭经者（非生理性闭经）应常规进行妇科检查。对保持妊娠者，在抗结核治疗监测的同时，应同时监测胎儿。在妊娠28周前能够对“胎儿”进行全方位的检查，发现畸形应及早制定治疗方案或终止妊娠。孕10~13周和15~18周期间做血清学筛查，筛查可能有染色体异常、神经管缺陷或某些结构畸形的可疑异常的胎儿。孕18~24周的孕妇可进行超声筛查，发现无脑儿、唇腭裂等多种畸形，以便尽早启动应对策略。感染艾滋病的婴儿和患免疫缺陷的婴儿不推荐接种卡介苗，因为有导致播散性卡介菌病的风险。

本章特别提示：妊娠合并肺结核治疗的关键问题是根据胎儿成形的敏感期分阶段选药，治疗药物应选择FDA分类风险等级B类和C类为主的药物，全程禁用氨基糖苷类药物如链霉素、卡那霉素、阿米卡星（AK）和卷曲霉素，不用氟喹诺类药物。终止妊娠要在充分抗结核治疗基础上择期安排。

八、病例

（一）病例简介

患者，女性，25岁。

主诉　右上肺继发性肺结核3个月余，停经44日。

现病史　2010年4月无明显诱因咳嗽、少痰、乏力、盗汗在北京某医院呼吸科拍胸部CT检查发现“右肺内斑片、结节及索条状阴影，部分钙化阴影”，考虑右上肺继发性肺结核，给予异烟肼（H）0.3g，1次/日，利福平（R）0.45g，1次/日，乙胺丁醇（E）0.75g，1次/日，联合抗结核治疗3个月。现停经44日，尿早孕检验强阳性，盆腔B超显示子宫内早孕，胎囊1.6cm×1.2cm×1.9cm。

既往史　身体健康无患病史。

个人史　无药物过敏史。外地来京务工人员。

家族史　无阳性记载。

查体　T 37.7℃，P 84次/分，R 20次/分，BP 120/80 mmHg。慢性病容，双肺呼吸音粗重，右上肺少许湿啰音，其余查体无异常。

辅助检查　肝肾功能正常。血常规：WBC 5.8×10^9/L，HGB 12.7g/L，凝血功能正常。胸部X线片（2010年8月）示：双侧胸廓对称，右上肺可见少许斑片状、结节状、索条状阴影及部分钙化阴影，心影正常，双侧肋膈角锐利。

（二）接诊思路

1.病例特点

（1）患者青年，25岁。

（2）既往身体健康，无患病史。

（3）HRE抗结核治疗3个月。

（4）血常规及肝肾功能正常、凝血功能正常。

（5）体检：双肺呼吸音粗重，右上肺少许湿啰音，其余无阳性体征。

2.病例分析　妊娠合并肺结核患者采取人工流产不仅会造成患者体内内分泌的紊乱、免疫力的下降和精神上的打击，而且刮宫带来的失血可使孕妇肺结核病情明显加重。该患者是早早孕，建议尽快终止妊娠。可选择对母亲安全性大、出血少的药物流产。

（三）处置策略

（1）患者抗结核药物规律足量治疗3个月，肺结核病情稳定。因抗结核药物会干扰抗早孕药物的药效，故停用抗结核治疗3日。

（2）鼓励患者进食高蛋白、营养易消化食物，增强体质。

（3）停服抗结核药物及药物流产期间密切观察患者的症状及体征变化，必要时加用抗结核药物，行药物流产终止妊娠。

（4）观察抗早孕药物的不良反应，及时处理。

（四）诊治经过

完善化验后，先予米非司酮75mg第一、第二日空腹顿服，2小时后进食，第三日早晨（空腹服米非司酮150 mg后36~48小时），空腹顿服米索前列醇0.6mg，禁食，留院观察6小时。患者服米非司酮后未出现不适。服米索前列醇后15分钟，出现一过性头晕，20分钟后腹痛较剧烈，1小时后开始阴道出血，1小时10分钟后，胎囊3cm × 2.5cm × 2.5cm完整排出，胎囊排出时出血量似月经量。药物流产后立即抗结核治疗，方案不变。药物流产后随访2周，阴道流血15日，出血量与月经量相似，无不适。胸部X线片显示肺内病变无进展。患者继续HRE抗结核治疗9个月后痊愈停药，门诊多次复查肺内病变示逐渐吸收好转，子宫恢复良好。

（五）专家提示

（1）继发性肺结核合并早期妊娠是可以通过药物流产终止妊娠的。

（2）继发性肺结核经药物治疗1个月以上，病情稳定允许停服抗结核药物至少3日，可以考虑药物流产。年龄越小，停经日数越短，药流效果越好。

（3）停服抗结核药物后，密切注意病情变化，一旦发现肺结核病情恶化或药物流产不成功者，应行人工流产刮宫术终止妊娠。

（4）药物流产后应及时给予抗结核治疗，按时复诊。

（陈燕琴　高微微）

参考文献

1. Zumla A,Bates M,Mwaba P. The neglected global burden of tuberculosis in pregnancy.Lancet Glob Health,2014(2):675-676.
2. Amita Gupta, a Jyoti S. Mathad,a Susan M. et al. Toward Earlier Inclusion of Pregnant and Postpartum Women in Tuberculosis Drug Trials:Consensus Statements From an International Expert Panel. Clinical Infectious Diseases®,2016,62(6):761-769.
3. Sugarman J,Colvin C,Moran AC,Oxlade O. Tuberculosis in pregnancy:an estimate of the global burden of disease. Lancet Glob Health,2014(2):e710-716.
4. World Health Organization. Global tuberculosis report 2015. Accessed 2 December 2015.
5. Jyoti S. Mathad1,Amita Gupta.Tuberculosis in Pregnant and Postpartum Women:Epidemiology, Management, and Research Gaps.Clinical Infectious Diseases,2012,55(11):1532-1549.
6. 高微微,李琦,高孟秋,等.特殊人群结核病治疗.北京:科学出版社, 2011.
7. 韩丹,段琼红,陈梓,等.妊娠耐多药结核病化学治疗进展.中国防痨杂志,2014,36(2):126-130.
8. World Health Organization.Guidelines for the programmatic management of drug-resistant tuberculosis. Geneva:WHO,2011 .
9. 陈燕琴.结核病早期妊娠药物流产12例分析.北京医学,2012,34(12):1047-1050.
10. 张彦玲,朱艳霞,杨玉杰,等.潜伏性结核分枝杆菌感染对女性生育力及早期妊娠结局的影响,2015,36(10):1202-1203.

第十二章
结核病合并慢性肾病

一、概述

（一）定义

慢性肾脏疾病（chronic kidney disease，CKD）是一组以肾单位和肾功能损害为主的慢性疾病，包括慢性肾炎、慢性肾盂肾炎、多囊肾、糖尿病肾病、狼疮性肾病、肾病综合征等多种疾病。它们的共同特点是尿检结果异常，肾单位因不断被破坏而减少，肾脏功能进行性降低，最终导致肾功能不全甚至尿毒症的发生。在慢性肾脏疾病基础上并发结核病时有发生。

（二）发病机制

1.患者免疫功能降低　慢性肾脏疾病患者由于自身T淋巴细胞、单核细胞、自然杀伤细胞等细胞的功能降低，导致获得性免疫功能障碍。实验研究证实，尿毒症患者中性粒细胞和单核-巨噬细胞的趋化力、吞噬力及杀菌力有缺陷，并且由于其细胞表面Fc-γ受体功能受损，巨噬细胞的抗原呈递能力下降。而T细胞表面T细胞抗原受体/CD3复合体表达下降，则导致T细胞抗原识别力下降。有人测定了肾移植患者术前透析时的血清抗体水平，发现部分患者抗T淋巴细胞抗体阳性。有报道称NK细胞功能也有受损。与此同时，接受激素或免疫抑制剂治疗，以及尿毒症期血液或腹膜透析、营养不良（尤其缺乏维生素D）导致单核细胞功能进一步受损，结核病患病率增加。

2.血液播散　尿毒症患者的血液滤过(haemofiltration)或血液透析（haemodialysis）治疗可将结核分枝杆菌播散至身体其他部位。这一观点主要基于尿毒症及血液透析患者均有以下现象：①对于同种皮肤移植的排异反应降低；②细胞内致病菌如分枝杆菌、李斯特菌的感染较一般人群高；③易于感染乙型肝炎及丙型肝炎病毒，并且容易转为慢性；④恶性肿瘤的发病率较高；⑤皮肤试验的无反应性表明T细胞介导的迟发型超敏反应异常，如PPD试验的反应强度下降；⑥机体对依赖T细胞的抗原刺激反应缺陷，如透析患者乙型肝炎免疫接种效果较差；⑦某些自身免疫性疾病在进入尿毒症阶段后患者自身免疫状态会降低。中山医科大学的材料证实，肾病透析患者中结核病发生率为5.1%，明显高于普通人群。南京金陵医院的对照研究表明，透析患者合并结核病组较未合并结核病组的血红蛋白、人血白蛋白及Kt/V平均值低。

3.多种因素的组合　除肾病本身导致的免疫功能低下外，肾病的许多原发因素如糖尿病肾病之糖尿病因素、狼疮性肾病之全身免疫系统异常、各种肾小球肾炎或肾病在治疗过程中长期大量应用皮质类固醇激素和免疫抑制剂等，均可以直接或间接导致结核分枝杆菌的易感和结核病的发病。

4.结核病导致的肾病　肾结核和泌尿系结核并非我们讨论的范畴。尽管有个别病例报道发现肺结核等结核病之后出现肾脏淀粉样变或血管炎性肾病等，部分学者也对结核分枝杆菌相关性肾炎进行了实验研究，但结核分枝杆菌引发肾炎尚无确切的实证，仔细观察发现这些病例属于结核病发生后偶然发现的肾脏疾病。

5.抗结核药物性肾病　在抗结核治疗过程中，由于药物过敏引发的紫癜性肾病或利福平等引发的膜性肾病、肾小管肾病均有报道。前者是药物过敏后机体产生的抗体导致肾血管异常，随后引发的肾病；后两者是利福平为代表的半抗原成分与机体白蛋白结合形成抗原刺激机体产生抗体，随后在肾小球基底膜或肾小管出现抗原抗体反应所致。众所周知，对肾功能损害程度最大的是氨基糖苷类抗生素，而卷曲霉素尽管不属于该类药物，但其不良反应与链霉素完全相同。故第二组抗结核药物对于肾脏毒性作用均相似。其中阿米卡星对肾脏的毒性稍弱，但如果我们足量应用（1.0g/d）仍不能保证其肾脏毒性作用会弱于链霉素等其他药物。

可以说，慢性肾病与结核病之间有相互作用，在慢性肾脏疾病基础上发生结核病是多种因素的总和而非单一因素。

（三）流行病学

不同人群和种族的患者，发生肾病和结核病的概率各不相同，结核病疫情各国间也有很大差别，因而慢性肾病合并结核病的发生率也明显不同。巴西学者对307例长期血透者进行结核菌素皮试试验（TST），调查患者中结核分枝杆菌感染情况，结果发现：以5mm作为阳性判定标准，初始感染率为22.2%，1年后增加11.2%以上，与普通人群的结核分枝杆菌感染增加情况相似。英国国家医疗卫生质量标准署（NICE）指南显示，慢性肾脏疾病患者发生活动性结核病的危险系数达10~20，而肾移植受者的危险系数为37。我国一项1498例回顾性分析显示，慢性肾脏疾病并发结核病的危险系数达31.4，且肾功能与结核病发生率呈负相关。其他文献显示，慢性肾脏疾病患者较普通人群结核病发生率高10%~25%。我国慢性肾脏疾病患者中结核病的发生率为4%~5%，而印度高达5%~13.7%。

二、临床特点

根据血清肌酐水平和临床表现，我国将慢性肾病分为4期：第一期，肾功能不全代偿期（Scr：132.6~176.8μmol/L）；第二期，肾功能不全失代偿期（Scr：185.6~442μmol/L）；第三期，肾衰竭期（Scr：450~707.2μmol/L）和第四期，尿毒症期（Scr高于707.2μmol/L）。国外通常根据肌酐清除率（Ccr）将慢性肾病分成5级：①Ccr正常；②Ccr 60~90ml/min；③Ccr 30~60ml/min；④Ccr 15~30ml/min；

⑤Ccr低于15ml/min。不同病期的慢性肾病患者具有不同的病理生理特征，引发的结核病也不尽相同。印度等国家的资料显示大部分患者为肺外结核病，而我国文献报道慢性肾病患者仍以继发性肺结核为主，多来自陈旧或潜伏病灶的复燃；血行播散性肺结核或肺外结核多见于血液透析者。

文献显示，慢性肾病合并活动性结核病时易出现全身症状，主要是发热、消瘦、乏力、食欲缺乏，几乎所有患者都有这些症状，提示我们：一旦出现上述症状便应高度怀疑结核病，进而必须进行X线检查。实际上，对于所有新近发生的慢性肾病患者都应进行胸部X线片普查。如有肺结核、肺外结核既往史或发现陈旧性肺结核者，应与既往系列胸部X线片对照，并同步测定ESR、CRP等，以判断肺结核的活动性。此后应当定期动态观察肺部情况，以便早期发现、早期治疗结核病。对于肺部有病灶的患者，痰涂片查抗酸杆菌（AFB）是必不可少的。

至于新近发现的慢性肾病患者，即便无上述结核病情况，也应当早期进行PPD试验或血液T-SPOT.TB检测，以提前确定有无结核分枝杆菌感染。当然，由于我国结核分枝杆菌感染者众多，它们的阳性并不代表结核病的现患。但此类试验可以作为将来预判结核病活动性的参照，从中发现潜在的结核病患者作为重点观察对象，因此，有较为积极的意义。针对潜伏感染者的预防性化疗没有统一的意见，但考虑到化疗的不良反应和所取得的实际效果以及耐药性的发生等因素，多数认为无此必要性，尤其应避免长程单纯异烟肼预防治疗。

三、抗结核药物对肾脏的影响

肾脏是人体最重要的代谢器官之一。因此，一旦患有慢性肾脏疾病，医生既要治疗肾病，又要防止各种不良事件对肾脏的进一步损害。

应用抗结核药物首先可能对肾脏产生不良反应而引起肾功能减退。已有慢性肾脏疾病患者，抗结核药物可能因肾功能的降低而致其药代动力学发生改变，引发一系列不良后果。

第一组（一线口服）抗结核药物对肾脏的损害作用相对较小，但由于部分药物经过肾脏排泄，肾功能不全时可能引发药物在体内的潴留和蓄积，导致不良反应增多，因此，应根据肾功能情况对药物剂量进行适当调整。

异烟肼通过肝脏代谢，其代谢物通过血滤可完全排除，因此，肾功能减退时异烟肼可保持常规剂量。但部分慢速乙酰化者将会增加末梢神经炎的发生率。

吡嗪酰胺有3%～4%通过肾脏排泄，慢性肾脏疾病对其影响很小。它的不良反应是高尿酸血症，慢性肾脏疾病时尿酸排泄异常，使用吡嗪酰胺将增加血尿酸浓度，导致痛风，并可能加重肾功能的损害，血滤的排除尿酸作用也很差，该药应减量、慎用。

乙胺丁醇在体内80%以原型经肾脏排除，肾衰竭患者理应减量使用，但临床经验表明，此时应用乙胺丁醇对肾功能并无影响，该药的不良反应也并不明显。这一现象可能与血滤的清除作用强、该药不良反应轻以及慢性肾脏疾病时该药的清除能力受影响小有关，故该药的实际应用似乎未受明显影响。

利福平有约10%以原型从肾脏排出，慢性肾脏疾病对此影响有限，剂量可以不变。利福霉素类药物作为半抗原进入人体后与体内白蛋白结合形成全抗原，部分患者产生相应的抗体，进而对肾小球基底膜产生变态反应，发生膜性肾小球肾炎或肾小管肾炎。这种肾炎一般比较轻微，停药后可以很快治愈；少数患者可以出现严重的肾功能改变，甚至急性肾衰竭，需要血滤等措施救治。除个别患者死亡外，绝大多数患者可以治愈。因发生率极低，临床所见利福霉素类抗结核药物对于肾脏总体是安全的，即便慢性肾病患者也不会发生明显不良反应，可以足量使用。

第二组注射类抗结核药物对肾脏功能影响最大，包括氨基糖苷类抗生素（包括链霉素、卡那霉素、阿米卡星）和卷曲霉素。其中链霉素属于一线药物，其余各药均属于二线抗结核药。卷曲霉素尽管不属于氨基糖苷类药物，但它的不良反应与前者相同，用药途径也完全相同。80%的第二组抗结核药物以原型从肾脏排除，血滤对此类药物的清除率只有40%，故对于慢性肾脏疾病患者应当尽量避免应用。即使局部注射链霉素也需要患者的知情同意。

第三组氟喹诺酮类药物对肾脏的影响较少，部分患者可能发生血尿。左氧氟沙星少量经肝代谢，口服24小时从尿液排出给药量的75% ~ 90%，少量经粪便排出。莫西沙星有22%的原药及约50%的葡萄糖醛酸结合物随尿液排泄，约25%随粪便排出。肾功能不全对其代谢的影响小。一般情况下，慢性肾脏疾病患者应用左氧氟沙星应适当减量，而血滤对其清除作用较强，对于正在血滤的患者无需减量。慢性肾脏疾病患者应用莫西沙星可不调整剂量。

英国胸科学会提供的部分抗结核药物对慢性肾脏疾病患者透析时肾小球率过滤（GFR）的影响如表12-1所示。

表12-1　肾小球滤过率的影响

药物	GFR/（ml/min）	剂量	透析时 GFR 变化 /（ml/min）
注射用硫酸链霉素	20~50	每日 50%~100%	血滤：<10
	10~20	每 24~72 小时 50%~100%	连续血滤：10~20
	<10	每 72~96 小时 50%~100%	
卷曲霉素（剂量稳定于 10 μ g/ml 时）	>50	间隔 24 小时给药	血滤后给药
	10~50	间隔 48 小时给药	不影响腹滤
	<10	间隔 48 小时给药	连续血滤：10~50
对氨基水杨酸（厂家建议“严重肾功能不全禁用”）	>50	100%	血滤后给药
	10~15	50%~75%	腹滤：<10
	<10	50%	连续血滤：<10
丙硫异烟胺	>50	无变化	不影响血滤
	10~50	无变化	
	<10	50%	
环丝氨酸（血药浓度 <30mg/L）	>50	间隔 12 小时给药	不影响血滤
	10~50	间隔 12~24 小时	不影响腹滤
	<10	给药 24 小时	连续血滤：10~50

总体看，除注射用抗结核药物属于限制使用外，其他药物均可以在慢性肾病患者中使用；第一组药物可以按正常剂量使用，部分二线药物的剂量应适当调整。

四、抗结核化疗

慢性肾脏疾病患者抗结核治疗仍应贯彻“早期、联合、全程、规律、适量”的原则。其中抗结核药物用量和方案组合是化疗过程中应当重点关注的方向。

在抗结核治疗的同时，必须积极治疗基础病——慢性肾病，治疗所用药物应以不干扰结核病的治疗为佳。最常用药物是糖皮质激素，部分应用免疫抑制剂，具体治疗方案应当遵循专科医生的意见。

抗结核药物血药浓度将直接影响其疗效，而肾衰竭和血液透析均势必影响抗结核药物的代谢。血液透析一般对小分子量物质的清除作用好，可以清除部分中分子量物质，而对大分子量物质作用差。由于透析有迅速排除药物的作用，对于进行血液透析治疗的患者，部分抗结核药物如对氨基水杨酸等应于透析结束后应用，以免药物被提前排出体外；部分药物如乙胺丁醇片、吡嗪酰胺片和氨基糖苷类药物应于透析前4~6小时用药，从而保证透析间歇期血药浓度不致过高，并减少不良反应。具体给药时间应根据慢性肾病患者的具体情况进行选择。由于慢性肾脏疾病导致药物排除减少，而间歇给药每次需增大药量，易导致血药浓度过高并发生不良反应，故应当避免间歇给药。

对于尿毒症患者，必须经腹膜或血液进行透析、滤过等替代治疗，目前最常用的是血液透析。随着透析技术和重症医学的不断发展，连续肾脏替代治疗（CRRT）等正在成为救治重型炎症反应的重要手段和ICU医生的常规治疗措施。这其中可能有部分患者的结核病灶需要处置，但这时的治疗目标是重症疾病本身，对结核病的治疗应暂缓，以免添加新的损害。

抗结核化疗方案主要依据结核病患者的具体情况而定。一旦慢性尿毒症患者长期进行血液透析，可适当放宽部分药物如第二组注射药物的应用。但由于这类抗结核药物分子量大，血液滤过率低，需更加注意其蓄积所致的药物不良反应如耳毒性和神经毒性等，故仍应尽量避免应用此类药物。

除避免使用第二组药物外，各种初治结核病的化疗方案与普通患者无异。推荐方案是2HRZV/4HRE，根据痰涂片抗酸杆菌结果及所涉及的器官等不同，适当调整疗程及药物种类。尽管应用乙胺丁醇并未发生明显的不良反应，参考英国胸科学会不主张应用乙胺丁醇的观点，对于未行透析的肾功能不全患者，仍应慎用或间断使用乙胺丁醇。对于中枢神经系统结核病的治疗，建议使用至少1年的方案。肾功能损害程度轻的患者，一般没有必要减少抗结核药物的服用剂量。但对于尿毒症患者仍需适当减少吡嗪酰胺和乙胺丁醇的剂量。对于痰涂片抗酸杆菌阳性者，更应给予足量化疗，以达到尽快降低结核分枝杆菌负荷、减少耐药性产生和缩短疗程的目的。

对于复治患者，可参考相关章节，采用以$3DL_2VEZ/6DL_2E$为主的方案或与初治相似、相同的方案，同时积极进行药敏试验，等待试验结果进一步调整治疗。

对于耐药或耐多药肺结核患者，根据当地耐药疫情和经验首先进行经验性抗结核治疗，二线药物应注意适当减量和进行血液药物浓度监测，再根据疗效和药物敏感试验结果进一步调整方案。局部灌注抗结核药物将是不错的选择。

五、监测特点和注意事项

除结核病的相关检查外，对于肾病的疗效及其观察是区别于其他结核病的主要特点。我们需要密切观察和监测慢性肾病的各种临床表现，包括尿量、皮肤黏膜水肿情况以及血压等；各项指标如血红蛋白、肌酐清除率、血清尿素、肌酐、尿酸和蛋白质、尿常规等至少每月1次，有时需每周1次。肾脏超声波、CT或MRI等有关影像资料也应定期检查。

人血白蛋白的下降会直接影响抗结核药物的疗效，并易产生相应的药物不良反应；白蛋白下降会导致患者营养不良，加重贫血等，影响结核病的治疗。慢性肾脏疾病患者血浆蛋白质过高会使肾功能不全加重。国外有学者认为

Scr159.1~178.8 μ mol/L是肾衰竭的转折点，Scr≤159.1 μ mol/L时开始低蛋白饮食则10年肾脏存活率达79.1%。但同时应当补充足够的热量。

高血压是慢性肾病患者的常见表现。来自加拿大的一组资料表明，抗结核化疗期间，降压药物浓度将下降，降压效果减弱，容易发生高血压危象。因此，应积极监测血压，及时调整降压药物，加强降压治疗。

如有条件，应当定期监测抗结核药的血液浓度，以便具体指导抗结核治疗。如果抗结核药物的不良反应发生率增高甚至出现药物性肝炎等较严重的不良反应，需要增加血滤次数，以促进药物的排泄。

六、病例

（一）病例简介

患者，男性，59岁。

主诉　咳嗽、发热半个月余。

现病史　患者2015年4月底无明显诱因出现咳嗽，咳少许白色黏痰，伴午后发热（最高体温39℃）及乏力、食欲缺乏、盗汗，无胸闷、胸痛等。当地医院给予抗感染治疗无效。5月初转入北京某医院，CT示双肺散在斑片状密度增高影，双肺透亮度增高，肺部多发类圆形透亮区，双侧少量胸腔积液，双侧胸膜肥厚；痰抗酸杆菌阳性。空腹血糖16mmol/L，酮体（++），诊断“肺结核、肺大疱、肾病综合征、膜性肾病、高血压I级、股骨头坏死、糖尿病”。

发现“肾病综合征”3年，肾活检诊断为膜性肾病，长期服用甲泼尼龙片16mg/d，尿蛋白4g/d；发现高血压3年，最高血压170/100mmHg，长期服用硝苯地平Ⅲ30mg/d治疗，血压控制可；诊断“右股骨头坏死”1年。

查体　T 37℃，P 80 次/分，R 20次/分，BP 130/80mmHg，贫血貌，浅表淋巴结无触及。双肺未闻及干湿啰音，双下肢轻度凹陷性水肿。

辅助检查　CT显示两肺散在斑片状、结节状、条状高密度影，局部有小空洞影，部分钙化，右肺中叶片状实变伴支气管扩张；两肺少许无壁囊状透光影。超声波示肝内异常回声，双肾轻度弥漫病变，右肾囊肿。头颅MRI未见异常。血常规：WBC 3.35×10^9/L，HGB 89g/L，N 88.3%，ESR 125mm/h。白蛋白 29.1g/L，高敏C反应蛋白 67.42mg/L，降钙素原 0.09ng/ml，真菌D-葡聚糖低于10pg/ml。鲎实验低于5pg/ml。结核抗体（38kD）（+）。尿蛋白（++），1.092g/d。痰抗酸杆菌（+++），结核分枝杆菌DNA（+）。脑脊液化验结果均正常。

（二）诊疗经过

入院诊断：①空洞型肺结核，双肺，涂阳，初治，进展期；②肺气肿；③肺大疱；④膜性肾病；⑤高血压Ⅱ级；⑥股骨头坏死；⑦类固醇性糖尿病；⑧中度贫血；⑨营养不良，低蛋白血症；⑩肺部继发感染。

入院后予异烟肼0.4g、每日1次，利福喷丁0.6g、每周2次，乙胺丁醇1.0g、每日1次，左氧氟沙星0.6g、每日1次，抗结核治疗，以及甲泼尼龙片16mg/d，硝苯地平控释片（Ⅲ）30mg/d降压等。空腹血糖及指末血糖均正常，无糖尿病证据。治疗后咳嗽减轻，体温正常，服药未见不良反应；CT示肺部病灶无明显变化；血白细胞及血红蛋白无明显变化，肾功能指标正常，痰抗酸杆菌（+）。病情稳定，于2016年5月24日出院。

（王仲元）

参考文献

1. 周娴,晏慧兰,薛勤,等.糖尿病肾病患者血清胆红素与颈动脉粥样硬化的关系. 中国中西医结合肾病杂志,2015(7):601-603.
2. 左强,吴伟,王松,等. 从热毒内陷心包辨治肾病综合征合并结核性心包炎举隅. 中医药学报,2015,43(4):70-71.
3. 张杨.老年糖尿病合并肺结核120例临床分析. 中国医学工程，2015,23(3):97,99.
4. 谢杨,朱灵萍,尤莹莹,等.肺结核合并IgA肾病及ANCA相关性血管炎1例. 中国中西医结合肾病杂志,2014(10):910-911,943.
5. 王国才.肾病合并结核30例临床分析.中华现代医药,2002,2(6):539.
6. 邬碧波,贺云岚,俞勇,等.血液透析患者抗结核药物引起周围神经病变和球后视神经炎1例.中国血液净化, 2013,12(8):464.

7. 孟小蓉,包勇.结核感染T细胞检测在结核病合并终末期肾病透析患者中的早期诊断价值.中华肺部疾病杂志(电子版),2013,6(3):71-74.
8. Babara,Reis,Santos,et al. The outcome of tuberculosis treatment in subjects with chronic kidney disease in Brazil: a multinomial analysis. J Bras Pneumol,2013,39(5):585-594.
9. Jane Correa Fonseca， et al. Prevalence of latent tuberculosis infection and risk of infection in patients with chronic kidney disease undergoing hemodialysis in a referral center in Brazil. J Bras Pneumol, 2013,39(2):214-220.
10. Sanjay K Agarwal,et al. Comparison of interferon gamma release assay & tuberculin skin tests for diagnosis of latent tuberculosis in patients on maintenance haemodialysis. Indian J Med Res,2015,141(4):463-468.

第十三章 肺结核合并甲状腺疾病

一、概述

甲状腺疾病很常见，除了因缺碘引发的碘缺乏病之外，临床常见的甲状腺疾病包括甲状腺功能亢进症（甲亢，主要是毒性弥漫性甲状腺肿，即Graves病）、甲状腺功能减退症（甲减）、慢性淋巴细胞性甲状腺炎（桥本甲状腺炎）和甲状腺结节等。

肺结核与甲状腺疾病应该是两种完全不同的疾病，但临床上常常遇见两种疾病伴随发生，如肺结核合并甲减、甲亢、甲状腺结节、甲状腺癌等，如果诊断明确，则两种疾病可分别进行治疗，但两种疾病由于临床表现相似而常被误诊，需要进行鉴别诊断。如甲状腺结核被误诊为甲状腺疾病，甲减引起的浆膜腔积液被误诊为结核性多浆膜腔积液等，在临床上需要仔细鉴别，以防误诊。在治疗上，由于某些抗结核药物可以引起继发性甲减，在结核病治疗的同时需要密切监测甲状腺功能，及时处理。下面将简要介绍临床常见甲状腺疾病的临床表现及诊断要点，同时重点介绍甲状腺结核和甲减引起的多浆膜腔积液的诊断及治疗。

二、临床表现

（一）甲状腺功能亢进

典型的甲亢具有高代谢状态，全身各系统（尤其是神经、循环、消化系统）的功能高亢表现均较显著，不难确认。要警惕和注意甲亢的不典型和少见类型。不少老年患者临床表现可不典型，常常是以体重明显减轻（可误诊为恶性肿瘤）或心律失常（可误诊为器质性心脏病）为主诉。有些患者仅以心动过速、腹泻频数、肢体麻痹尤其是下肢瘫痪或男性乳腺增生来就诊。多数甲亢患者的甲状腺轻度至中度肿大，其肿大程度与甲亢的病情轻重并不直接相关；突眼的存在和轻重程度与甲亢的程度也不相关。

（二）甲状腺功能减退症

典型的甲减患者常诉说乏力、怕冷、记忆力减退、懒动、嗜睡、食欲不振、便秘，检查时见思维、行动迟缓，皮肤干、粗，面及全身肿胀，心动过缓，心音弱，甲状腺可能肿大，质地中等或硬韧，肌腱反射减弱或不易引出。值得注意的是，不少轻症患者上述表现并不明显，有些患者思维和动作的敏捷程度与常人没有明显差别。

（三）慢性淋巴细胞性甲状腺炎

慢性淋巴细胞性甲状腺炎（桥本甲状腺炎）在人群中的发生率较高，尤其在中老年女性，经常是患者无任何自觉不适，或仅颈前有轻度压迫感或异样不适，查体时见甲状腺轻、中度肿大，多见质地硬韧、不平或有结节。有相当多的患者没有任何明显临床表现，仅在验血时发现甲状腺球蛋白抗体（TGAb）和（或）甲状腺过氧化物酶抗体（TPOAb）升高，有或无甲状腺激素和促甲状腺激素（TSH）的异常。

（四）甲状腺结节

甲状腺结节很常见，尤其是在女性患者中，多发生于中老年女性，大多数是良性的胶样结节；少数发生甲状腺单个结节，如果是男性、年轻患者或质地硬、结节增长快及有颈部放射照射病史的患者，应当警惕有恶性病变的可能。

很多患者的甲状腺结节是在查体时发现的，患者无明显的异样感觉。也有些患者感觉颈部不适，甚或发憋、发堵，极少数有进食时吞咽困难。检查见甲状腺不同程度肿大，可不平，扪时可有颗粒感、结节感或大小不等的包块，可随吞咽上下活动，此时需要注意颈部周围的淋巴结有否肿大。

（五）甲状腺结核

甲状腺结核的临床发病率较低，即使在结核病高发区也是一种罕见的疾病，但由于缺乏特异的临床表现，临床医师在诊治过程中往往忽视了此病，因此，临床误诊率极高。

甲状腺结核临床表现无特异性，可表现为：①以颈部包块为主要表现，常以甲状腺单发结节为突出表现；②甲状腺结节质硬不规则，有的患者近期可伴有包块疼痛或局部压痛；③肿大的甲状腺可压迫邻近器官而出现吞咽、呼吸困难及声音嘶哑；④全身结核中毒症状：潮热、盗汗、消瘦等。

三、实验室检查

（一）甲状腺功能亢进

对怀疑甲亢的病例，有条件时，首先应进行空腹血清的相关激素测定，主要是血清游离甲状腺素（FT_4），血清游离三碘甲腺原氨酸（FT_3）及TSH。大多数患者FT_4和FT_3均是升高的，对于TSH，最理想的是采用敏感的检测方法，如果测定方法可靠，TSH水平明显降低对诊断甲亢是很有参考价值的，尤其对那些仅血清TSH减低的亚临床甲亢的诊断更是如此。对少数疑诊患者，必要时可做促甲状腺激素释放激素（TH）兴奋试验。

对临床表现不典型或不明显者，加测有关的甲状腺自身抗体，如甲状腺刺激抗体（TSAb）及甲状腺结合抑制性免疫球蛋白（TBII），或TSH受体抗体

（TRAb），可帮助明确病因。

（二）甲状腺功能减退症

实验室检查对甲减的诊断至关重要，典型的甲减患者通常显示血清甲状腺素（T_4）、血清三碘甲状腺原氨酸（T_3）减低，TSH升高。但有相当多的患者仅查出血清TSH升高，而在临床上既没有明显的不舒适主诉和症状，也少有异常的体格检查发现，血清T_3、T_4（或FT_3、FT_4）也均在正常值范围，此即是亚临床甲减。亚临床甲减并不少见（1.4%～17.3%），尤其是在老年人群中。有研究者发现，亚临床甲减对患者的心血管、骨骼和神经系统均可产生影响。亚临床甲减发展为明显临床甲减的间隔时间可长可短，甚至有些患者出现TSH升高后的数年或十几年仍然保持在亚临床阶段。

甲减明显时，由于代谢减缓，血脂增加，患者无高脂血症时，血脂（胆固醇、甘油三酯）升高，可能是甲减的间接实验室证据。

（三）慢性淋巴细胞性甲状腺炎

典型慢性淋巴细胞性甲状腺炎病例的血清抗甲状腺自身抗体多是一种或两种同时升高，但是因为患者来诊时间早晚的不同，有些抗体增高不明显，甚至始终不高，必要时应做甲状腺细针穿刺吸取病理学检查。超声检查可帮助提供诊断线索，但不可作为唯一的诊断依据。

（四）甲状腺结节

对甲状腺结节患者首先应查血清甲状腺自身抗体TGAb和（或）TPOAb，还要查血总三碘甲状腺原氨酸（TT_3）、血清总甲状腺素（TT_4）、FT_3、FT_4及TSH。有条件时需查血甲状腺球蛋白、甲状腺超声显像，必要时还要做甲状腺核素扫描显像和甲状腺细针穿刺吸取病理学检查，有时在超声引导下穿刺检查更能获取有用的信息。

（五）甲状腺结核

1.甲状腺结核的超声诊断　国内外关于此的报道较少，彭禹等认为内部回声不均、边界较清晰、周边回声增强反映了甲状腺结核的病理组织学特点，是甲状腺结核的特征性声像表现。彩色多普勒超声提示病灶内部无血流或血流不丰富。

2.颈部CT　可显示甲状腺呈密度不均匀的肿块，脓肿形成时中央呈水密度区，若见散在钙化灶，则为结核的重要影像学特点。但仍缺乏特征性的CT 表现，故只作为诊断甲状腺结核的参考指标。

3.同位素扫描　结核病灶失去吸碘能力，表现为冷结节，但甲状腺癌、甲状腺囊肿和部分甲状腺腺瘤同样表现为冷结节，因此，同位素扫描对诊断甲状腺结核只能作为参考指标。

4.红细胞沉降率　部分患者ESR增快，多见于急性甲状腺结核和慢性干酪型甲状腺结核。

5.细针穿刺细胞学检查（FNAB）、抗酸染色及活检组织培养　在此种方法下，可发现有结核性肉芽组织或抗酸杆菌、朗格汉斯细胞、坏死组织或培养发现结核分枝杆菌。此方法诊断价值最大，是目前术前诊断甲状腺结核最准确和最有效的方法。

四、诊断

（一）甲状腺结核的诊断

诊断甲状腺疾病时，依据患者的具体情况，必须在详细询问病史和仔细体格检查的基础上，进行必要的有针对性的实验室检查。结合病史及实验室检查，必要时行组织病理活检以明确诊断。

甲状腺结节伴有以下情况时应警惕甲状腺结核：①甲状腺肿大伴质硬不规则无痛性包块，或近期内有包块疼痛或局部压痛；②有潮热、盗汗、消瘦等结核病中毒症状；③有结核病史或结核病接触史；④超声检查提示甲状腺内部回声不均，边界较清晰，周边回声增强，病灶内部无血流或血流不丰富；⑤ESR增快、结核分枝杆菌试验阳性；⑥有肺结核或肺外结核的证据；⑦细针穿刺活检有抗酸杆菌、朗汉斯巨细胞、坏死组织或培养发现结核分枝杆菌；⑧甲状腺结核一般不会影响甲状腺功能，但是由于干酪样坏死引起甲状腺腺体结构的破坏而致甲状腺功能低下者会出现相应的实验室检查的变化。

（二）甲状腺功能减退症引起浆膜腔积液的诊断

甲减是由多种原因引起的甲状腺素合成、分泌或生物效应不足所致的一组内分泌疾病。按起病年龄可分三型：呆小病、幼年型甲减、成年型甲减。其临床表现主要取决于年龄。成年型甲减主要影响代谢及脏器功能，典型表现者诊断不难，但因本病涉及系统、器官广泛，尤其在疾病早期，以某些特殊症状为主要表现时很容易误诊和漏诊。甲减合并浆膜腔积液可为甲减长期发展的后果，亦可为甲减唯一或首发症状，而以浆膜腔积液［包括心包和（或）胸腔积液］为首发症状的甲减患者极易被误诊为结核性多浆膜腔炎。而当甲减合并结核性浆膜腔积液时则更容易被误诊或漏诊。如果是甲减性浆膜腔积液只需应用甲状腺素进行治疗，而如果是甲减合并结核病则需要在应用甲状腺素治疗的同时正规抗结核治疗。因此，对于甲减的诊断及其与结核病（主要是结核性多浆膜腔积液）的鉴别诊断极为重要，直接影响到治疗的成功与否。

甲减引起的浆膜腔积液可发生在各浆膜腔，且顽固，可单发或多发，其中以心包积液的发生率较高，其次为胸腔积液和腹腔积液。国内外已有多篇回顾性分析文献，报道了将甲减引起心包积液误诊为结核性心包炎，将甲减引起的胸腔积液误诊为结核性胸膜炎长期进行抗结核治疗无效的病例。对下列情况应想到甲减的可能，及时进行甲状腺功能检查：①心包积液，无心包填塞，但气短明显；②心脏扩大、心动徐缓，高血脂，但很少发生心绞痛，心电图仅提示存在心肌缺血或ST-T异常；③浆膜腔积液，蛋白含量高，而白细胞计数相对较低；④伴有畏寒、乏力、贫血及反应迟钝等甲减的临床表现；⑤多发性浆膜腔积液，尤其是经普通治疗效果欠佳；⑥浆膜腔积液患者，发热、盗汗等结核病中毒症状不明显，经抗结核治疗疗效欠佳。

五、治疗

肺结核合并甲状腺疾病患者的治疗应采用两病兼治或联合治疗的原则，但需注意药物间相互作用。

（一）甲状腺功能减退的治疗

永久性甲减不论是原发、继发还是三发性（由于脑部的疾患引起的甲减），主要是甲状腺制剂（包括左甲状腺素钠和甲状腺干片）的长期替代治疗。随患者病情、伴用药物、年龄、身体状况和气温的不同和变化，每个患者需用的药量不完全相同。由于患者原来处于功能减低状态，代谢低，血流较缓慢，应从小量开始，缓慢增加剂量，直至达到治疗量，然后长期维持。长期药量不是固定不变的，也需按病情做相应调整。用药过程中要密切观察有无副作用，依情做相应处理。由抗甲状腺药物过量、放射碘或手术治疗后引发的暂时性甲减，应根据病情的轻重，做适当的处理，如选用了甲状腺制剂，要明确这只是权宜之计，不是长期策略，在适当时机，需停药观察。

亚临床甲减常是病情发展至临床甲减的必然过程，但进展时间的快慢因人而异。目前多数人认为，血清TSH水平在10mIU/L以下，可随诊、观察，超过10mIU/L时应当用甲状腺制剂。由于对血清TSH的正常值的高限认识不一致，致使对亚临床甲减处理的认识和做法也不同。有学者提出，血清TSH在3mIU/L以上可以考虑亚临床甲减，对于普通人群，正常值的降低有利于早期防治，但从临床考虑，如检查TSH在10mIU/L以下，应密切动态随查高敏促甲状腺激素（STSH）的变化，如确有增加趋势，再开始治疗不晚。目前市面上常用的左甲状腺素钠片有优甲乐、雷替斯、加衡、特洛新等。虽然每片所含药量不同，但大小、形状、颜色、外观差别不大，容易混淆，使用时医、药人员和患者、家属一定要仔细交代、核对，切不可只记片而忽略量。

（二）甲状腺功能亢进的治疗

目前常用的治疗方法是硫脲类抗甲状腺药物长期治疗、放射性碘和药物准备后的甲状腺次全切除术。在我国，长期抗甲状腺药物仍是最常选用的治疗方法，其治愈率可达60%~70%，在有条件的地方，放射性碘也是可选用的手段。具体应请内分泌专科医生进行诊治和随访。

（三）抗结核治疗

抗结核治疗原则仍须遵循结核病化疗的基本原则，即早期、规律、全程、适量、联合。一般疗程12~18个月。化疗方案依据肺结核是痰菌阴性还是阳性、是否合并肺外结核以及初治还是复治结核来进行选择。方案选择可参照普通人抗结核治疗方案。甲状腺结核一般不需要外科治疗，遵循上述抗结核治疗原则规律治疗一般都能获得满意的疗效。

在抗结核药物中二线药物对氨基水杨酸和乙硫异烟胺（丙硫异烟胺）可引起患者甲状腺功能减退。这三种药物并不用于初治结核病的治疗，主要用于复治和耐多药结核病的治疗。

有研究报道，甲减合并结核病患者服用利福平可引起甲状腺功能再次减退。2005年发表在《新英格兰杂志》上的文献报道了几例服用利福平加重甲减的病例。这几例患者均因桥本甲状腺炎在服用甲状腺素片治疗有效、甲状腺功能正常后停用甲状腺素片。因合并肺结核而接受含利福平的抗结核方案治疗，之后再次出现甲减的症状，同时血清T_3、T_4水平明显下降，TSH明显升高。加用甲状腺素片控制甲减的症状直到抗结核治疗结束，停用利福平后，患者的甲状腺功能恢复正常，随访4年患者甲状腺功能保持正常。这几例患者都是在给予利福平治疗后2周内出现了甲减，停用利福平后甲状腺功能恢复。

Kim等报道1例既往无甲减病史的血行播散性肺结核患者服用利福平2周后出现了乏力、肌肉酸痛、眼睑水肿、TSH升高及T_3、T_4减低，用甲状腺素片治疗2周，甲状腺功能无改善，考虑是利福平诱导的甲减，停用利福平和甲状腺素片，其余抗结核药维持不变，甲状腺功能恢复。有研究表明，利福平可能增强了肝脏对T_4的代谢以及胆道对碘甲腺原氨酸结合物的排泄，从而增加了T_4的清除。在正常志愿者中的研究显示，利福平减少了循环血液中甲状腺激素的水平而不影响促甲状腺素，提示利福平有直接降低甲状腺激素水平的作用。因此，在结核病患者应用利福平的过程中要警惕发生甲减的可能。

肺结核合并甲状腺疾病患者的抗结核治疗遵循一般的抗结核治疗原则。由于含利福平的化疗方案并不会引起所有甲减患者的症状加重，因此，不用在方案中剔除利福平，也不用常规将甲状腺素片增加剂量，只需密切监测患者甲状腺功能，如果抗结核治疗中甲减的症状加重，建议将甲状腺素片加量。对于耐多药结核病患者需要使用对氨基水杨酸或丙硫异烟胺（乙硫异烟胺）时，也需监测患者甲状腺功能，如出现甲状腺功能减退，可加用甲状腺素片予以治疗。建议从小剂量开始加用。

六、化疗监测特点和注意事项

肺结核合并甲状腺疾病的特点是两病同时存在，因此，在治疗过程中除了要观察抗结核药物的毒副作用外，还应该密切监测甲状腺功能。尤其在应用含利福平和对氨基水杨酸和（或）丙硫异烟胺的抗结核治疗方案时，应该每月常规检测甲状腺功能，包括血清T_3、T_4、TSH水平，如有异常可考虑调整方案或加用甲状腺素片治疗。

七、病例

甲状腺功能减低性心包积液误诊为结核性心包炎1例分析。

（一）病例简介

患者，女性，59岁。

主诉　反复胸闷气短6个月。

现病史 患者无午后低热，无盗汗，感乏力。辅助检查：ESR48mm/h；胸部X线片示心影向两侧扩大；心电图示肢导联低电压，T波改变；超声心动示小至中量心包积液；PPD15mm×18mm；血抗结核抗体阳性。诊断为结核性心包炎，予HRZE抗结核治疗后症状消失，心包积液明显减少出院。继续2HRZE/8HRE抗结核治疗近10个月过程中，心包积液时消时涨，而且始终没有完全消失，超声心动检查也未见心包粘连或缩窄的表现。近1个月来诉胸闷乏力声嘶畏寒，再次入院。

查体 T 36.9℃，BP 120/80mmHg，声音嘶哑，皮肤干燥，双眼球不突出，甲状腺不肿大，颈静脉无怒张，心界向两侧扩大，心音低远，HR 76次/分，奇脉征阴性。双肺呼吸音清，未闻及干湿啰音，腹软，肝脾未及，双下肢无水肿。

辅助检查 肝肾功能正常。血常规：WBC 3.23×10^9/L，HGB 10.6g/L。甘油三酯1.21mmol/L，胆固醇17.15mmol/L，血糖4.9mmol/L，血钠140mmol/L。心电图T波低平。胸部CT：可见心包内液体密度影，双肺实质内未见病灶。B超示心包少量积液。甲状腺功能：T_3 1.08nmol/L，T_4 20.64nmol/L，TSH>60mIU/L。TG-Ab 36.9%。诊断为原发性甲减合并心包积液，给予甲状腺片20mg/d，3日后出现短暂心慌，胸闷，心率达110次/分。后改为甲状腺片10mg/d，逐步加至60mg/d，心率控制在80次/分。治疗3周，声音嘶哑、畏寒消失，T_3 2.16nmol/L，T_4 63.21 nmol/L，B超示心包积液消失，痊愈出院。

（二）病例特点

（1）患者中年，59岁，女性。

（2）以心包积液为主要症状，感乏力，胸闷气短。

（3）规律抗结核治疗症状曾有好转，10个月后再次出现心包积液。

（4）无发热、盗汗等典型的结核病中毒症状。

（5）胸闷、乏力、声嘶、畏寒1个月。

（6）T_3、T_4降低，TSH升高，TG-Ab阳性。

（三）病例分析

这是一个原发性甲减引起的心包积液误诊为结核性心包积液的病例。患者既往体健，本次发病主要表现为心包中量积液，虽无发热、盗汗等典型的结核中毒症状，但PPD试验强阳性，血抗结核抗体阳性，故诊断为结核性心包炎。抗结核治疗后心包积液明显减少，造成了抗结核治疗有效的假象。直至典型的甲减症状出现，检测甲状腺功能才得以确诊。本病例给我们的提示有以下几点。

（1）以不明原因心包积液为主要症状的患者，应仔细进行鉴别诊断。需要鉴别的疾病有结核性心包炎、病毒性心包炎、心包恶性肿瘤以及原发性甲减引起的心包积液等。

（2）虽然发热尤其是午后低热、盗汗是结核病的比较典型的中毒症状，但并不是每个患者都有这些症状，因此，没有上述症状也不能完全除外结核病，但如果有典型的结核病中毒症状更能支持结核病的诊断。

（3）PPD强阳性只表明机体处于结核分枝杆菌潜伏感染状态，并不能说明此次心包积液就是结核分枝杆菌感染所致。抗结核抗体只能作为结核病诊断的一个辅助指标。近年来研究较多、较肯定的抗原已有多种，但其对菌阳及菌阴结核病的诊断结果并不令人满意，难以满足临床需要。在保证特异性高于95%的条件下，各种抗原的灵敏度分别在12%~76%。因此，临床医生不能仅通过PPD和抗结核抗体试验阳性就做出结核病的诊断。

（4）对于怀疑结核病而行诊断性抗结核治疗时，应密切观察治疗效果，诊断性抗结核治疗的时间应该短于3个月，如果治疗无效，应停止继续抗结核治疗，对疾病重新进行鉴别诊断。因为往往随着疾病的进展，某种疾病的典型症状就会出现，为正确诊断提供思路。

（5）原发性甲减起病缓慢、发病隐袭、症状缺乏特异性。有时以心血管变化为突出表现，心包积液是其重要表现之一。原发性甲减引起的心包积液发生缓慢，心包填塞不明显，故容易漏诊。对中老年患者有呆钝、怕冷、声音嘶哑、乏力、食欲缺乏、水肿、贫血、毛发干枯易脱落等甲减症状，同时伴有不明原因心脏扩大、心包积液、心电图有低电压，T波低平或倒置，应想到本病的可能，并进一步做有关甲状腺功能的相应检查。

（6）本患者血清T_3、T_4均明显低于正常，TSH明显升高，TG-Ab阳性，结合临床无明显低血糖、低血钠，有高胆固醇，符合原发性甲减合并心包积液的诊断。甲减明显时，由于代谢减缓，血脂增加，患者无高脂血症时，血脂（胆固醇、甘油三酯）升高，可能是甲减的间接实验室证据。

总之，临床医生应该认识本病，当原发病症状不典型时应密切随诊，实验性抗结核治疗效果不好时应努力寻找原因，以避免误诊误治。

（张立群）

参考文献

1. 白耀.常见甲状腺疾病的诊断和处理.国际内分泌代谢杂志,2006,26(5):357-360.
2. Thee S,Garcia-Prats AJ,Donald PR,et al. A review of the use of ethionamide and prothionamide in childhood tuberculosis. Tuberculosis,2016,3(97):126-136.
3. Luiz HV,Pereira BD,Silva TN,et al. Thyroid tuberculosis with abnormal thyroid function-case report and review of the literature. Endocr Pract,2013,19(2):44-49.
4. Takasu N,Takara M,Komiya I. Rifampin-induced hypothyroidism in patients with Hashimoto's thyroiditis. N Engl J Med,2005,352(5):518-519.
5. Kim DL,Song KH,Lee JH,et al. Rifampin-induced hypothyroidism without underlying thyroid disease. Thyroid,2007,17(8):793-795.

第十四章
肺结核合并结缔组织疾病

一、概述

结缔组织病（connective tissue disease，CTD）是泛指结缔组织受累的疾病，包括类风湿关节炎（rheumatoid arthritis，RA）、系统性红斑狼疮（systemic lupus erythematosus，SLE）、系统性硬化病（systemic sclerosis，SSc）、肉芽肿性多血管炎（granulomatosis with polyangitis，GPA）、贝赫切特病（Behcet disease，BD，也称白塞病）、干燥综合征（Sjogren syndrome，SS）、血管炎等。结缔组织病属于风湿性疾病，美国风湿病学协会（现称美国风湿病学会）1983年修订的风湿性疾病分类中，结缔组织病为风湿性疾病的第1类，为较常见的类型。结缔组织病具有某些临床、病理学及免疫学方面的共同点，如多系统受累（即皮肤、关节、肌肉、心、肾、造血系统、中枢神经等可同时受累），病程长，病情复杂，可伴发热、关节痛、血管炎、ESR增快；又各具有特征性的临床表现，部分具有特异性的自身免疫抗体。

本病病因不十分清楚，一般认为与遗传、免疫异常及感染等有一定关系，是多因性疾病。随着免疫学的进展，发现多数结缔组织病均伴有免疫学的异常，如抑制性T细胞功能低下、体液免疫功能亢进，多数结缔组织病有自身抗体存在，故也将这组病归入自身免疫性疾病。

结缔组织病多伴有免疫学的改变，治疗中通常需要长时间应用糖皮质激素、免疫抑制剂及生物制剂（如单克隆抗体），造成免疫功能抑制、免疫系统防御功能降低，使其特异和非特异免疫功能均降低，易出现机会性感染，如潜伏感染进展为活动性结核病，或陈旧性的结核复发。

结核分枝杆菌感染是结缔组织病免疫抑制剂治疗相关的重要并发症，多与激素应用相关，以继发性肺结核为主，但血行播散性肺结核和结核性脑膜炎所占比例明显增高；且患病率和死亡率高于普通人群。结核分枝杆菌感染和糖皮质激素应用的时间和剂量相关，激素用量增加则其并发活动性结核病的风险增加。Lu MC报道称，风湿病患者与普通人群发生结核病的风险中，系统性红斑狼疮、类风湿关节炎、干燥综合征患者发生结核病风险分别是普通人群的4.9倍、 2.0倍、6.11倍，同样，肺外结核病发生率也显著增高。

风湿免疫性疾病可累及全身多器官系统，表现不典型，缺乏特异性，容易误诊或漏诊。如红斑狼疮是一种系统性疾病，其30%~50%累及肺和胸膜，在临床工作中易将系统性红斑狼疮合并结核病误诊为系统性红斑狼疮肺部表现，又因激素及免疫抑制剂的使用致PPD试验不易出现阳性而漏诊。当系统性红斑狼疮及类风湿关节炎累及胸膜，出现浆膜炎，而又缺乏典型皮损或症状时极易误诊为结核病。风湿免疫性疾病在累及肺、脑、关节等器官时需要与肺结核、结核性胸膜炎、结核性脑膜炎及关节结核鉴别，在累及皮肤时要与结核性风湿病及皮肤结核等鉴别。

结核病常诱发结核性风湿病，如白塞病、类风湿关节炎及雷诺病，同样也可诱发红斑狼疮。贝赫切特病是一种全身性风湿病，可侵犯多器官、系统，病因复杂，与多种因素有关，文献报道部分病例与结核分枝杆菌感染有关。有研究认为结核病也是系统性红斑狼疮发病的高危因素。

在临床工作中，需要警惕结缔组织病患者发生结核病的风险，减少漏诊、误诊，并根据二者并存的特点予以合理的治疗。

二、临床表现

对于结缔组织病合并结核病的患者，因原发病的不同及所患结核病的类型不同而有不同的表现，需要详细观察患者的临床症状和体征。

（一）症状

结缔组织病患者常常多系统受累，除了全身症状（发热、乏力，全身不适），不同的结缔组织病患者还有特异性的症状。例如，类风湿关节炎患者出现晨僵、多发对称的关节痛，部分出现腕关节特征性的“天鹅颈”样的表现及关节功能障碍。系统性红斑狼疮患者可出现面颊部蝶形红斑，也可出现关节肌肉痛及神经系统表现（狼疮脑病），如头痛、意识障碍、情绪障碍等。系统性红斑狼疮累及肺部可出现咳嗽，活动后气短，部分患者可出现胸腔积液，多为中小量，双侧多见。干燥综合征患者可出现口干、饮水频繁、眼睛干涩等症状。口腔溃疡及外阴溃疡为贝赫切特病患者最突出的特征。

结缔组织病患者出现结核病多见于大量应用激素后，所患结核病表现多样，血行播散性结核病及结核性脑膜炎比例增高，也可出现干酪样肺炎及其他器官结核病。结缔组织病患者在合并肺结核时，全身症状以发热较常见，高热多见，可以是结缔组织病治疗过程中再次发热或发热加重；乏力明显，盗汗，多伴有体重下降。呼吸道症状包括咳嗽、咳痰、气促、胸闷，偶有咯血。合并结核性脑膜炎时，可出现头痛、呕吐、意识障碍、癫痫发作，甚至昏迷。如果出现其他部位结核病可有相应症状，比如淋巴结肿大、疼痛，出现腰椎病变时伴有腰、腿痛，活动受限。

（二）体征

结缔组织病因病变种类的不同而累及不同器官、系统，出现不同体征。例如，类风湿关节炎患者出现关节肿胀、畸形，类风湿结节；红斑狼疮患者出现面部蝶形红斑，亦可表现为多种皮疹，如红斑、红点、丘疹、紫癜，甚至水疱。

合并结核病时患者可有如下体征：肺部呼吸音可减低或增粗，可有湿啰音，出现胸腔积液时，可有相应的呼吸音减弱或消失，或出现胸膜摩擦音。如果出现结核性脑膜炎或脑炎，可能出现颈项强直，病理反射阳性，甚至出现癫痫、复视、失明、瘫痪等神经系统表现。

三、实验室检查及其他辅助检查

三大常规化验及肝肾功能、ESR、C反应蛋白、补体的检查，是必不可少的内容。通过血常规了解白细胞及血小板数量的变化；通过尿常规检查了解是否存在尿蛋白，对判断狼疮肾病或结缔组织病累及肾脏和治疗中出现的药物性肾损伤有重要意义。测定血清总补体、C_3、C_4有助于系统性红斑狼疮和血管炎的诊断以及活动性和治疗后疗效反应的判定。另外，对结缔组织病较重要的是特异性自身抗体的检查。

（一）结缔组织病的实验室检查

1.自身抗体　患者血清中自身抗体（即产生了针对自身组织、器官、细胞或细胞成分的抗体）的出现是结缔组织病的一大特点，自身抗体的检测对结缔组织病的诊断和鉴别诊断有重要价值，但抗体检测的灵敏度、特异性有一定的范围，且存在假阳性、假阴性率，诊断需要结合临床表现。

（1）抗核抗体（anti-nuclear antibodies，ANAs）。其靶抗原是核酸、组蛋白、非组蛋白、磷脂及蛋白酶等多种物质。ANAs可分成抗DNA、抗组蛋白、抗非组蛋白、抗核仁抗体、其他细胞成分抗体五大类。不同成分的ANAs具有不同的诊断特异性。

（2）类风湿因子（rheumatoid factor， RF）。其靶抗原为变性的IgG分子的Fc片段。变性的IgG可在炎症等病理状态下产生，也可以在IgG抗体参与免疫应答与相应的抗原结合发生变性时产生。RF阳性不仅见于类风湿关节炎、系统性红斑狼疮、干燥综合征、系统性硬化病，也见于感染、肿瘤，甚至5%的正常人群也可见RF阳性。RF在类风湿关节炎中的阳性率为80%左右，但是特异性较差。

（3）抗中性粒细胞胞质抗体（antineutrophil cytoplasm au toantibodies，ANCA）。其靶抗原为中性粒细胞胞质的多种成分，其中以丝氨酸蛋白酶-3（PR3）和髓过氧化物酶（MPO）与血管炎最为密切。

（4）抗磷脂抗体（antiphospholipid antibodies，APL）。其靶抗原为各种带负电荷的磷脂，目前检测的主要是抗心磷脂抗体、狼疮抗凝物、抗β_2-GP1，这些抗体见于抗磷脂综合征、系统性红斑狼疮等结缔组织病及非结缔组织病，主要引起凝血系统改变，表现为血栓形成、血小板减少和习惯性流产。

（5）抗角蛋白抗体谱。其靶抗原为细胞基质中的聚角蛋白微丝蛋白，该组抗体对类风湿关节炎特异性较高，有助于类风湿关节炎的早期诊断。

2.关节液检查　通过关节腔穿刺获取关节液。关节液的白细胞计数有利于鉴别炎症、非炎症和化脓性关节炎。非炎症性关节炎白细胞计数往往在20×10^9/L以下；白细胞超过30×10^9/L，中性粒细胞比例超过50%，提示炎症性关节炎；化脓性关节炎不仅关节液外观呈脓性，且白细胞计数更高。关节液中找到尿酸盐结晶有助于痛风性关节炎的诊断。

3.病理检查　活体组织检查病理所见对诊断有决定性意义，如肾脏活检病理对狼疮肾炎的病理分型、滑膜活检对关节炎的诊断、唇腺活检对干燥综合征的诊断有重要意义。

（二）结核病的实验室检查

1.病原学检查　对于痰液、胸腔积液、腹腔积液、脑脊液、BALF、淋巴结穿刺液等，可进行标本中结核分枝杆菌的涂片和培养。

（1）抗酸染色涂片。是诊断结核病较快的方法，对于大量排菌患者可较快获得诊断，对于排菌量少或者不排菌的患者，较难获得阳性结果。一般应用齐-内抗酸染色法（Ziehl-Neelsen染色法），也可用荧光染色法。涂片检测的结果回报较快，但敏感性差，每毫升痰液中含结核分枝杆菌5000~10000条可呈阳性结果，但不能区分死菌、活菌，不能鉴别是结核分枝杆菌还是非结核分枝杆菌。

（2）结核分枝杆菌培养。此法灵敏度高于涂片法，是结核病诊断的金标准，同时也为药物敏感性试验和菌种鉴定提供菌株。结核分枝杆菌培养分为快速培养和罗氏培养，无论哪一种方法，结核分枝杆菌的生长都较缓慢，即便是快速培养也需要大约2周的时间，罗氏培养结果回报则需要更长时间（4～6周），如培养阳性，可进一步获得详细的药敏结果，便于临床明确有无耐药及选择治疗方案。结核分枝杆菌培养后可进一步鉴别菌种，明确是否为结核分枝杆菌复合群或非结核分枝杆菌。

2.免疫学方法　结缔组织病患者通常长期大量应用免疫抑制剂，PPD阳性率较低，对结缔组织病合并结核病的患者诊断意义不大，也不能明确是潜伏感染或是疫苗接种后的反应。

IGRAs，是近十年来结核病免疫学研究中非常受重视的方法，其根据是结核分枝杆菌感染人体后存在抗原特异性的记忆T细胞，当再次遇到抗原刺激时能够迅速活化增殖，释放γ-干扰素，通过检测释放γ-干扰素的特异性T细胞形成的斑点数来判断结果。主要应用的抗原为ESAT-6和CFP-10，可以区分结核分枝杆菌感染、BCG接种及大部分的非结核分枝杆菌感染。对于临床上高度怀疑结核病而细菌学检测阴性的患者，可作为参考方法之一。2014年10月《中华结核和呼吸杂志》发表“γ-干扰素释放试验在中国的应用建议”中强调：在我国IGRAs不能用于确诊或排除结核病，对于缺少细菌学诊断依据的活动性结核病（如菌阴肺结核），可作为常规诊断依据的基础上起到补充或辅助诊断的作用。

3.分子生物学方法　核酸扩增技术也是结核病诊断较有价值的方法之一，可进行痰液、胸腔及腹腔积液、脑脊液、手术标本的检测，通过核酸扩增、基因杂交，DNA序列测定明确是否存在细菌，并可进行菌种鉴定，甚至耐药基因检测，早期明确是否存在耐药结核分枝杆菌感染。

4.病理检查　对于标本中结核分枝杆菌阴性，临床不能除外结核病，或者需要与其他疾病鉴别的患者，可以进行组织活检、病理检测以进一步明确，如CT定位下肺穿刺活检，支气管镜下肺组织、支气管及纵隔淋巴结活检，体表组织活检（如淋巴结穿刺活检）等。

结核病的基本病理变化是炎性渗出、增生和干酪样坏死，且破坏、修复常常同时进行，三种病理变化可同时存在，也可以某一变化为主。增生为主的病变表现为结核结节，由淋巴细胞、上皮样细胞、朗格汉斯细胞，以及成纤维细胞组成，中间可出现干酪样坏死。大量上皮样细胞聚集融合形成的多核巨细胞称为朗汉斯巨细胞。干酪样坏死多发生在结核分枝杆菌毒力强、感染的菌量多、机体超敏反应增强、抵抗力低下的情况。

（三）结核病的影像学检查及其他辅助检查

结核病好发于肺部，胸部X线检查是诊断肺结核的常规首选方法。胸部CT能提高分辨率，对病变细微特征进行评价，减少重叠影像；可准确判断病变的分布、范围、有无空洞；可以发现隐匿的支气管病变，早期发现粟粒阴影，减少微小病变的漏诊，并能准确显示纵隔淋巴结，有利于与其他疾病的鉴别；也可用于引导穿刺。

对于怀疑结核性脑膜炎或脑实质病变的患者可行脑磁共振检查，进一步明确诊断及病情。

四、诊断

结核病合并结缔组织病的诊断要对二者综合考虑，结缔组织病的患者多有风湿科的辅助检查和治疗记录，需要由风湿科明确诊断、评估病情，以及制定治疗方案，是否合并结核病需要进一步检查明确。

风湿免疫病患者在应用免疫抑制剂之前需要明确是否存在潜伏感染或陈旧肺结核。由于其治疗需要长期使用糖皮质激素及免疫抑制剂，应定期做胸部X线片检查和临床随访，以便早期发现结核病，从而早期、系统地治疗。

诊断需要结合病史、症状及辅助检查。如果长期应用大剂量糖皮质激素和免疫抑制剂的患者出现发热及咳嗽、咳痰等呼吸道症状，发现肺部阴影，痰抗酸菌涂片阳性，可初步诊断肺结核，痰结核分枝杆菌培养及菌种鉴定有利于进一步明确诊断。对于抗酸菌涂片阴性的患者，要根据影像及其他检查进一步明确肺部病变是否为结缔组织病累及肺部或胸膜所致。有时需要先进行抗感染治疗，除外普通肺部感染或者真菌感染，必要时甚至需要试验性抗结核治疗。对于血行播散性肺结核，由于早期胸部X线片可能未出现典型的粟粒样病灶，仅表现为磨玻璃影或肺间质病变，需要动态观察，1~2周后可再次复查胸部X线片或胸部CT。

在临床工作中，凡遇到以贝赫切特病、结节红斑、血管炎等形式表现为主的疾病，除了常规考虑风湿免疫性疾病的可能，还要考虑结核分枝杆菌感染引起变态反应的可能，应常规行结核病的相关检查，判断是结缔组织病的表现还是结核性风湿病的相关反应。

因糖皮质激素和免疫抑制剂可抑制迟发性变态反应，使这些患者PPD试验阳性率较低，因而PPD皮试对诊断意义不大。风湿免疫性疾病合并结核病的患者因为原发病或使用激素使得结核病的临床表现不典型，临床医生容易忽略。当发热及咳嗽、咳痰不能用系统性红斑狼疮本身解释或当加大皮质激素的用量体温下降后又迅速回升而痰真菌检查阴性，强有力抗感染治疗无明显效果、胸腔积液按系统性红斑狼疮治疗长期不吸收、实验室检查不支持系统性红斑狼疮活动时应考虑合并结核病的可能。

在使用糖皮质激素治疗过程中，如出现不明原因的发热等临床表现而不能用系统性红斑狼疮解释时，应及时做胸部X线片甚至胸部CT检查，以便及早明确发热原因，做到早诊断、早治疗，防止疾病的进展、恶化。合理使用糖皮质激素及免疫抑制剂，在控制病情的前提下，尽量使用最小剂量的糖皮质激素，对已明确诊断合并结核病的，应及时使用强有力的治疗方案。

怀疑合并结核病时要详细检查，尽早进行分枝杆菌涂片、培养、PCR检测及胸部X线和CT检查，必要时要进行纤维支气管镜检测，将系统性红斑狼疮、类风湿关节炎的肺部表现与结核的表现区分开来。增加痰涂片检查次数，可提高病例发现率。胸部X线片有重要临床价值，可请专业人员会诊阅片，必要时要多次拍片，甚至用CT帮助诊断，纤维支气管镜刷检、活检及灌洗液检测对诊断也很有帮助，特别是对支气管结核患者。

五、治疗

结缔组织病合并结核病的患者，其治疗要兼顾风湿免疫性疾病和结核病，因为两种病变共存既要应用糖皮质激素和（或）免疫抑制剂，同时还需应用抗结核药物。要考虑到二者并存的互相影响，针对结缔组织病，糖皮质激素或其他免疫抑制剂用量要适当，以防加重结核病，抗结核治疗的疗程要适当延长。

抗结核治疗过程中要考虑抗结核药的副作用，以及可能对结缔组织病的影响。例如，吡嗪酰胺和乙胺丁醇常出现关节痛的不良反应，可能会加重类风湿关节炎和红斑狼疮患者的关节痛症状。利福平为肝药酶诱导剂，应用利福平后可能会出现原来使用的糖皮质激素、免疫抑制剂相对不足，致病情不能有效控制的现象，应注意病情变化，必要时适当调整、增加药物剂量。

两种病变共存时，药物对人体的不良反应增加，需注意监测血、尿常规及肝肾功能，对不良反应的监测要比单纯的一种病变频繁、细致。部分抗结核药物如异烟肼及氟喹诺酮类药物可能会出现精神症状或神经系统的不良反应，当患者出现精神症状，如癫痫发作或类精神病反应时，需要考虑是药物作用还是免疫性疾病累及神经系统，如狼疮性脑病，或是血管炎性脑病。

（一）结缔组织病合并结核病的化疗方案

结缔组织病合并结核病时，可在结缔组织病治疗的基础上加用合理、正规的抗结核治疗。抗结核治疗可按照标准方案进行，但此类患者机体免疫功能低下，半年的短程化疗不适用于合并结缔组织病的患者，并建议每日用药方案，不使用间歇治疗。文献报道结缔组织病合并结核病的疗程9~24个月不等，推荐可予3HRZE(S)/9HRE，疗程应延长至12个月以上。对于多系统结核病或结核性脑膜炎疗程应该18～24个月，以减少复发的机会。应严格掌握糖皮质激素使用指征、剂量及疗程，使用抗结核药物的疗程应不短于糖皮质激素的疗程。如果在治疗的过程中有明确的药敏试验结果，可以再参考药敏结果调整治疗方案，保证有3~4种敏感的抗结核药物。

结核病治疗的原则：早期、联合、足量、规律、全程，必要时可根据患者的病情、肝肾功能等个体化调整治疗方案。用药剂量如下：异烟肼（H）0.3g/d，利福平（R）0.45g/d，吡嗪酰胺（Z）1.5g/d，乙胺丁醇（E）0.75g/d，此4种药（HRZE）均为口服药物；链霉素（S）0.75g/d，肌内注射。如果发生严重不良反应或者过敏，可调整治疗方案。治疗中合并应用的糖皮质激素应使用能够控制病情的最小剂量，并随着结缔组织病的病情好转逐渐减量。

（二）结缔组织病的预防性化疗

对于风湿免疫性疾病是否需行预防性的抗结核治疗以及预防性治疗的方案及评价，目前临床相关的资料较少，但是对于有陈旧结核病变的患者，或者PPD皮试或IGRAs提示潜伏性结核分枝杆菌感染者（latent tuberculosis infection，LTBI），推荐进行预防性的抗结核治疗。

Ma L等报道对系统性红斑狼疮患者中的具有结核病高风险人群（结核病史、结核病密切接触史、PPD强阳性、高血糖）应用糖皮质激素加用异烟肼组或者糖皮质激素加用异烟肼、乙胺丁醇组治疗1年，均无结核病发生；而单用糖皮质激素组，结核病的发病率为11.43%，提示对于高风险人群，预防性的治疗可有效防止结核病的发生。

风湿性疾病合并陈旧性结核病的患者，经大剂量糖皮质激素治疗时，结核病复发率高达30%，提示对有陈旧性肺结核患者给予大剂量糖皮质激素治疗的同时，应给予抗结核药物预防复发。

WHO 2014年对LTBI的预防性治疗，推荐了4种方案：①6个月或9个月的异烟肼（6/9 INH），每日用药；②3个月的异烟肼和利福喷丁［3（INH+Rft）］，每周用药；③3～4个月的异烟肼和利福平［3～4（INH+RFP）］，每日用药；④4个月的利福平（4RFP），每日用药。国际上目前推荐的LTBI的首选治疗方案为9INH方案；其他被广泛认可的治疗方案有6INH、4RFP、3（INH+ Rft）。一些临床研究报道了4RFP可作为9INH的替代治疗方案，而3（Rft+INH）方案则有最好的完成率和不劣于9INH方案的疗效。但短程方案的有效保护期是否能够达到与长程方案同样的效果仍不得而知。我国推荐对HIV感染、长期使用免疫抑制剂，以及准备接受TNF-α拮抗剂治疗的患者进行LTBI的预防性治疗。

六、注意事项

结缔组织病患者在开始使用免疫抑制剂之前，需要明确是否存在陈旧结核病或LTBI。使用免疫抑制剂的过程中仍需要定期复查胸部X线片或胸部CT以排除结核分枝杆菌感染或结核病复发的可能。对于已经明确的结缔组织病合并结核病的患者，治疗中注意病情变化及药物不良反应。

（一）结缔组织病常用药物的不良反应

不同的结缔组织病，所使用的免疫抑制剂的类型及不良反应不尽相同。结缔组织病治疗中可能会用到非甾体抗炎药、糖皮质激素、慢作用抗风湿药物等。用药前要明确患者的血常规、肝肾功能、尿常规及其他基础性疾病和并发症情况。要熟悉免疫抑制剂的常见不良反应，注意监测药物不良反应。

非甾体抗炎药具有退热、镇痛、消肿的作用。主要的副作用是消化道反应，如用药后可出现上腹不适、隐痛、恶心、呕吐、食欲减退等消化道症状。长期口服非甾体抗炎药的患者中，有10%～25%的患者发生消化性溃疡，其中有小于1%的患者出现严重的并发症如出血或穿孔。另外，非甾体抗炎药可能会产生肝损伤，在治疗剂量下，可导致10%的患者出现肝脏轻度受损；还可能导致头痛、头晕、嗜睡、失眠；可引起尿蛋白、管型，尿中可出现红细胞和白细胞等，严重者可引起间质性肾炎。部分非甾体抗炎药可引起粒细胞减少。

糖皮质激素是许多结缔组织病的一线药物，具有快速的抗炎作用，可抑制巨噬细胞的吞噬及抗原呈递作用，减少循环中的T淋巴细胞、B淋巴细胞和NK细胞数量；但长期服用有感染、高血压、糖尿病、骨质疏松、股骨头无菌性坏死、肥胖、消化性溃疡的风险。应用过程中需待病情控制后应逐渐减量，并注意不良反应。

慢作用抗风湿药物包括一组细胞毒药物，如硫唑嘌呤、环磷酰胺、氨甲蝶呤、环孢素，这类药物通过抑制免疫反应过程中的不同环节而发挥抗风湿作用，详细介绍如下。

1.硫唑嘌呤　大剂量及用药时间过久可有严重骨髓抑制，可导致粒细胞减少、再生障碍性贫血，也可导致脱发、药物热、皮疹、黏膜溃疡、胃出血、肠穿孔、腹膜出血、视网膜出血、厌食、恶心、呕吐、口腔炎等。偶见胆汁淤积、中毒性肝炎、肌痛。个别患者出现急性肾功能不全、溶血性贫血、急性阻塞性肺部疾病、脑膜炎等。

2.环磷酰胺　是目前应用的各种免疫抑制剂中作用最强的药物之一。可用于各种自身免疫性疾病，对大部分严重类风湿关节炎及全身性红斑狼疮病例有效。骨髓抑制为本药最常见的毒性反应，还可以出现白细胞减少、肝功能损伤及消化道反应；可以引起肾出血、膀胱纤维化及出血性膀胱炎、肾盂积水，甚至继发肾癌，但与其他烷化剂抗癌药相比，本品的肾毒性相对较低，大量补充液体可减轻泌尿系统的毒性。另外，此药对毛根有毒性作用，用药后引起脱发的程度是与剂量相关的，停药后可逐渐长出新发；也可引起口腔炎及药物性皮炎。环磷酰胺对生殖系统有较明显的毒性，可引起男性精子缺乏，女性卵巢损伤。常规剂量的环磷酰胺不产生心脏毒性，但当高剂量时可产生心肌坏死，偶有发生肺纤维化。

3.甲氨蝶呤　本品毒性较大，有胃肠道反应、口腔溃疡、粒细胞减少、脱发等副作用，少数可出现全血减少、肝功能损伤、皮肤色素沉着、畸胎等。肝肾功能不良及孕妇忌用。应用氨甲蝶呤后24小时内再给适量的甲酰四氢叶酸，可对抗甲氨蝶呤的毒性，但几乎不影响其免疫抑制作用。

4.环孢素A　主要用于肝、肾以及心脏移植的抗排异反应，可与肾上腺皮质激素同用，也可用于一些免疫性疾病的治疗。较常见不良反应的有厌食、恶心、呕吐等胃肠道反应，牙龈增生伴出血、疼痛，约1/3 用药者有肾毒性，可出现血清肌酐、尿素氮增高、肾小球滤过率减低等肾功能损伤及高血压等。牙龈增生一般可在停药6个月后消失。

（二）常用抗结核药物的不良反应

常用的抗结核药物包括异烟肼、利福平、吡嗪酰胺、乙胺丁醇、链霉素、阿米卡星，有时可能还需要用到氟喹诺酮类药物。异烟肼的主要不良反应是肝损伤、末梢神经炎，部分患者可能会出现失眠、烦躁、情绪不稳。利福平的主要副作用是肝损伤及血液系统反应，如白细胞、血小板减少。吡嗪酰胺的主要不良反应是肝损伤、尿酸增高、关节痛。乙胺丁醇的主要不良反应是视神经炎、消化道反应、肾损害。链霉素及阿米卡星的主要不良反应是耳毒性（耳鸣、听力减退）及肾毒性。

（三）治疗过程中不良反应的监测、处理

免疫抑制剂及抗结核药均有较多的不良反应，治疗过程中可能会出现部分不良反应叠加，需要密切注意病情及不良反应，及时处理。主要的不良反应如下。

激素及非甾体抗炎药可能会造成胃黏膜病变，甚至溃疡、消化道出血。抗结核药物多种联用，口服药物数量多，通常有明显的胃肠道反应。可适当加用黏膜保护剂和止吐剂。

抗结核药物肝肾毒性大，治疗过程中需密切监测肝肾功能，每1~2周复查肝肾功能。可适当加用护肝药物。如果肝损伤严重，必要时暂停抗结核药物。

环磷酰胺和硫唑嘌呤也会造成白细胞减少，抗结核药中的利福平也可能会

引起粒细胞及血小板的减少，因而要及时复查血常规，注意白细胞和血小板的情况。

风湿性疾病有时会造成肾损伤，如狼疮性肾病。环磷酰胺也会造成肾损伤及出血性膀胱炎，抗结核药中的氨基糖苷类如链霉素、阿米卡星、卷曲霉素会造成肾损伤，因而要注意尿蛋白及尿中红细胞的情况，并定期复查尿素氮、肌酐，必要时及时停药。

抗结核药中的吡嗪酰胺会引起尿酸增高，可以加用促进尿酸排泄的药物，如苯溴马隆；以及抑制尿酸生成的药物，如别嘌呤醇等。吡嗪酰胺及乙胺丁醇均会造成关节痛，应注意相关症状，并及时复查血尿酸。

另外，需要注意患者的情绪、精神状态。患者用结核药可能出现精神症状，如情绪不稳、烦躁，要考虑是否由异烟肼及氟喹诺酮类药物引起。对于精神症状明显或者伴有头晕、头痛的，要做腰穿检查，除外合并结核性脑膜炎，对于系统性红斑狼疮患者需要除外有狼疮性脑病的可能，部分血管炎患者需注意血管炎性脑病。

七、病例

（一）病例简介

患者，男性，61岁。

主诉 反复多发关节疼痛3年，间断咳嗽、乏力伴发热4个月，加重半个月。

现病史 患者3年前（2013年）出现双膝关节肿痛，活动障碍，伴晨僵（半小时以上），关节痛逐渐加重，逐渐累及双髋、双肩、双肘、双腕、双手关节，肿胀伴疼痛。2014年8月在当地诊断为类风湿关节炎，予以中药治疗后疼痛缓解，仍反复发作并逐渐加重，近1年长期服用糖皮质激素及止痛药物。糖皮质激素最大用量为每日40mg，逐渐减量至每日20mg。4个月前（2015年9月）患者关节痛明显，伴咳嗽及乏力，在当地诊断为肺部感染，当时无发热，抗感染治疗后症状改善不理想，2015年9月30日CT检查发现肺气肿、肺大疱及右侧胸腔积液。经胸腔穿刺，抽出胸水约1000ml，胸水为黄色，胸水ADA 27U/L。2015年10月9日出现发热，体温可达39℃，血常规WBC 18.45×10^{9}/L，RBC 3.28×10^{12}/L，血类风湿因子阳性。痰结核分枝杆菌涂片阴性，痰Xpert阴性，血T-SPOT.TB阴性，胸水及血的肿瘤标志物均阴性。10月19日抽出黄色略浑浊胸水200ml，气体约50ml。胸水李凡他试验阳性，WBC 11.7×10^{3}/L，多核细胞99%，总蛋白（TP）46.7g/L，LDH 1822 U/L，ADA 38U/L，GLU 0.3mmol/L，根据胸水化验特点考虑胸水为感染性可能性大，类风湿性胸水不除外，结核性胸膜炎诊断依据不足。予以抗感染治疗，后复查胸腔超声提示胸水量减少，未再穿刺。抗感染治疗后发热改善，好转出院，建议风湿科随诊。患者出院1个月后（2015年11月）间断咳嗽，无发热，未予重视。近半个月咳嗽明显加重伴咳痰、喘憋，发热，体温38~39℃，胸部CT发现肺部多发结节、斑片影，右下空洞形成，考虑肺结核，于2016年1月入院。病程中饮食差、乏力明显，体重明显下降。

既往史　既往有冠心病史3年余，偶发心动过速，曾服用过胺碘酮。2015年8月外伤后足趾脓肿，抗感染治疗后痊愈。

个人史　有吸烟30年，每天20支；饮酒史30年，每日0.5千克。

查体　神志清楚，发育正常，慢性病容，营养不良，自动体位。皮肤黏膜无黄染，浅表淋巴结无肿大。右下肺呼吸音减弱，右侧背部可闻及湿啰音，左肺呼吸音清，心率96次/分，节律齐，未闻及杂音。腹软，无压痛，双下肢无水肿。

辅助检查　2015年10月20日胸部CT（图14-1）示双肺间质增生，胸膜下多发肺大疱，右侧胸膜增厚，右侧胸腔较少量液体及气体；双肺少许片絮状阴影，以右下肺为主。2016年2月2日胸部CT（图14-2）示内见不规则溶解及空洞形成；双上肺下多发肺大疱，右侧胸膜增厚。

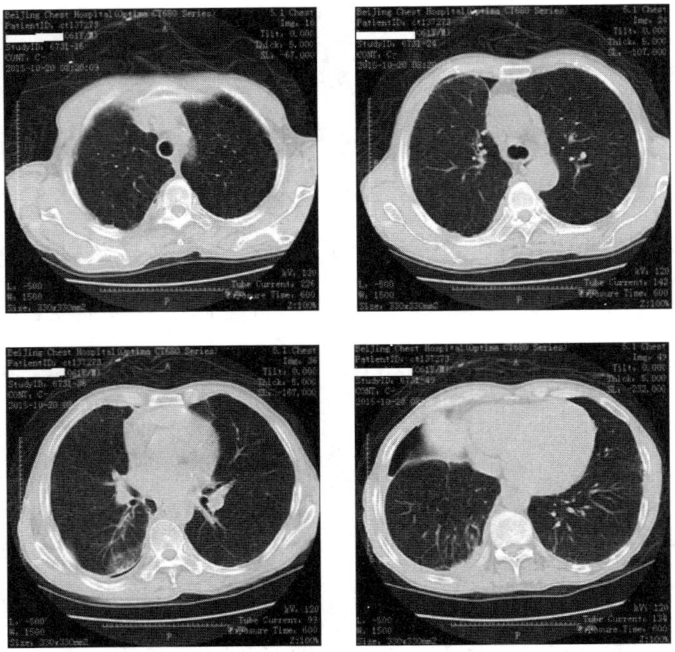

图 14-1　患者 2015 年 10 月 20 日胸部 CT 表现

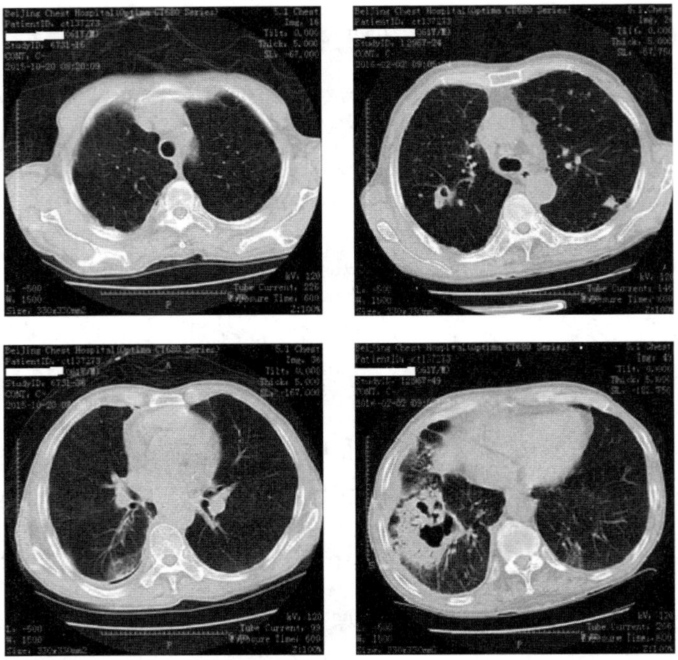

图 14-2　患者 2016 年 2 月 2 日胸部 CT 表现

（二）病例特点

（1）老年男性，有风湿性关节炎病史3年，长期用糖皮质激素，免疫力低下。

（2）4个月前咳嗽乏力，诊断为肺部感染，抗感染治疗症状好转不理想。胸部CT检查发现胸腔积液，且量较大，共抽胸腔积液1200ml，呈黄色、渗出性，中性粒细胞为主，糖极低，LDH较高。近2个月仍间断咳嗽，近半个月发热、咳嗽，痰多，症状加重。

（3）2016年1月胸部CT示双肺多发大小不等的结节影，部分结节内空洞形成，右下肺可见大片实变，内见不规则溶解性空洞形成。双上肺胸膜下多发肺大疱，右侧胸膜增厚。

（三）诊治经过

入院后血T-SPOT.TB阳性（＞800 SFCs/10^6PBMC），多次痰查结核分枝杆菌复合群DNA检测阳性，痰抗酸菌涂片阳性，胸腔超声检查无胸腔积液，予以异烟肼、利福喷丁、乙胺丁醇、左氧氟沙星抗结核。因转氨酶轻度增高未用利福平，因关节痛明显暂未用吡嗪酰胺。同期泼尼松用量为4片（20mg），治疗2周后患者仍高热。予以增加激素用量（加至30mg）后仍反复发热。进一步检查，痰Xpert阳性，存在*rpoB*基因突变，考虑原发性耐药肺结核，予以停用利福喷丁，加用阿米卡星及对氨基水杨酸钠抗结核治疗。住院期间，进食差，乏力明显，血常规检查提示贫血，白蛋白明显降低，ALB 19.8g/L。经抗结核、营养支持治疗1个月后，咳嗽、喘憋减轻，体温正常，食欲增加，病情好转后带药出院。

2016年4月因发热在首都医科大学附属北京胸科医院急诊予以抗感染、同时抗结核治疗，血常规检查发现血小板减少，最低26×10^9/L，暂停抗结核治疗。罗氏培养及药敏回报：对异烟肼、利福平、乙胺丁醇、链霉素、利福喷丁、利福布丁均耐药，对卷曲霉素及左氧氟沙星敏感，提示耐多药结核病。目前低热，体温37~37.5℃，痰少，营养状态稍改善，复查血常规WBC 8.41×10^9/L，PLT 126×10^9/L，血ALT 80U/L、AST 50U/L、白蛋白30.7g/L，拟复诊并进一步调整治疗方案。

（四）经验教训

患者长期应用激素，免疫功能差，易发生各种机会性感染，为结核病易感人群。对于结缔组织病患者，需定期体检以便早期发现肺部阴影。

患者2015年10月发现胸腔积液，但因结核性胸膜炎诊断依据不足暂未抗结核治疗，在风湿科就诊予以激素治疗。2016年1月肺部病变增多进展，诊断为肺结核，进一步的检查提示原发性耐药结核病。抗结核治疗后症状好转不理想，仍持续发热，考虑与耐药有关，经调整方案后病情好转。对于结核病合并结缔组织病患者，治疗中如果发热持续，需要考虑是否存在激素用量相对不足，以及是否存在耐药结核病的可能。

患者营养状态差，低蛋白显著，发现肺结核时，双肺病变较广泛，且多发空洞形成，建议对于慢性咳嗽患者，需要密切观察病情及复查胸部X线片或胸部CT，以利于早期诊断，并注意加强营养支持治疗。

患者治疗中出现不良反应（消化道反应、血小板减少、肝损伤），并同时应用多种药物，如抗生素、抗结核药物及免疫制剂。多种药物同时使用导致不良反应增大，易出现肝肾损伤及造血系统损伤，治疗中需要密切监测各项指标，以便及早发现并处理药物不良反应。

（聂理会　初乃惠）

参考文献

1. 陈灏珠,钟南山,陆再英.内科学,北京:人民卫生出版社,2015.
2. Lu MC,Lai CL,Tsai CC,et al. Increased risk of pulmonary and extra- pulmonary tuberculosis in patients with rheumatic diseases. Int J Tuberc Lung Dis, 2015,19(12):1500-1506.
3. Lin YC, Liang SJ,Liu YH,et al. Tuberculosis as a risk factor for systemic lupus erythematosus：results of a nationwide study in Taiwan. Rheumatol Int,2012:32(6):1669-1673.
4. 马玙,朱莉贞,潘毓萱.结核病,北京:人民卫生出版社,2006.
5. γ-干扰素释放试验在中国的应用建议.中华结核和呼吸杂志,2014,37(10):744-747.
6. Ma L,Lin B,Wang L,et al. Preventive therapy for iatrogenic active tuberculosis in systemic lupus erythematosus patients. Zhonghua Yi Xue Za Zhi. 2014,94(45):3579-3582.
7. 艾静文,阮巧玲,张文宏. 结核分枝杆菌潜伏感染预防性治疗的进展.中国防痨杂志,2015,37(1):80-85.

第十五章
结核病合并血液系统疾病

一、 概述

血液系统疾病俗称血液病，系指原发于造血系统和主要累及造血系统的疾病。血液病的范畴包括各种造血干细胞及血细胞（白细胞、红细胞、血小板）增高或者降低或者质的异常、凝血因子的变化及血管异常，恶性血液病患者由于自身免疫功能低下和化疗对骨髓抑制的副作用，常使机体免疫功能进一步下降，易合并感染，包括结核病。

文献报道称，血液病并发肺结核并不少见，近年呈增高趋势。恶性血液病合并肺结核临床表现不典型，痰涂片抗酸杆菌阳性率低，影像学改变也多不典型，给临床诊治带来了很大困难，甚至有些血液病患者在死后尸检时才发现活动性结核病的存在。因此，血液病患者当出现不明原因的发热或其他原因难以解释的肺内阴影时，要高度警惕结核病的可能。

结核病在治疗前和治疗早期可导致血液系统的异常，发生继发性贫血、白细胞减少或增多、血小板减少，部分可出现类白血病样反应、弥散性血管内凝血、紫癜及罕见的骨髓纤维化。类白血病反应是机体的一种防御反应，由于某种原因刺激，使机体处于高度应激状态，发生白细胞过度增生及异常释放，为继发于各种疾病的一种综合征，常见病因有感染、恶性肿瘤、急性中毒、过敏及大出血等，其中感染多见于急性血行播散性肺结核、化脓性感染及败血症。类白血病本身不需特殊治疗，积极治疗原发病，待病因去除后，血象可恢复正常或好转。

血液病合并结核病经抗结核治疗有效，并不影响恶性血液病治疗的转归。急性白血病患者往往合并肺部感染和（或）白血病的肺部浸润，须与结核病鉴别。一般来说，前两者无肺结核的临床、组织学、细菌学证据及典型的影像改变，且随着抗炎及抗白血病治疗病情好转，而与抗结核治疗不相关联。如果合并结核病，其进展快，多数属渗出性、坏死性改变，如在肺部其病灶可累及整个肺叶，出现肺炎样改变、类肺脓肿改变，可能造成诊断上的困难。

结核病的治疗需要多种药物的联合应用，在治疗过程中患者可能出现各种不同程度的药物不良反应（adverse drug reactions， ADR）。有些抗结核药物对血液系统有不同程度的损害，抗结核药物对造血系统的影响主要表现为红细胞减少、白细胞或粒细胞减少、血小板减少，也可表现为全系即全血细胞减少，亦可出现再生障碍性贫血或溶血性贫血。轻症可无症状，或仅表现为疲乏无力、多汗、失眠、头晕；严重者可有不同程度的贫血和不同部位的出血倾向，偶有急性溶血性贫血。溶血性贫血发生的机制是药物刺激机体产生IgM抗体，并与之结合形成免疫复合物，这种复合物被吸附于红细胞膜，激活补体并结合于红细胞表面，导致发生溶血。这种贫血常突然发生、进展快、血红蛋白下降迅速、易发生急性肾衰竭和弥散性血管内凝血。溶血性贫血常与药物剂量无明显关系。常见引起溶血性贫血的药物为对氨基水杨酸钠和利福平。应用抗结核药物导致白细胞减少和（或）粒细胞减少，常见于异烟肼、对氨基水杨酸钠、氟喹诺酮类和利福霉素类抗结核药。血小板减少是由于长期大量应用某些抗结核药物发生药物中毒反应，直接引起血小板破坏使其数量减少；另外一个原因是药物作为半抗原与血浆中的大分子蛋白结合形成抗原，刺激机体产生抗体，药物再与之结合形成复合物，附着在血小板表面加速其破坏。引起血小板减少的抗结核药物有链霉素、异烟肼、对氨基水杨酸钠、氟喹诺酮类、利福霉素类和利奈唑胺。因此，当结核病与血液病并存时，要根据患者各个脏器功能、外周血象及患者的依从性选择适合的治疗方案。

二、临床表现

肺结核常见临床症状为咳嗽、咳痰2周或以上，可伴有咯血、胸痛、呼吸困难等症状；发热（常午后低热），伴盗汗、乏力、食欲降低、体重减轻、月经失调。部分患者表现为结核变态反应引起的过敏表现，如结节性红斑、疱疹性结膜炎和结核风湿症（Poncet病）等。但血液病合并肺结核临床表现常常不典型，恶性血液病患者合并活动性结核病常表现为持续高热（体温高于39℃）超过7日，伴有咳嗽、咳痰等非特异性表现，较少出现咯血，这些非特异性表现与细菌、真菌感染难以鉴别，需要结合病原学、影像学、组织学等方法综合考虑。肺部病变较广泛时可有相应体征，有明显空洞或并发支气管扩张时可闻及中小水泡音。肺外结核表现为患病相应部位的症状及体征。应注意无明显临床症状及无典型影像学表现的结核病患者逐渐增多，这些隐性结核分枝杆菌感染者一般无明确感染灶和明显结核分枝杆菌感染的症状，而是以典型的血液病的表现，如贫血、白细胞减少、血小板减少等为临床表现，血液学和骨髓检查也符合相应的血液病诊断，因此，很容易被误诊为血液病。淋巴结核以颈淋巴结核多见，也有胸、腹腔淋巴结核，腋窝淋巴结核，纵隔淋巴结核等。纵隔淋巴结核症状不典型，因为淋巴结部位较特殊，不易获得细菌学及病理学依据，致使诊断困难，易误诊为纵隔淋巴瘤、结节病及肺癌的纵隔、肺门淋巴结转移等。其临床特点有：常有结核病患者接触史，慢性结核病中毒症状，如低热（多以午后为主）、乏力、盗汗、纳差等全身症状，常侵犯多组淋巴结，易于融合，肿大淋巴结周围常有浸润阴影，肿大淋巴结可液化或部分钙化。

血液病患者合并结核病时，在治疗前可出现类白血病样反应，容易漏诊或误诊为血液病复发。对于血液病患者出现不明原因的咳嗽、咳痰、低热、乏力、食欲降低、体重减轻等，要高度警惕合并结核病的可能。

三、实验室检查

（一）病原学检测

集菌法检测抗酸杆菌阳性率高于直接涂片法。抗酸杆菌阳性只能说明抗酸杆菌存在，不能区分是结核分枝杆菌还是非结核分枝杆菌。由于我国非结核分枝杆菌肺病发病逐年增多，对于高度可疑非结核分枝杆菌感染或抗结核治疗效果差的抗酸杆菌阳性患者需进一步行菌种鉴定。分离培养法灵敏度高于涂片镜检法，可直接获得菌落，便于与非结核分枝杆菌鉴别，是结核病诊断的金标准。BACTEC法采用液体培养基、C_{14}同位素测定结核分枝杆菌代谢产物判断生长情况，明显缩短了检测时间，其结果与常规的改良罗氏培养基的结果有明显的一致性。

（二）免疫学检测

2005年，美国疾病控制与预防中心（CDC）首次公布使用QFT-G方法（QuantiFERON Gold Test）检测结核分枝杆菌感染，此后FDA又批准了2种新的IGRAs辅助诊断潜伏性结核分枝杆菌感染和活动性结核病，包括QFT-GIT（QuantiFERON-TB Gold In-Tube test）和T-SPOT.TB。近年来，IGRAs在诊断潜伏性结核分枝杆菌感染和结核病临床诊断中的应用越来越广。但IGRAs阳性仅作为潜伏性结核分枝杆菌感染的证据，不能作为活动性结核病的诊断依据。

（三）分子生物学检测

目前采用的分子诊断技术Xpert MTB/RIF和Hain-test的检测，可在2小时和24小时内获得检测结果，用于结核病快速诊断，同时作为筛查结核分枝杆菌对利福平或异烟肼和利福平是否耐药的快速检测手段。

2008年，分子线性探针测定法（hain-test）已得到了WHO的认可与推荐，该方法用于诊断利福平耐药具有极高的精确度；而对于诊断异烟肼耐药特异性也很好，但灵敏度稍差。该方法优点为，其诊断MDR-TB仅需24～48小时，且可直接检测涂片阳性痰标本，方法较为简单。Xpert MTB/RIF是集痰标本处理、DNA提取、核酸扩增、结核分枝杆菌特异核酸检测、利福平耐药基因*rpoB*突变检测于一体的结核病和利福平耐药结核病快速诊断方法。2010年12月，WHO批准了Xpert MTB/RIF的应用。该技术也被WHO誉为结核病诊断中革命性的突破。

（四）组织病理学检测

经胸膜穿刺、肺活体组织穿刺、淋巴结穿刺、可疑体表肿物穿刺、浅表淋巴结穿刺以及支气管内镜超声引导下经支气管针吸活检术（endobronchial ultrasound-guided transbronchial needle aspiration，EBUS-TBNA）等活检，取得组织后行病理学特殊染色、免疫组化和基因检测，部分患者可获得组织病理学确诊依据。

四、肺结核的影像学表现

细菌学检查是肺结核诊断的确切依据，但不是所有的肺结核都可得到细菌学证实。胸部 X 线检查也常是重要的。需注意与其他肺部疾病鉴别。一般而言，肺结核胸部X线表现可有如下特点。

（1）多发生在肺上叶尖后段、肺下叶背段、后基底段。

（2）病变可局限也可多肺段侵犯。

（3）X 线影像可呈多形态表现（即同时呈现渗出、增殖、纤维和干酪样病变），也可伴有钙化。

（4）易合并空洞。

（5）可伴有支气管播散灶。

（6）可伴胸腔积液、胸膜增厚与粘连。

（7）呈球形病灶时（结核球）直径多在3cm 以内，周围可有卫星病灶，内侧端可有引流支气管征。

（8）病变吸收慢（1个月以内变化较小）。

胸部CT扫描对如下情况有补充性诊断价值。

（1）发现胸内隐匿部位病变，包括气管、支气管内的病变。

（2）早期发现肺内粟粒阴影。

（3）诊断有困难的肿块阴影、空洞、孤立结节和浸润阴影的鉴别诊断。

（4）了解肺门、纵隔淋巴结肿大情况，鉴别纵隔淋巴结结核与肿瘤。纵隔淋巴结结核胸部增强 CT 显示纵隔淋巴结肿大，呈不规则环状增强和均匀增强，中心见低密度区不强化，此表现有助于结核病诊断。

（5）少量胸腔积液、包裹积液、叶间积液和其他胸膜病变的检出。

（6）囊肿与实体肿块的鉴别。

恶性血液病患者合并活动性肺结核时的影像表现与普通肺结核患者类似，但常表现活动性病变与陈旧性病变并存（如较多结节影与钙化灶、纤维索条影并存），提示相当一部分患者既往有肺结核病史，在恶性血液病治疗过程中复发。

五、诊断

肺结核患者痰结核分枝杆菌阳性依然是结核病诊断的金标准（详见肺结核诊断标准）。近些年，随着分子生物学和病理组织学检测方法的进展，诊断手段更加快捷准确。对于无法取得细菌学、分子生物学和组织病理学诊断依据的患者，要综合患者的临床表现、影像表现，参考辅助的免疫学检测结果做出临床诊断。必要时可给予诊断性抗结核治疗。

六、治疗

（一）血液系统疾患合并结核病化疗原则

总的治疗原则是早期、规律、联合、适量、全程原则，并且要安全、有效、合理用药。对于白细胞减少型白血病、再生障碍性贫血（简称再障）、骨髓增生异常综合征（MDS）、粒细胞缺乏症等首选对血液系统副作用小的抗结核药物，从而保证抗结核治疗能够顺利进行。抗结核治疗与血液病化疗同时进行时，避免同时使用对肝肾功能损伤大的药物。

血液病患者合并结核病时，各个脏器功能正常及化验指标在正常范围内，且抗结核治疗前的血象显示白细胞和血小板在正常范围内，治疗方案的选择同单纯结核病患者，可以给予常规剂量的抗结核药物治疗。对于白细胞减少型白血病、再障、骨髓增生异常综合征、粒细胞缺乏症等血液病患者，如果抗结核治疗前患者的血常规白细胞低于$3.5 \times 10^9/L$和（或）血小板低于$100 \times 10^9/L$，抗结核治疗过程中要密切监测血常规变化，如果白细胞继续下降，但高于$2.5 \times 10^9/L$可以给予鲨肝醇、利可君或地榆升白片等升白细胞治疗而维持原方案抗结核治疗。但白细胞如果继续下降低于$2.5 \times 10^9/L$或（和）血小板低于$50 \times 10^9/L$要停用利奈唑胺、利福霉素类和氟喹诺酮类抗结核药物。当白细胞低于$1.5 \times 10^9/L$或血小板低于$10 \times 10^9/L$时，停用所有抗结核药物，并给予补充血浆、血小板和粒细胞刺激因子升白细胞等治疗。由于缺乏造血原料引起的轻中度贫血，如缺铁性贫血和营养性巨幼细胞贫血等，应积极补充造血原料，如铁剂和维生素B_{12}或叶酸等，可获得良好的效果，不影响抗结核治疗。先天性再障需要激素及骨髓移植等治疗，待血常规恢复到白细胞$1.5 \times 10^9/L$或（和）血小板$10 \times 10^9/L$以上，可以给予常规剂量的抗结核治疗，而继发性再障如药物性再障，如抗血液肿瘤的药物引起的再障，停药后可以恢复，再给予抗结核治疗。

（二）血液系统疾患合并结核病化疗方案

（1）对于初治的血液病合并结核病患者，患者一般情况良好，且血常规、尿常规及肝肾功能正常者，可采取如下化疗方案：①2HREZ/4-10HRE；②2HL2ZE/4-10HL2E；③2HREV/4-10HRE；④2HL2EV/4-10HL2E。

（2）如果抗结核治疗前患者的外周血常规：$2.5 \times 10^9/L$<白细胞计数<$3.5 \times 10^9/L$和（或）$50 \times 10^9/L$<血小板计数<$100 \times 10^9/L$，而肝肾功能正常者，可选择的方案

同血常规正常者，但要密切监测血象变化，并给予鲨肝醇、利可君或地榆升白片等升白细胞辅助治疗。

（3）抗结核治疗前或抗结核治疗过程中，白细胞低于2.5×10^9/L和（或）血小板低于50×10^9/L时，停用利福霉素类药物和氟喹诺酮类药物。可选择的方案：①2HEZ/7-10HE；②2HEAk/7-10HE。

（4）抗结核治疗前或抗结核治疗过程中白细胞低于1.5×10^9/L或（和）血小板低于30×10^9/L时，停用所有抗结核药物，并给予支持治疗，待血象改善后再给予抗结核治疗。

（5）对于血液病合并不同脏器损害的患者采用个体化方案，避免使用加重脏器损伤的药物。

（6）对多耐药或耐多药患者，根据药敏结果和既往用药史，采取个体化的治疗方案。药物的选择依据WHO2015年出版的《耐药结核病治疗指南》，疗程至少20个月。

（三）支持治疗

（1）多数血液病化疗方案中常含损伤肝脏的药物，有些抗结核药物也损伤肝脏，因此，抗结核治疗过程中全疗程积极保肝治疗。

（2）当白细胞低于2.0×10^9/L，进行积极升白细胞治疗；重度贫血患者给予输血支持；血小板低于10×10^9/L，给予血小板输注。

七、化疗监测特点

血液病表现为各种血细胞（白细胞、红细胞、血小板）增高或者降低或者质的异常、凝血因子的变化，而活动性结核病尤其是血行播散性结核病也可引起类白血病反应，当两病并存时，血细胞可表现显著异常。在抗结核治疗过程中有些抗结核药物对血液系统有不同程度的损伤。因此，抗结核治疗过程中，要密切监测外周血常规的变化及凝血的变化。多数血液病为难治性疾病，治疗方案中常含损伤肝脏的药物，抗结核药物也损伤肝脏，因而抗结核治疗过程中要密切检测肝肾功能。血液病尤其恶性血液肿瘤易合并肺内感染和肿瘤的肺浸润，因此，临床要密切监测肺部的影像学变化。

（1）全面监测患者的各个脏器功能，及时发现异常并给予适当干预治疗，以免出现脏器衰竭。

（2）密切监测血常规、尿常规及肝肾功能。治疗初期每周复查血常规2次，每周复查尿常规及肝肾功能。若出现药物不良反应，及时给予干预治疗，必要时要调整用药种类或用药剂量。

（3）每2个月复查胸部X线片。对于胸部X线片显示不明显的肺内病变，每2~3个月复查胸部CT。

八、注意事项

（1）糖皮质激素是治疗血液病常用药物之一，在拟诊结核病而尚未抗结核治疗前，慎用糖皮质激素，以免引起结核分枝杆菌的播散。

（2）由于血液病化疗药物和抗结核药物对不同脏器有不同程度的药物不良反应，因此，治疗过程中出现脏器功能不全，首先要除外药物不良反应。

（3）恶性血液病患者由于自身免疫功能低下和化疗对骨髓抑制的副作用，常使机体免疫功能进一步下降，要尽量预防感染，可以给予适当的调节免疫力治疗。

（4）急性白血病患者往往合并肺部细菌感染和（或）白血病的肺部浸润，须与结核病鉴别。

九、病例

（一）病例简介

患者，男性，66岁。

主诉 间断咳嗽、咳痰、发热2年余，加重20余日。

现病史 患者2007年7月左右无明显诱因出现咳嗽、咳痰、发热，体温38℃，就诊于当地医院拍胸部X线片考虑肺部感染，予以抗感染治疗1周后症状好转。2008年1月后再次出现咳嗽、咳痰，于北京某医院行支气管镜活检考虑淋巴瘤，进一步行骨穿等检查诊断为慢性淋巴细胞白血病/小B淋巴细胞淋巴瘤ⅣA期，予以化疗6个周期（具体用药不详），化疗后白细胞、血小板减少，予以对症治疗后好转。患者此次入院前20日无诱因出现咳嗽、咳痰、发热（38℃左右），伴乏力、食欲缺乏，无盗汗、咯血，就诊于北京某医院予以抗感染治疗仍咳嗽、低热，行气管镜肺泡灌洗液涂片抗酸染色找到抗酸菌，考虑肺结核，故患者为求进一步诊治入首都医科大学附属北京胸科医院。

既往史 患者50余年前行阑尾切除术；10年前行前列腺切除术；有磺胺类药物过敏史。

查体 右下肺可闻及少许湿啰音，肺肝浊音界位于右锁骨中线第六肋间。

辅助检查 2010年3月1日胸部CT示右侧中叶及下叶散在斑片、索条影，右下叶背段、后段斑片影，内可见空洞形成，纵隔多发增大淋巴结。入院后查胸部CT（2010年5月27日）提示右肺尖后段可见斑片、空洞，右肺中叶及下叶背段可见散在斑片、索条影。血气分析（2010年5月21日）示PaO_2 79mmHg，$PaCO_2$ 36.9mmHg，pH 7.449。血常规（2010年5月21日）示WBC 3.2×10^9/L，L 0.6×10^9/L，N 74%，HGB 86g/L，RBC 2.49×10^{12}/L，PLT 43×10^9/L。血型A型Rh（D）阳性；血癌性标志物五项正常；凝血全套示FIB 6.11g/L，余正常；ESR96mm/h；痰集菌法查抗酸菌阳性（+++、++++）。痰检未见癌细胞；抗结核抗体阳性；痰真菌培养阴性；痰分枝杆菌培养阳性（改良罗氏法）。

（二）病例特点

（1）患者为老年男性，慢性淋巴细胞白血病史2年。

（2）本次因咳嗽、咳痰、发热（38℃左右），伴乏力、食欲缺乏就诊。

（3）痰涂片痰集菌法查抗酸杆菌阳性（+++、++++）。

（4）胸部CT右肺尖后段可见斑片、空洞，右肺中叶及下叶背段可见散在斑片、索条影。

（5）院外抗炎治疗效果不佳。

（三）处置策略

依据患者病史、影像学表现及痰抗酸杆菌检查，肺结核诊断明确；结合患者合并血液病，抗结核治疗方案制定要慎用引起骨髓抑制的药物。治疗过程中要密切监测药物不良反应。定期复查痰结核分枝杆菌涂片及进行药物敏感试验。

（四）诊治经过

入院后依据患者病史、影像学表现及痰抗酸杆菌检查，肺结核诊断明确，治疗上予以异烟肼、乙胺丁醇、左氧氟沙星抗结核治疗。请血液科医师会诊后建议：①查血清铁、铁蛋白、叶酸、维生素B_{12}及网织红细胞计数；②定期检查血常规，每周2次，若血小板$<20\times10^9$/L、HGB<60g/L，可考虑输注血小板及红细胞；③对于慢性淋巴细胞白血病或淋巴瘤术后，目前尚稳定，可定期查骨穿及肺部CT，必要时可用重组人干扰素-α2b注射液（甘乐能）治疗，可应用增加免疫力治疗；④若血小板仍持续降低，可应用白介素-11。6月7日复查血常规示WBC 4.76×10^9/L，淋巴细胞1.46×10^9/L，中性粒细胞61.4%，血红蛋白95g/L，红细胞2.76×10^{12}/L，血小板64×10^9/L。肝功能大致正常。于2010年6月9日出院。2010年7月30日痰药敏结果回报示结核分枝杆菌复合群（乙胺丁醇、卡那霉素、卷曲霉素、阿米卡星、对氨基水杨酸敏感；丙硫异烟胺、氧氟沙星、左氧氟沙星低度耐药；异烟肼、链霉素、利福平、利福喷丁高度耐药）。

2010年8月5日为调整抗结核治疗方案再次入院。入院后查胸部CT（2010年8月10日）提示右肺尖后段可见斑片、空洞，右肺中叶及下叶背段可见散在斑片、索条影，与治疗前相比无明显好转。肝、胆、脾、胰、双肾未见异常。双侧胸腔无积液。凝血全套示PT 12.1秒，FIB 4.17g/L。ESR 33mm/h。血CEA 0.96ng/ml。

三次痰集菌法查抗酸杆菌阴性。血常规（2010年8月6日）示WBC $5.67 \times 10^9/L$，淋巴细胞$2.12 \times 10^9/L$，中性粒细胞54.6%，血红蛋白105g/L，红细胞$2.86 \times 10^{12}/L$，血小板$122 \times 10^9/L$。入院后据2010年7月30日耐药结果调整抗结核方案为对阿米卡星（0.4g，每日1次）、对氨基水杨酸钠（8.0g，每日1次）、吡嗪酰胺（0.5g，每日2次）、乙胺丁醇（0.75g，每日21次）、莫西沙星（0.4g，每日1次），患者用药后未诉特殊不适，复查血常规（2010年8月16日）示WBC $4.07 \times 10^9/L$，淋巴细胞$1.18 \times 10^9/L$，中性粒细胞61%，血红蛋白95g/L，红细胞$2.53 \times 10^{12}/L$，血小板$101 \times 10^9/L$。肝功能大致正常。于2010年8月16日出院。院外继续予以阿米卡星、对氨基水杨酸钠、吡嗪酰胺、乙胺丁醇、莫西沙星抗结核治疗，定期复查血常规、尿常规、肝肾功能，患者无明显药物不良反应。定期复查痰集菌及痰结核分枝杆菌培养。6个月后，病灶明显吸收、空洞闭合，痰菌阴转，停用阿米卡星、对氨基水杨酸钠，继续用吡嗪酰胺、乙胺丁醇、莫西沙星巩固治疗14个月，总疗程20个月，治愈停药。

（五）专家提示

（1）血液病患者自身免疫低下，恶性血液病患者使用激素、抗肿瘤及免疫抑制药物，使肺结核的临床表现多不典型，与肺部炎症、血液肿瘤浸润或深部真菌感染不易鉴别，因此，临床上要高度警惕结核病与血液病并存。血液肿瘤的患者于化疗间歇期或缓解期出现不明原因的不规则发热，需高度警惕合并肺结核。

（2）根据临床经验，对不明原因发热、咳嗽的血液肿瘤患者，首先要进行病原学的检查，在尚无病原学及药物敏感试验结果前应先给予经验性联合抗细菌治疗，治疗无效时可行抗真菌治疗，治疗仍无效时，应考虑原发病是否恶化，同时应考虑有否合并肺结核，尤其是患者的临床症状及肺部改变与原发病病情变化不同步时，更应提高警惕。

（3）临床诊断结核病或拟诊结核病时，只要患者能耐受，都应积极予以正规、足量的抗结核治疗，对耐受性较差的患者仍要尽可能在支持的基础上给予抗结核治疗，确有困难者可适当减少抗结核药物剂量或使用对胃肠道及肝脏损伤较轻的抗结核药物进行抗结核治疗。

（4）血液病合并结核病患者同时应用常规剂量的诱导化疗和抗结核治疗是可行的。抗结核治疗不影响恶性血液病的化疗效果。

（韩喜琴）

参考文献

1. 马玙,朱莉贞,潘毓萱.结核病. 北京:人民卫生出版社,2006.
2. LI YS. 1 case leukemoid reactiod reaction caused by old man's infiltrative pulmonary tuberculosis.Journal of Critical Internal Medicine,2000,6(1):58.
3. Tsukada H, Chou T,Ishizuk Y, et al. Disseminated Mycobacterium avium-intraccllulare infection in a patient with myeldysplastic syndrome(refractory anemia).Am J Hematol,1994,45:325-329.
4. 李军,牛挺.恶性血液病合并活动性结核病的临床研究进展.中华血液学杂志,2013,34(12):1076-1079.
5. 高微微,李琦,高孟秋,等.特殊人群结核病治疗. 北京:科学出版社,2011.
6. Kishor K, Dhasmana N, Kamble SS, Sahu RK.Linezolid Induced Adverse Drug Reactions - An Update. Curr Drug Metab,2015,16(7):553-559.
7. Youssef,S, Hachem,R,Chemaly,R. F, The role of vitamin B6 in the prevention of haematological toxic effects of Linezolid in tients with cancer. Antimicrob Chemother,2008,61(2):421-424.
8. Chen CY,Sheng WH,Cheng A,et a1.Clinical characteristics and outcomes of Mycobacterium tuberculosis disease in adult patients with hematological malignancies.BMC Infect Dis,2011,11:324-331 .
9. World Health Organization.Rapid Implementation of the Xpert MTB/RIF Diagnostic Test 2011, World Health Organization, Geneva,Switzerland, 2011.

第十六章
肺结核合并精神疾病

一、概述

结核病是严重危害人类健康的疾病之一，是成人主要的传染性疾病之一。精神病患者是结核病防治的一个特殊人群。有资料显示，精神疾病合并肺结核的发病率为0.93%~18%，明显高于正常人群。普通人群中肺结核的发病率、患病率上升，而精神疾病患者患结核病的发病率、患病率也有上升趋势。

肺结核合并精神疾病在临床上是常见的，而且可以合并各种精神疾病。常见合并精神障碍有焦虑障碍、抑郁障碍、精神分裂症、双相情感障碍等。精神分裂症这一特殊群体，肺结核的患病率为普通人群的3.6 ~ 6.4倍，已引起精神科、呼吸科医师的高度重视。

二、常见精神疾病

（一）焦虑障碍

本病是一种以焦虑情绪为主要表现的神经症，包括急性焦虑和慢性焦虑障碍，常伴有头痛、胸闷、心悸、呼吸困难、口干、尿频、尿急、出汗、震颤和运动不安等躯体症状。急性焦虑又称惊恐发作，慢性焦虑又称广泛性焦虑。

（二）抑郁障碍

本病临床表现为持久的心境低落，对生活不感兴趣，对未来没有希望，总感觉全身倦怠无力，力不从心，自我评价过低，妄自菲薄，睡眠障碍，食欲减退，严重抑郁时有自杀念头。抑郁障碍常伴有焦虑症状。

（三）精神分裂症

本病临床症状多样复杂，几乎涵盖精神科的全部精神症状和症候群，在疾病的不同时期和不同类型中均可出现，如幻觉、妄想、情感活动不协调或情感淡漠、兴奋、冲动、伤人或行为被动、退缩等。

（四）躁狂发作

本病临床表现为情感活动高涨或易激惹、夸大自我能力、话多、活动增多、精力旺盛、睡眠量减少。

（五）双相情感障碍

本病在整个病程中既有抑郁发作，又有躁狂发作。

结核病患者规律服药者仅为59%，精神疾病患者服药依从性更低，提高药物治疗依从性，保证规律、系统治疗，是疾病治愈、预防复发的重要因素。

三、化疗原则

精神疾病合并肺结核不同于其他躯体疾病合并肺结核，特别是精神分裂症合并肺结核的患者。其主要原因是，精神疾病患者本身缺乏主诉，不能主动、客观地反映病情，其次是精神疾病患者患病后，个人生活自理能力差，不注意个人卫生，饮食起居不规律等，造成身体抵抗力下降，容易感染疾病，有些精神疾病患者长期住院或长期服用抗精神病药物，在相对封闭的病室环境中生活，活动减少，是院内感染的易感人群，且病程越长，其患肺结核的概率越高。精神疾病患者合并肺结核后，治疗依从性差，容易成为新的传染源。精神疾病患者大多是服用两种或两种以上的药物，有些抗精神病药物对肝肾和心血管系统功能有不同程度的影响。因此，在联合药物治疗时，首先要选择不良反应相对小的药物，减少对肝肾、心血管的影响。精神疾病患者由于受到精神症状的影响，不主动服药、不配合治疗，甚至拒绝治疗，因此，需要医护人员或监护人监督患者服药，才能保证疾病的治疗。

抗精神病药物治疗原则：足剂量、足疗程、全病程治疗。一般药物从低剂量开始，逐渐滴定到有效治疗剂量。

精神分裂症分三个阶段治疗。①急性期治疗，一般选用最高有效治疗剂量，充分治疗，尽快缓解精神症状，疗程6~8周；②巩固期治疗，进一步改善精神症状，防止症状反复，在急性期症状缓解后，继续原有治疗剂量，巩固治疗，疗程3~6个月；③维持期治疗，目的是预防复发，恢复社会功能；维持治疗期间，可以减少药物剂量，维持最低的有效剂量；首次发病疗程为3年，多次发病3~5年。

抗精神病药物种类繁多，虽有不同分类系统，目前仍坚持“临床应用为主，化学结构或药理作用为辅”的原则。

四、治疗方案

（一）精神科常用抗结核药

1.抗结核药分类

（1）一线药物。如异烟肼、利福平、乙胺丁醇、吡嗪酰胺、链霉素、利福喷丁。

（2）二线药物。如阿米卡星、卷曲霉素、对氨基水杨酸钠等。

精神疾病伴发肺结核患者的抗结核药物治疗方案与普通肺结核患者无明显差异，但在药物选择时慎用易导致精神症状的抗结核药物。

2.常见药物不良反应

（1）精神症状。异烟肼对细胞内外的结核分枝杆菌都有杀菌作用，特别对生长代谢旺盛的繁殖菌，杀菌作用强，为“全杀菌药”。自1952年开始使用至今，它仍是治疗作用最强的抗结核化学药物之一，是治疗结核病的一个基本药物。异烟肼有轻微不良反应，其中包括对中枢神经的兴奋作用，表现为兴奋、欣快感、记忆力减退、头痛、失眠，甚至精神失常，并可诱发癫痫、精神障碍，服用抗结核药后出现精神障碍案例也有报道。精神疾病合并肺结核的患者使用抗结核药有可能会导致精神症状加重。因此，异烟肼慎用于精神疾病合并肺结核或癫痫的患者。

（2）肝脏损伤。化疗过程中易出现药物性肝炎，导致转氨酶升高，严重时会导致肝坏死、中毒性肝炎。

（3）过敏反应。常见药物性皮炎、剥脱性皮炎等。

（二）抗精神病药物

1.治疗精神分裂症或其他重性精神病药物。

（1）典型抗精神病药（又称传统抗精神病药）。

1）常用药物。如氯丙嗪、奋乃静、氟哌啶醇、舒必利等。治疗剂量因人而异。氯丙嗪成人剂量为每日30~400mg，奋乃静为每日30~60mg，氟哌啶醇为每日10~20mg，舒必利为每日600~1200mg。

2）适应证。抗精神病药适应证甚广，几乎涵盖所有精神病性症状，对各型精神分裂症疗效基本相当。但由于个体差异不同，对治疗的反应不同，且副作用表现也不同。因此，个体化治疗很重要。

3）不良反应。①抗精神病药常见副作用为口干、鼻塞、乏力、嗜睡、心动过速、锥体外系反应等；②有的药物对心脏、肝脏等脏器造成的不良反应较大，使用药物时要特别重视患者的躯体情况。

（2）非典型抗精神病药（又称新型抗精神病药）。由于与典型抗精神病药相比，非典型抗精神病药总体疗效好，药物的不良反应相对轻，有良好的耐受性和依从性，故临床上常作为一线药物广泛使用。

1）常用药物。如利培酮、奥氮平、喹硫平、齐拉西酮、阿立哌唑等。特点是：①这类药物抗精神病作用谱广，包括情感症状和认知功能障碍等；②很少或无锥体外系作用；③迟发性运动障碍少；④对催乳素分泌影响小。这些药物的常用剂量是：利培酮每日2~6mg，奥氮平每日5~20mg，喹硫平每日400~750mg，齐拉西酮每日80~160mg，阿立哌唑每日10~30mg。

2）不良反应。①锥体外系反应：利培酮、奥氮平、齐拉西酮存在剂量依赖关系。随着药物剂量增加，锥体外系反应的发生率增加。②催乳素升高：利培酮可导致女性出现闭经、泌乳和性欲减退，男性可表现乳房发育、勃起困难和性欲减退。③体重增加及代谢障碍：氯氮平、奥氮平可明显增加体重和代谢障碍的风险。

20世纪60年代，新型抗精神病药氯氮平开始临床试验，发现其具有显著的抗精神病作用，几乎不引起锥体外系反应，曾被用于临床。但几十年的临床应用发现，氯氮平所致的不良反应越显突出，特别是对心血管系统影响及导致粒细胞缺乏、诱发癫痫，使治疗安全问题增加。医生们开始重新认识氯氮平。目前氯氮平在临床上已不作为一线药物使用。氯氮平开始剂量每日25mg，治疗剂量每日200~400mg。治疗中要监测血常规、心电图等。

2.抗抑郁药　抗抑郁药按作用机制可分为：①单胺氧化酶抑制剂（MAOIs），吗氯贝胺；②三环类抗抑郁药（TCAs），丙米嗪、阿米替林；③四环类抗抑郁药，马普替林；④选择性5-HT再摄取抑制剂（SSRIs），氟西汀、帕罗西汀、舍曲林、氟伏沙明、西酞普兰；⑤5-HT 和NE再摄取抑制剂（SNRIs），文拉法辛；⑥NE和特异性5-HT抗抑郁药（NaSSA），米氮平；⑦氟哌噻吨美利曲辛片（黛力新）。

（1）单胺氧化酶抑制剂。异丙烟肼是20世纪50年代第一个被发现的抗抑郁药，但由于临床疗效不如TCAs，且有严重毒副反应，临床上已不再使用。使用MAOIs时应禁食含丰富酪胺的食物，如奶酪、啤酒等，从而避免引起高血压危象。此药禁与交感胺、TCAs 、SSRIs等抗抑郁药联合使用，因可能引起5-HT综合征。

（2）三环类抗抑郁药。

1）适应证。包括抑郁障碍、焦虑障碍、惊恐障碍、强迫症。

2）用法用量。一般剂量范围为每日50~250mg，分次服。

3）禁忌证。严重心、肝、肾病，癫痫，急性闭角型青光眼，TCAs过敏者以及12岁以下儿童、孕妇、老年人、前列腺肥大者慎用。

4）不良反应。多数TCAs都有强弱不等的镇静作用，但也存在抗胆碱能副作用，如口干、扩瞳、视力模糊、便秘等；心血管系统副作用如低血压、心动过速等。

5）停药反应。长期大量TCAs治疗，突然停药可能出现停药反应。主要为胆碱能活动过度或反跳，表现为：睡眠障碍、焦虑、激惹、胃肠道不适、运动障碍如抽动。治疗中应逐渐减量。

（3）选择性5-HT再摄取抑制剂。是目前治疗抑郁障碍的一线用药，具体药物及用药剂量如下（表16-1）。

1）适应证。①抑郁障碍，包括各种类型和各种不同程度的抑郁障碍；②其他障碍，如焦虑症、疑病症、恐惧症、强迫症、惊恐障碍、创伤后应激障碍等。

2）禁忌证。老年人、儿童，严重心、肝、肾疾病患者应慎用。禁与MAOIS、色氨酸联用。

表16–1　SSRIs 剂量和用法

药名	包装规格 /（mg/d）	常用治疗量 /（mg/d）	最高剂量 /（mg/d）	用法
氟西汀	20	20~40	60	qd
帕罗西汀	20	20~30	50~60	qd
舍曲林	50	50~100	200	qd 或 bid
氟伏沙明	50	100~200	300	qd 或 bid
西酞普兰	20	20~40	60	qd

（4）5-HT 和NE再摄取抑制剂。文拉法辛治疗剂量为每日75~225mg；副作用包括恶心、口干、出汗、头痛、便秘等。

（5）NE和特异性5-HT抗抑郁药。米氮平对H_1受体有较强拮抗作用，有助于镇静和增进食欲。治疗剂量为30~45mg，睡前一次顿服。副作用有镇静、嗜睡、头晕、乏力。

（6）氟哌噻吨美利曲辛片（黛力新）。是一种复合制剂，常用剂量为成人每日2片（早、午各1片）；老年人晨服1片。严重心血管疾病、闭角型青光眼患者禁用，禁与MAOIs同服。

3.抗焦虑药　主要用于减轻焦虑、紧张、恐惧，可稳定情绪兼有镇静、催眠、抗惊厥作用。抗焦虑药主要分为苯二氮䓬类（BDZ）及非苯二氮䓬类。

（1）苯二氮䓬类。常用药有地西泮（每日4~40mg）、阿普唑仑（每日0.4~10mg）、奥沙西泮（每日30~60mg）和劳拉西泮（每日2~12mg）等。适应证包括：①焦虑症；②失眠；③抗惊厥；④戒酒。本类药物抗焦虑作用起效快，比TCAs、MAOIs、SSRIs副作用小。BDZ对各种原因引起的失眠均有效。

需要注意的是，有呼吸系统疾病者要慎用本类药物，因为易引起呼吸抑制，导致呼吸困难。长期使用还会产生药物依赖，突然停药可引起戒断症状。因此，不建议长期使用，应逐渐减量。

（2）非苯二氮䓬类。常用药为丁螺环酮，每日5mg开始，最高剂量每日30~90mg，分3次服。本药优点是镇静作用少、运动障碍轻、没有成瘾；缺点是起效慢，给药后2~4周才开始发挥作用。本品孕妇、哺乳期妇女禁用，心、肝、肾功能障碍者慎用，禁与MAOIs联用。

4.心境稳定剂　此类药物对双相情感障碍有稳定情绪和预防复发作用，常用药物为碳酸锂、丙戊酸钠。

（1）碳酸锂。主要用于双相情感障碍的躁狂和抑郁发作。在维持治疗中可减少发作频率。门诊患者每日750~1500mg，住院患者每日1250~2000mg，维持量每日500~100mg。由于碳酸锂的治疗指数低，治疗量和中毒量比较接近，故在治疗中一定要监测血锂浓度。急性期治疗最佳血锂浓度为0.8~1.2mmol/L，维持治疗为0.4~0.8mmol/L。1.4mmol/L为有效浓度上线，超过此值容易中毒。

当锂摄入量大于排出量，血清锂浓度上升到1.4mmol / L以上，体内积蓄过多锂时可出现锂中毒，但老年或易感患者血清锂达到0.5mmol / L时即可出现锂中毒。低盐饮食、某些利尿剂、发热、腹泻、脱水均可诱发中毒。典型的中毒表现为急性器质性脑病综合征，即出现不同程度的意识模糊、构音困难、反射亢进、共济失调、粗颤、肌阵挛、抽搐。病情进一步发展可出现昏迷、血压下降、心律失常、蛋白尿、少尿或无尿。中毒程度往往与血锂水平呈正相关，锂中毒无特殊解毒剂，处理措施应立即停药和清除过多的锂，如洗胃、输液、矫正脱水、维持适当体液和电解质平衡。严重中毒可用血液透析，因锂为水溶性，不与蛋白结合，结构简单又无代谢物，透析后因锂从组织中再分布至血，故血锂可反跳上升，必要时可反复透析，同时应4~6小时重复测血锂使其保持在1.0mmol / L以下，锂从中枢神经系统清除较慢，临床症状改善往往滞后于血锂下降。

治疗中出现的锂中毒往往有先兆或早期中毒症状，如反复出现呕吐和腹泻、手细颤变为粗颤、极度无力、困倦、烦躁不安和轻度意识障碍。这些症状并非同时出现，且不良反应与中毒之间并无截然分界，应记住不良反应可能就是锂中毒的先兆。

（2）丙戊酸钠。主要用于急性躁狂和双相障碍的治疗和预防。开始剂量为每日200~400mg，逐渐增至每日800~150mg，分次服。本药常见的副作用包括胃肠道症状（如恶心、呕吐）、转氨酶升高，脱发、震颤等。对本药过敏，严重肝、肾疾病，孕妇和血液病患者禁用本药。

五、化疗监测特点和注意事项

精神疾病患者由于受精神症状的影响，没有自知力，不能自我照料，不能自觉配合药物治疗，甚至拒绝治疗。由于治疗依从性差，在治疗时，应有监护人或专人负责监督患者按医嘱服药。

因为是两种不同疾病的治疗，所以药物选择应至少两种。由于结核病患者的躯体情况差，抗结核药使用时间长，在合并用药时，要考虑个体差异，综合评定患者情况后，制定出个体化的治疗方案。同时密切观察可能出现的药物不良反应，以便减少肝肾损伤，减少或避免抗结核药物加重精神病症状的可能，从而提高治愈率。

影响精神疾病合并肺结核疗效的因素很多。精神疾病合并肺结核的治疗不规范现象比较明显，主要为未接受正规全程抗结核化疗，或因为服用抗精神病药物造成肝脏损伤，同时服用异烟肼和利福平等药物进一步加重肝脏的损伤，而治疗不彻底，或因精神疾病患者合作程度差，或抗结核药物降低抗精神病药物血药浓度和疗效，导致精神病症状加重，影响最终的治疗效果。

近年来，有关抗精神病药物与抗结核药物之间相互作用方面的研究表明，抗结核药物利福平可显著降低氯氮平的血药浓度和疗效，因为两个药均与P450酶代谢有关。利福平既是CYP3A4底物，又是CYP3A4、CYP1A2、CYP2C19等P450同工酶的诱导剂。氯氮平氧化代谢的主要P450同工酶有CYP3A4、CYP1A2，而CYP2C19和CYP2D6也可能参与。利福平与氯氮平合用时，导致氯氮平代谢加快，从而降低氯氮平的血药浓度，使其抗精神病作用减弱，导致精神分裂症阳性症状加重，或原有稳定的精神病症状波动，使抗结核疗程和疗效受到影响。

抗结核药物异烟肼与利福平合用后肝功能受损机会明显增多，有些抗精神病药对肝脏有不同程度影响，会导致肝功能指标升高，两类药物合用时，会加重肝脏损伤。因此，两类药物合用时要定期监测肝脏功能。

异烟肼是单胺氧化酶抑制剂，在合并抗抑郁剂治疗抑郁焦虑障碍时可能会引起5-HT综合征。应禁与TCAs和SSRIs抗抑郁剂合用。

使用能增加中枢5-HT含量或激活5-HT 能系统活性的药物后，可出现精神状态改变（精神错乱、轻躁狂）、震颤、共济失调、激越、肌张力增高、肌阵挛、反射亢进、出汗、寒战、发热、腹泻。5-HT 综合征是一种自限性疾病， 当体内5-HT 减少后， 症状很快消退。治疗原则：首先， 停止不合理联用药物（如L-色氨酸与单胺氧化酶抑制剂），停用一切能增加中枢5-HT浓度或5-HT能系统活性的药物，症状常在24 小时内自行消退。但如果症状严重伴谵妄，则要持续4 日左右，伴严重并发症可导致死亡。其次，支持性的治疗，包括物理降温、镇静、人工通气治疗呼吸衰竭，抗惊厥药治疗癫痫发作，氯硝西泮治疗肌阵挛，硝苯地平治疗高血压。

因此，抗结核药物合用抗精神病药物时，要充分了解两类药物之间可能出现的相互作用，使抗精神病药物与抗结核药物形成最佳组合，以确保临床疗效及用药安全。

药物治疗期间要定期检查肝功能、血常规、心电图，检测药物血药浓度。

六、病例

（一）病例简介

患者，男性，34岁。

主诉 发呆发愣、自语自笑、生活懒散、行为怪异11年，近3年加重。

现病史 患者1999年（22岁）在国外工作期间目击枪击事件，受到惊吓，不敢出门，1周后又碰到同样的意外事件，便经常用被子捂着脸，不与人交往，勉强工作。2001年家人发现他病情加重，表现出生活懒散，经常发呆发愣，故把他送回国内。回国后患者经常自笑，且行为怪异，表现反复吐口水，有时候挤眉弄眼，外出时感到紧张害怕，曾有一次随母亲外出时说看到有两个人拿枪瞄准他，而母亲没有看到。经常把自己写过的东西撕得粉碎，唯恐被别人陷害。2005年初首次诊断为精神分裂症，治疗情况不详。精神症状没有明显改善，患者未坚持服药。生活懒散，个人卫生很差，某些行为令人难以理解，有时候对空骂人，有时候发呆发愣，对问话不愿意回答，仍不愿出门，常待在家中。

2007年始患者病情逐渐加重，经常自笑，有时候自言自语，反复照镜子，说邻居欺负他，愤愤不平，以后总是无意识挥拳头，有时候破口大骂，有时候向母亲挥拳头，欲打母亲。平日多在家中，不愿与外人交往。生活不规律，进食差，晚上不睡觉，总在家中翻东西。认为有人骗了他，但说不出是谁。2010年12月15日再次诊断精神分裂症。住院治疗。家属未提供发热、咳嗽症状。

既往史 否认高血压、心脏病、糖尿病等躯体疾病病史，既往无传染病病史。否认外伤、手术史。否认药物过敏和食物过敏史，否认输血史。否认放射线及其毒物接触史。否认地方病、职业病病史。按计划实施预防接种。

个人史 家中排行第二，上有一姐。母孕期无异常，足月顺产，婴幼儿期生长发育与同龄儿无异。适龄上学，学习成绩中等，人际关系较好。初中毕业。1997年出国打工。无婚恋史。否认工业毒物、粉尘、放射性物质接触史，否认冶游史。病前外向、开朗、喜欢说笑，办事认真、有责任心。无饮酒嗜好。喜欢运动，无其他特殊爱好。

家族史 父母两系三代中否认精神失常史及自杀、酗酒、痴呆、精神发育迟滞史。否认家族遗传病史，父母非近亲婚配。

查体 T 36.4℃，P 96次/分，R 23次/分，BP 130/80 mmHg。发育正常，营养差，消瘦。全身皮肤和巩膜无黄染，伸舌居中。颈软，无抵抗，颈静脉无充盈。右上肺呼吸音稍弱，双肺均未闻及干湿啰音，叩诊心界不大，心律齐，各瓣膜区未闻及病理性杂音。腹平软，未及包块，肝、脾肋下未及，腹部移动性浊音阴性。双下肢无可凹性水肿。神经系统检查未见阳性体征。

精神检查 意识清楚，定向力完整，交谈切题，引出言语性幻听，被害妄想。交谈中自语。智力、记忆力未见异常。注意力不集中，情感反应不协调，无自知力。无高级意向要求。

辅助检查 胸部X线片报告右上肺阴影待查，胸部CT示右肺野可见多发片状索条结节影，多次痰涂片找抗酸杆菌均为阴性，诊断右上肺结核。甲、乙肝免疫五项：均阴性。血常规：在正常范围。血生化：ALT 60U/L。腹部B超：正常。

诊断 精神分裂症，浸润型肺结核，肝功能异常。

（二）病例特点

（1）精神病病史11年。

（2）曾用抗精神病药物治疗，精神症状没有得到有效控制。

（3）精神病患者由于受到精神症状或抗精神病药物影响，且缺乏主诉，躯体疾病症状往往不典型，不宜被检查者发现。

（4）间断服药，治疗依从性差。

（5）本次住院查出肺结核，何时感染不知。

（6）肝功能异常。

（三）处置策略

（1）抗精神病药物治疗。给予利培酮口服液治疗起始剂量1ml，逐渐增加剂量至4ml，每日1次。

（2）抗结核病治疗。给予利福喷丁0.6g，每周2次；乙胺丁醇0.75g，每日1次；吡嗪酰胺0.5g，每日3次。

（3）保肝治疗。水飞蓟宾70mg，每日3次。

（4）支持治疗。加强营养、生活规律、锻炼身体、增强体质。

（四）诊治经过

经过系统抗精神病、抗结核药物治疗，精神症状有所改善，幻觉消失，配合医生治疗，3个月后复查胸部X线片较前有所好转。治疗中定期检测利培酮（9-羟利培酮）血药浓度。

（王锦霞）

参考文献

1. 沈渔邨. 精神病学.北京:人民卫生出版社,2009.
2. 陈文中,袁炳荣,金志兴.利福平对氯氮平血药浓度及疗效的影响.临床精神病学杂志,2003,13:71-72.
3. 龚助工,刘江,苏建宁.对精神病患者感染肺结核管理工作的思考.中国民康医学,2008,20:2802-2804.
4. 卢玉山,吴红东,吴刚,等.住院精神病患者并发肺结核的流行病学研究.中国慢性病预防与控制,2006,14(4):248.

5. BoltHM. Rifampicin,a keystone inducer of drug metabo-lism:from Herbert Remmer's pioneering i-deas to modern concepts.Drug Metabolism Reviews,2004,36(3-4):497-509.

6. Niemi M,Backman JT,Fromm MF,et al.Pharmackineticinteractions with rifampicin:clinicalrelevance.Clin Phar-macokinet,2003,42:819-850.

7. 陈淑玲,李国琴,姚文卫,等.利福平对氯氮平与利培酮血药浓度及疗效影响的对照研究.精神医学杂志, 2007,20(2):78-80.

8. 李永祥,沈鑫,梅建,等.上海市精神病伴发肺结核患者的临床流行病学特征.上海预防医学杂志, 2002,14(8):361-362.

9. 高薇薇,李琦,高孟秋,等.特殊人群结核病治疗.北京:科学出版社,2011.

10. 杨甫德,陈芳彦.中国失眠防治指南.北京:人民卫生出版社,2012.

第十七章 实体器官移植术后结核病

一、概述

实体器官移植（solid organ transplantation，SOT）是将健康者的实体器官通过手术方式摘下并移入另一个人体内，以便迅速恢复该器官功能，通常是用于替代功能已经完全丧失的脏器的最终手段。严格意义上，角膜移植和骨髓造血干细胞移植都应算作器官移植，但前者并无术后排异等，后者抗排异反应轻，服用抗排异药物时间短，对整体功能影响略小，在移植术后结核病中较少涉及。实体器官移植术目前已成为治疗晚期脏器衰竭的标准方法或常规手段，尤其是肝、肾、心脏和肺脏的移植，为患者带来了第二次生命，疾病预后明显改观，寿命大为延长。由于中国人口众多，器官移植需求十分庞大，且随着医疗技术的进步，国内器官移植手术的种类和数量日益增多。目前，我国已经成为全球第二大器官移植国家，每年完成1万例以上移植手术，但仍严重供不应求，每年有百万人在等待手术。随着国家推行公民逝世后器官捐献策略（DCD），活体器官越来越多，这将进一步提升我国器官捐献水平，使更多的患者受益。实体器官移植术后，受体发生的结核病便称为器官移植术后结核病（TB in organ transplant recipients）。由于我国结核病患者基数庞大，移植术后的结核病发生率也很高，因此，需要掌握器官移植术后结核病的诊治特点。

二、发病机制

随着手术技术进步、免疫排异理论的发展以及抗排异药物的应用，各种器官移植的术后存活率均不断升高，移植术的应用范围也逐渐扩大。以肾移植为例，迄今为止，手术病例累计达30万例以上，1年存活率已达85%以上。影响移植后患者存活的主要问题已经由受体对植入器官的排异反应变为各种感染，感染成为各种移植术后患者的主要死因。据统计，1/3以上的肾移植患者术后至少发生过1次重大感染。尽管结核病不是最常见的术后感染，但是其对移植术后患者生存的影响十分巨大，因为患者需长期面对抗结核和抗排异的同步治疗。除移植术本身是发生结核病的危险因素外，其他并发疾病如乙型肝炎、丙型肝炎、糖尿病、肾功能不全等也都与结核病的发生有密切关联。高龄患者更易发生结核病。

（一）移植前期

患者体内已有结核病灶，但处于静止期。这些病灶大多在肺内，尤其是两个肺尖部，有时由于病灶过小，部位隐秘，细菌也处于休眠状态，甚至通过X线检查或CT扫描也不能被发现。一旦器官移植成功，开始应用免疫抑制剂，这些病灶中的结核分枝杆菌便逐渐复活，突破巨噬细胞的作用，不断繁殖，形成活动性结核病灶。这可能是大部分移植术后结核病患者的共同发病特征。

（二）移植期

最大的威胁来自供体器官的结核潜伏灶。1985年Mourad等曾报道了2例接受同一供肾者、先后于术后3个月和6个月发生肺结核，通过临床和病理学证实结核分枝杆菌是由供者双肾传播的。瞿氏1994年报道7例肾移植术后结核病，其中死亡的2例均发现供肾结核，有一例死于无反应性结核病。这说明供肾内静止病灶的激活或供者活动性肾结核的直接播散是肾移植患者并发结核病不可忽视的感染途径。但肺外结核相对少见，此非术后结核病的主要发病形式。

（三）术后期

术后患者的脏器功能很快恢复正常，术前的临床表现得以缓解，身体各种积液和水肿液消失，全身状况以及免疫功能理应得到有效的改善。此时病变相对稳定，外来结核分枝杆菌也不易引发结核病。但随着免疫抑制剂（immunosuppressor）的使用，免疫状况一定会发生变化。

免疫抑制剂按作用机制大致分六类：①糖皮质激素类如泼尼松、甲强龙等；②抗代谢类如硫唑嘌呤和6-巯基嘌呤等；③烷化剂类如环磷酰胺等；④抑制淋巴细胞类如环孢霉素、藤霉素等；⑤多克隆和单克隆类抗淋巴细胞抗体如抗淋巴细胞球蛋白（ALG）和CD3单克隆抗体（OKT3）；⑥大环内酯类如他克莫司（FK506）、西罗莫司等。

免疫抑制剂按出现时期分为四代。第一代以糖皮质激素、雷公藤总苷、硫唑嘌呤、环磷酰胺和抗淋巴细胞球蛋白为代表，主要作用为非特异溶解免疫活性细胞，广谱抑制免疫。第二代以环孢素、新环孢素和他克莫司为代表，为细胞因子合成抑制剂，相对特异地抑制淋巴细胞的IL-2效应环节。第三代以T淋巴细胞单克隆抗体西罗莫司和霉酚酸酯（骁悉）为代表，主要作用于抗原呈递和分子间的相互作用，与第二代有协同作用。第四代以抗IL-2受体单克隆抗体、FPYZO为主，有抑制TH1、增强TH2作用。由于价格、作用机制的不同，该类药往往采取联合用药，且在不同时期和排异状况下应用；由于长期用药和药物的不良反应，机体黏膜屏障可受损，使辅助T细胞的活化和增殖受到影响，造成免疫缺损。这是导致器官移植术后各种感染的最重要原因。常用免疫抑制剂的作用如下（表17-1）。

表17-1　各种免疫抑制药物的作用机制及其对机体免疫功能的影响

免疫抑制药物	作用机制	体液免疫	细胞免疫
环孢素 A（CSA）	抑制 IL-2 释放和 T 细胞活化	++	+++
硫唑嘌呤（Aza）	抑制 DNA 合成，阻碍细胞增殖	+	++
泼尼松（Pred）	抑制 IL-1、IL-6 释放	-	+
单克隆抗体（OKT3）	结合 CD3 抗原，清除 T 细胞	-	+++
霉酚酸酯（MMF）	高效选择抑制淋巴细胞	+	+++

从表中可以看出，各种免疫抑制剂对机体免疫功能都有影响，它们的抗排异作用与免疫抑制作用相伴而行。尽管出现了新的免疫抑制剂如他克莫司（FK506）等，但其抗排异反应的同时仍对机体免疫功能产生影响，发生结核病的严重程度并无区别，有时甚至更甚。

三、流行状况

器官移植术后可发生各种感染，按部位以肺部感染为主，且多为重要死因，可达44.44%（首都医科大学附属北京胸科医院统计767例肾移植患者死亡23例，其中感染死亡13例，占死亡数的56.5%）。其病原体按感染发生率顺序排列由高至低依次为结核分枝杆菌以外的其他细菌、巨细胞病毒（CMV）、结核分枝杆菌、真菌和寄生虫，部分病例为多种病原体混合感染。在感染排序中结核分枝杆菌居中。

据统计，欧美国家肾移植术后结核病发病率约为1%，Riska等报道肾移植患者的结核病患病率比普通人群高10倍，而Adamu.B等发表的文章认为器官移植术后结核病发生率较普通人更高出300倍以上。我国因结核病疫情重，结核分枝杆菌感染率和结核病发病率均明显高于欧美国家，文献报道一般在1.98%～8.33%。首都医科大学附属北京胸科医院记载的结核病发病率为3.4%（26/767），是普通人群的10~50倍，远远高出同期全国结核病发病率。

器官移植术后是否发生结核病取决于两个因素，即患者免疫状态和结核病的流行病学情况。按感染时期可分为早期感染复燃、社区感染和医院感染三种情况。三种感染可能都较普通人群重。不同器官移植术后结核病的发生率差别很大，其中以肺移植术后最高，是其他器官的5.6倍，其次是肾移植和肝移植术后，骨髓干细胞和心脏移植术后发生结核病更少。

早期感染指患者早在肾移植术前很久已经感染了结核分枝杆菌，术前病灶长期静止，术后病变活动的结核病。因结核分枝杆菌感染后长期潜伏，病灶多为静止或在X线片上看不到病灶，一旦术后免疫功能下降就可导致疾病复燃，临床以继发性肺结核多见。社区感染为患者术后在社会、家庭环境中的感染。因为我国结核病疫情较重，公民的文明程度低，卫生习惯差，加之近年人口流动性又大大增加，社区感染不在少数。故血行播散性结核病在移植术后结核病中仅次于浸润型肺结核，也有报道以肺外结核如淋巴结核为主的。医院感染指患者在住院环境中感染结核分枝杆菌。医院内感染结核分枝杆菌的证据不太充分，有学者认为非结核分枝杆菌在患者中比例较高是因为医院水源污染，而初始耐药结核分枝杆菌很可能由长期住院的结核病患者所传染。

2000—2011年，中国台湾地区学者Chen CY等对全省3202例接受肝移植的患者采用Cox比例危险率模型进行队列分析，并与同龄、同性别和同并发病的普通人群进行了1：10的对照。结果发现，肝移植队列中结核病发生危险性和死亡率均高于对照组，前者调整危险比为2.64（95% *CI*：1.65~3.05，P<0.001），后者的危险比为2.13（95% *CI*：1.73~2.62，P<0.001）。其中西罗莫司抑制剂的哺乳动物靶（mammalian target of rapamycin inhibitors，mTORis）是肝移植术后结核病的重要危险因素（危险比2.13，95% *CI*：1.68~5.69，P<0.001），调整混合变量后发现mTORis还与死亡率相关（危险比2.13，95% *CI*：1.73~2.62，P<0.001）。

同样情况在肾移植术后患者中也有发生。Ou SM等对1997—2006年期间4554例肾移植受体采用Kaplan-Meier生存调查方法进行独立危险因素调查发现，109例（2.4%）发生新发结核病，75例仅有肺结核，34例合并肺外结核。肾移植术后结核病年发生率为638/10万。独立危险因素包括术后第一年使用以环孢素为主的免疫抑制剂（优势比1.98，P=0.001）、丙肝感染（优势比1.79，P=0.024）和慢性阻塞性肺疾病（慢阻肺）（优势比1.5，P=0.041）。肾移植术后结核病患者的5年以下存活率低于无结核者（78.6% *vs* 93.4%）。

四、临床特点

（一）临床症状

典型者会出现乏力、发热、盗汗等结核病常见的症状。其中发热在有些文献报道中100%出现，且可为39℃以上的稽留热。但多数仍隐匿起病，出现晚，容易造成漏诊。咳嗽、咳痰等相关症状也时有发生，一般在器官移植术后6个月至3年。首都医科大学附属北京胸科医院病例平均在术后3.02年发生。这些特点对诊断移植术后结核病有一定帮助，因为在急性排异期多数为病毒、细菌感染，而急性排异反应也可伴高热。排异反应引起的排异肺症状甚至胸部X线表现都与肺结核相似。

（二）结核病类型

尽管有报道一组40例的慢性肾衰竭替代治疗患者所患结核病中以肺外结核为主，占82.5%，但在有关肾移植术后合并结核病的大量报道中，单纯肺结核仍占多数。如西班牙Aquado 1997年报道，单纯肺结核占移植术后结核病类型的63%，血行播散性肺结核占25%，肺外结核占12%。这些病例大多是由原有的肺部静止结核病灶活动所致。在其他报道中，肺结核合并肺外结核者也很常见，如骨关节结核、结核性脑膜炎、各种结核性浆膜炎、肌肉结核、盆腔结核甚至肾结核等，还有一些是无反应性结核病。北京胸科医院26例器官移植术后病例中继发性肺结核9例，胸膜炎8例，粟粒性肺结核6例，脑膜炎2例，颈淋巴结结核1例。

（三）辅助检查特点

肺部X线表现呈多形性，可见结节、斑片、空洞、粟粒结节等改变，播散灶常见，病变进展较快。痰涂片抗酸杆菌阳性率一般较高，可达50%以上，但有些血行播散性肺结核死后尸检才发现病灶内有大量结核分枝杆菌。临床中部分（24%～42%）患者为非结核分枝杆菌感染，部分患者结核菌素皮试试验阴性，这对于鉴别诊断十分不利。而结核分枝杆菌的初始耐药率并不高。由于肺部细菌和病毒感染排位靠前，肺结核又无特异症状，易导致延迟诊断。

五、诊断和鉴别诊断

（一）诊断

（1）根据结核病中毒症状和肺部病灶性质、抗生素疗效不佳等，应怀疑肺结核。

（2）胸部X线片表现为空洞或粟粒病变者首先考虑肺结核，若影像学不能明确诊断则需肺活检排查。

（3）痰抗酸杆菌阳性率高，如阴性则需进行BALF检查、血清学、血或痰TB-DNA检测。

（4）结核菌素皮试试验阴性不能排除结核病，应进一步行T-SPOT.TB检测，阳性对诊断有利。ESR等检查对结核病诊断也有帮助。

（二）鉴别诊断

本病主要与各种病原体尤其是非结核分枝杆菌、真菌和病毒的感染进行鉴别诊断。

六、治疗和预后

本病总的治疗原则是：将结核病的治疗放在首位，兼顾其他病原体感染的诊治，即采取有效措施迅速减轻体内结核分枝杆菌负荷，迅速控制疾病进程；与此同时，通过调整抗排异反应药物或糖皮质激素等的用量，尽量保持移植器官的功能，并使受者全身状况处于正常状态。

（一）抗器官排异治疗

器官移植术后必须进行抗排异治疗，这一点毋庸置疑。利福霉素类药物有较强的肝酶诱导作用，可导致抗排异药物的血药浓度下降，增加排异反应概率（表16-2）。对于急性排异期患者，应当调整和增加抗排异药物剂量并密切观察排异反应的发生情况。必要时暂停利福霉素类抗结核药物并更换其他药物。但大多数结核病发生于移植术后半年甚至多年以后，超过了急性排异反应窗口期，甚至从未发生急性排异反应，此时不必增加抗排异药物，也不必考虑抗排异药物的血药浓度，而应当以是否发生排异反应为依据，以抗结核化疗为主要目标，积极治疗结核病。应当密切监测移植器官功能和血流量等指标，尽量选择对细胞免疫功能影响小的抗排异药物，在不发生急性排异反应的前提下，不增加抗排异药物，甚至将抗排异药物减量使用，以保留1种抗排异药物为好，尤其移植术后5年以上未发生急性排异反应者。需要说明的是，抗排异作用强的药物对免疫系统的影响也更大。有证据表明，新型抗排异反应药物较环孢素等老一代抗排异药物出现各种感染的概率有所降低，而他克莫司等新型抗排异反应药物在不同年龄者体内代谢也有所不同，老年人代谢差，应用小剂量药物也能够维持较高的血药浓度。根据临床经验，抗结核治疗中使用激素是比较安全的，故对激素的使用限制较少，应用利福平，激素可适当加量。

（二）抗结核化疗

化疗方针及用药与普通结核病相同，初治患者一般应选用含有HRE和（或）HREZ的化疗方案，至少含3种以上杀菌药。应尽量避免使用链霉素等对肝肾功能影响大的药物。在有条件的地方应积极开展菌种鉴定和药敏试验，排除非结核分枝杆菌的感染；最好进行血药浓度监测或乙酰化类型鉴定，减少该药的不良反应，保证疗效。根据痰AFB和病灶的具体情况对患者进行个体化治疗是必要的。6个月的短程化疗似乎不适用于肾移植术后结核病的治疗，可选用3HRZE（V）或6HRE等方案。国外有学者主张巩固期应延长至12个月以上。

即便采用这些方法，器官移植术后结核病的病死率仍很高，痰菌转阴十分困难，复发率高。首都医科大学附属北京胸科医院器官移植术后病例中有2例结核性脑病患者住院死亡，2例肺结核长期排菌、反复治疗多年方才转阴。

一线抗结核药物对部分抗排异药物的影响作用如下（图17-2）。

表17-2　一线抗结核药物对部分抗排异药物的影响作用

抗排异药物	异烟肼	利福平（利福喷丁）	吡嗪酰胺	乙胺丁醇	链霉素
皮质激素	减缓皮质激素代谢，提高其浓度	降低皮质激素浓度及疗效（肝酶诱导）	无影响	无影响	无影响
环孢素	无影响	降低环孢霉素血浓度及其疗效（肝酶诱导）	无影响	无影响	增加肾毒性的风险
他克莫司	无影响	降低他克莫司血浓度及其疗效（肝酶诱导）	无影响	无影响	增加肾毒性的风险
雷帕霉素或西罗莫司	无影响	降低雷帕霉素或西罗莫司血浓度及其疗效(肝酶诱导)	无影响	无影响	无影响
霉酚酸酯	无影响	降低霉酚酸酯血浓度及其疗效（肠肝循环障碍）	无影响	无影响	无影响

七、预防

本病的预防应从受者和供者两方面着手。

（一）受者

应进行严格的术前检查如摄胸部X线片、结核菌素皮试试验，并对既往史、家族史进行详细询问，充分评估陈旧结核、潜伏结核病灶和近期结核分枝杆菌感染的可能。鉴于器官移植患者肺结核的发生率低于其他感染，抗结核药物的毒副作用也相对较高，在没有结核分枝杆菌感染证据时，一般不提倡常规抗结核预防性化疗。但受者有结核病未完成全程化疗者、近期与开放性肺结核患者密切接触或肺内有陈旧结核病灶者及结核菌素试验强阳性或近期转阳者，均属于肺结核高危人群，可适当进行抗结核治疗或预防性治疗。

（二）供者

对供者必须进行结核病相关检查。活体或尸体供肾者均应通过X线或超声波等对拟供器官进行检查，尤其是肺的情况。怀疑供者脏器内有结核病灶时禁止移植。

八、病例

（一）病例简介

患者，男性，42岁。

主诉 间断发热半年，加重发作伴咳嗽4日。

现病史 患者于2008年2月因肝功能异常在沈阳某医院住院，其间出现发热，体温37.6～38℃，伴乏力和盗汗，无恶寒等。给予抗感染治疗效果欠佳。出院后服甲泼尼龙片（美卓乐）（每日5片减至每日1片）症状好转。此后，反复2次发热伴乏力和盗汗，予抗感染治疗效果差。同年6月持续发热，最高体温38℃。先后于上述医院及沈阳某军区总医院住院，查PPD阴性，经试验性抗结核治疗（具体不详）1周无效转往北京。同年8月3日，解放军总医院CT检查发现双肺弥漫粟粒样细结节影。8月23日再次发热，体温39.8℃，伴阵发性干咳，晨起明显，偶有胸痛。服甲泼尼龙片（每日5片）效果欠佳。以"血行播散性肺结核"转入首都医科大学附属北京胸科医院。

既往史 2006年4月因肾小球肾炎尿毒症期在沈阳军区总医院行同种异体肾移植术（右侧），术后长期服用抗排异反应药物如环孢素、泼尼松、西罗莫司口服液等，维持肾功能指标基本在正常范围内。2006年发现乙型病毒性肝炎，持续服用保肝药物。2007年发现血糖升高，注射人工胰岛素治疗。既往无结核病病史、结核病接触史或结核病家族史等。

查体 T 36.9℃，P 86次/分，R 20次/分，BP 116/68mmHg。全身皮肤及巩膜轻度黄染。双肺呼吸音粗，未闻及干湿啰音及胸膜摩擦音。双膝关节及踝关节处皮肤散在红色斑丘疹，双下肢活动受限。

辅助检查 入院化验：血抗结核抗体阳性，WBC 4.4×10^9/L，N 91.4%，ALT 15IU/L，AST 15IU/L，TBIL 21.2μmol/L，IBIL 10.5μmol/L、C反应蛋白145.3mg/L、ESR45mm/h，Scr 176μmol/L，BUN 17.34mmol/L，尿酸334μmol/L。

痰涂片AFB 3次阳性（+~++）。入院胸部X线片：双肺弥漫粟粒样细结节影，结节大小、分布及密度均匀一致。TBLB：肉芽肿性炎。

（二）诊断

急性血行播散性肺结核（进展期）、肾移植术后、肝功能异常、糖尿病、皮疹。

（三）治疗

经帕司烟肼1.2g，每日1次；利福喷丁0.6g，每晚1次；乙胺丁醇1.0g，每日1次；左氧氟沙星0.6g，每日1次抗结核治疗，患者体温降至正常，咳嗽、咳痰等症状缓解，膝关节及踝关节处红色斑丘疹消失，双下肢活动可，精神好，体重增加2kg。同期配以口服甲泼尼龙片8mg、每日2次，FK506 1mg、每日2次及注射人工胰岛素等治疗，肾功能保持稳定。

1个月后复查胸部X线片发现双肺病灶明显减少。WBC 2.35×10^9/L，N 73.5%，ALT 3IU/L，AST 8IU/L，TBIL 23.1μmol/L，IBIL 12.4μmol/L，ESR 5mm/h，BUN 173μmol/L，Scr 8.99mmol/L，尿酸368μmol/L，痰AFB 3次阴性。

10月20日病情好转出院，院外继续服用帕司烟肼、利福喷丁和乙胺丁醇抗结核治疗，总疗程12个月，肺结核治愈。

（王仲元）

参考文献

1. Benito N,et al. Clinical features and outcomes of tuberculosis in transplant recipients as compared with the general population: a retrospective matched cohort study. Clin-Microbiol-Infect, 2015,21(7):651-658.
2. Ulubay G,et al. A 10-year experience of tuberculosis in solid-organ transplant recipients. Exp-Clin-Transplant, 2015,13(4):214-218.
3. Meije Y,et al. Mycobacterial infections in solid organ transplant recipients. Clin-Microbiol-Infect, 2014,20(9):89-101.
4. Miro J M,et al. Infections in solid organ transplant HIV-infected patients. Clin-Microbiol-Infect, 2014,20(9):119-130.
5. Subramanian A K. Tuberculosis in solid organ transplant candidates and recipients:current and future challenges. Curr-Opin-Infect-Dis, 2014,27(4):316-321.

6. Sun H Y. Treating tuberculosis in solid organ transplant recipients. Curr-Opin-Infect-Dis,2014,27(6): 501-505.
7. Davis N F,et al. Long-term outcomes after deceased donor renal transplantation in patients with genitourinary tuberculosis. Transpl-Int,2014,27(3):18-20.
8. Mardani M,et al. Performance of QuantiFERON TB gold test compared with the tuberculin skin test for detecting latent tuberculosis infection in lung and heart transplant candidates. Exp-Clin-Transplant,2014,12(2):129-132.
9. Sidhu A,et al. Outcome of latent tuberculosis infection in solid organ transplant recipients over a 10-year period. Transplantation,2014,98(6):671-675.
10. Adamu B,et al. Antibiotic prophylaxis for preventing post solid organ transplant tuberculosis. Cochrane-Database-Syst-Rev,2014,3:CD008597.
11. 中华医学会器官移植学分会,中国医师协会器官移植医师分会. 中国器官移植术后结核病临床诊疗指南. 中华移植杂志(电子版),2016,10(2):49-52.
12. 王弘,孔令占,漆学珍,等. 患者服FK506的剂量、血药浓度、服药天数的三维图像解析. 信息记录材料,2007,8(6):58-61.

第十八章
抗结核药物与其他药物的相互作用

一、概述

结核病是由结核分枝杆菌引起的传染性疾病，所以针对结核分枝杆菌，采用强有力的化疗药物，规律全程地用药，杀灭细菌，消除传染源，同时给结核病变的修复创造条件，是结核病治疗的基本目的。同时因为结核病是慢性疾病，即便短程化疗也至少需要半年，而耐多药结核病的疗程又在2年甚至更长，因此，在治疗过程中难免需要同时治疗其他身体疾病。除了了解并掌握抗结核药物之间的相互作用外，熟知抗结核药物与其他药物之间的相互作用也至关重要，需引起临床医护人员的高度重视。

二、临床表现

（一）抗结核药物与抗精神病类药物的相互作用

1.异烟肼　与苯妥英钠联用可抑制苯妥英钠的代谢，使苯妥英钠的作用和毒性增强；与卡马西平合用时，可使卡马西平血药浓度显著并迅速上升。临床应用时应适当调整剂量，预防中毒。

2.利福平　利福平引起的药物相互作用中，药物转运体和细胞色素P450

酶系（cytochromeP450，CYP）起着重要的作用。研究表明，利福平对药物转运体中的P-糖蛋白（P-glycoprotein，P-gp）和多药耐药相关蛋白2（multidrug resistance—associated protein2，MRP2）存在诱导作用，对有机阴离子转运多肽（organic anion transporting polypeptide，OATP）有抑制作用。MRP和P-gp均为ABC结合盒（ABC binding cassette，ABC）转运体超家族的成员。P-gp是一种能量依赖性药物外向转运泵，通过ATP供能，可将细胞内的药物泵出胞外，降低细胞内的药物浓度，从而减少药物的吸收。口服利福平后，十二指肠活检P-gp水平可增加3.5倍。MRP2可能是通过直接的肠分泌从体循环中排出药物，从而限制药物的吸收。在药物代谢中，通常涉及Ⅰ相和Ⅱ相反应。Ⅰ相反应通过引入或脱去功能基团（-OH，-NH2，-SH）使原形药生成极性增高的代谢物；不易被排泄的Ⅰ相产物与内源性物质葡萄糖醛酸、醋酸和甘氨酸等物质结合，生成可经尿排泄的结合物，即Ⅱ相反应。CYP是参与Ⅰ相反应的重要的代谢酶，近年来的研究显示，CYP1A2、CYP2C9、CYP2C19、CYP2D6、CYP2E4和CYP3A4等CYP亚型是参与体内药物代谢的主要代谢酶。研究证实，利福平对CYP3A4、CYP2C9，CYP2C19和CYP286存在诱导效果，对CYP3A4的诱导作用最强，对CYPlA2的诱导作用最弱。在培养的人肝细胞中，利福平可增加超过50倍的CYP3A4。利福平对CYP3A4和P-gp的诱导还可发挥协同作用，即未被CYP3A4代谢的药物分子由P-gp泵到肠腔后又跨膜吸收而进一步被酶代谢，最终使药物分子接触代谢酶CYP3A4的机会大大增加，促进了药物的肠道代谢，明显降低双底物的吸收。因此，利福平可以通过多种途径改变联用药物的吸收和代谢过程，引发药物的相互作用。

利福平是CYP1A2、CYP3A4、CYP2C9、CYP2C19和CYP2D6酶的诱导剂。氯氮平是目前公认的治疗精神分裂症最有效的抗精神病药，也用于治疗情感性精神障碍、迟发性运动障碍、难治性强迫症等非精神病性障碍。利福平与之联合使用时，能显著降低氯氮平血药浓度。陈淑玲等32项研究显示，在原氯氮平治疗的基础上加用利福平6周，结果氯氮平的血药浓度下降有统计学意义（$P<0.01$），有64%的患者精神症状恶化。

三唑仑和咪达唑仑的生物转化几乎完全通过CYP3A4，对16名健康志愿者的研究显示，服用利福平5日的患者，再服用三唑仑，结果联用组和对照组的血浆三唑仑AUC分别为（0.74 ± 0.14）μg·h/L和（14.8 ± 1.0）μg·h/L，C_{max}分别为（0.36 ± 0.06）ng/L和（2.9 ± 0.2）ng/L，$t_{1/2}$分别为（1.3 ± 0.1）小时和（2.8 ± 0.1）小时，组间差异显著（$P<0.01$）。两组间5项精神运动性试验值均有显著性差异（$P<0.01$），表明预先服用利福平后再服用三唑仑可导致三唑仑的药效显著降低。另一随机两组交叉试验表明，10名健康志愿者每日口服利福平600mg，连服5日后，于第6日和对照组同时口服咪达唑仑15 mg，结果和对照组相比AUC和C_{max}分别降低96%和94%，$t_{1/2}$分别为（3.1 ± 0.2）小时和（1.3 ± 0.2）小时，组间差异显著（$P<0.01$）。新一代镇静催眠药的生物转化除了CYP3A4外，还通过其他CYP代谢酶。

3.对氨基水杨酸钠　与苯妥英钠合用可抑制苯妥英钠代谢，增加其毒性。

（二）抗结核药物与降糖药物的相互作用

目前部分抗结核药可以影响糖代谢或是影响降糖药的药效发挥，从而加速糖尿病的发生、发展及恶化。因此，了解抗结核药物与降糖药物之间的相互作用关系，对两病并发的治疗具有不可忽视的临床意义。利福平、异烟肼、吡嗪酰胺和链霉素等均可导致肝肾损伤，从而影响糖代谢，使血糖、尿糖增高，促进隐性糖尿病向显性糖尿病发展，并且可能使糖尿病患者的病情难以控制。其中影响最大的是利福平。

1.磺酰脲类降糖药　该类药是目前临床上广泛使用的口服降糖药，在体内通过CYP2C9酶代谢，不同基因型CYP2C9酶代谢活性的差异，是造成患者所需磺酰脲类降糖药剂量个体差异大的因素之一。利福平对肝药酶C族酶系的影响导致了其对这类药物产生诱导代谢作用。甲苯磺丁脲是第一代磺酰脲类降糖药，其代谢产物以羧基化产物的形式经尿液排出。*CYP2C9*基因多态性对甲苯磺丁脲的代谢能力具有显著影响，由此不同*CYP2C9*基因型个体的甲苯磺丁脲药效学也会有所区别。另甲苯磺丁脲已是目前常用的2C9探针药之一，在国外，用于检测人体内CYP2C9的酶活性。当利福平与甲苯磺丁脲合用时则可促进后者在肝脏内的灭活，不论2C9属于哪种基因表型，清除率都以中位数1.9（1.1～4.8）的速度增加，从而降低甲苯磺丁脲的降糖效果。

（1）格列本脲。其在肝内代谢为具有降糖活性顺式和反式-3-羟基格列本脲。利福平与格列本脲合用时，格列本脲的*AUC*降低39%，最大峰浓度降低22%，清除半衰期从2.0小时降至1.7小时；但是血糖浓度也降低36%。研究者认为可能是利福平抑制了2C9或者P-糖蛋白，也可能是对二者都有抑制。另有研究显示，单次口服利福平和格列本脲，大大增加格列本脲及其代谢产物的*AUC*，血糖水平也明显低于单用格列本脲的水平。这一作用结果可能是利福平对P-蛋白的抑制作用掩盖了其对2C9的诱导代谢效应，使得格列本脲及其代谢产物的*AUC*增加，因此，血糖水平降低，与没有诱导作用状况下的血糖水平类似。

（2）格列吡嗪。具有吸收快、半衰期短等药代动力学特征，在体内经肝脏代谢为无活性的芳香羟基化产物。研究显示，同时服用格列吡嗪和利福平时，受试者中仅有少数人出现低血糖症状，而同一批受试者在单独服用格列吡嗪时有更多人出现了低血糖症状。研究数据显示，CYP2C9诱导剂能加速格列吡嗪在人体内的消除速率。利福平明显降低格列吡嗪的血药浓度（降幅为22%），并且缩短其半衰期（半衰期由原来的3.0小时缩短为1.9小时）。因此，单独使用格列吡嗪的低血糖发生率高于合用利福平。

（3）格列齐特。此药为第二代磺脲类口服降糖药，对正常人和糖尿病患者均有降血糖作用，还能改善糖尿病患者眼底病变以及代谢和血管功能的紊乱。因此，该药多用于糖尿病伴有血管病变的患者。利福平对格列齐特的作用影响可能是最明显的，一项在健康受试者中进行的试验表明，利福平与格列齐特合用，格列齐特的曲线下面积可减小70%，峰浓度减少43%，消除半衰期由9.5小时缩短为3.3小时，清除率大约增加4倍。

（4）格列美脲。此药为第三代磺酰脲类长效降糖药，在体内由CYP2C9酶代谢为具有活性的环己基羟甲基衍生物，然后再由细胞质中的酶进一步氧化代谢为无活性的羟甲基乙羧衍生物。利福平与格列美脲合用药时*AUC*降低，降幅为34%，清除半衰期缩短25%，但是这一相互作用在健康人的表现中不是特别显著。有可能这一相互作用的临床意义是有限的。

2.噻唑烷二酮类降糖药　目前上市的此类药有吡格列酮和罗格列酮，通过改善胰岛素的敏感性而达到降糖的目的。该类药物主要经肝药酶代谢，因此，肝药酶抑制剂或诱导剂都可能会对此类药物的药代动力学、药效学产生影响。

（1）吡格列酮。本药具有高选择性，可通过激活脂肪、骨骼肌和肝脏等胰岛素作用组织中的γ型受体，而调节胰岛素应答基因的转录，控制葡萄糖的生成、转运和利用。该药与利福平合用，可使吡格列酮的*AUC*减少54%，消除半衰期由4.9小时缩短到2.3小时，而对于峰浓度和达峰时间似乎没有影响，因此，可以在开始或者停用利福平时随时调整用药剂量。

（2）罗格列酮。在一项健康受试者中进行的随机安慰剂对照交叉试验表明，利福平通过诱导CYP2C8活性，降低罗格列酮的生物利用度，使罗格列酮的血药浓度达峰时间减少28%，*AUC*降低54%，清除半衰期缩短50%。两者合用可减弱罗格列酮的降糖效果，因此，在开始或停用利福平时，应调整罗格列酮剂量，并密切监测血糖。

3.格列奈类　临床上常用的此类药物主要有瑞格列奈、那格列奈和米格列奈。格列奈类与磺酰脲类作用机制相似，起效快、作用持续时间短且可显著降低糖化血红蛋白水平。瑞格列奈主要通过CYP3A4和CYP2C8代谢；那格列奈70%通过CYP2C9代谢，其余30%通过CYP3A4及CYP2D6代谢。

利福平是CYP的强诱导剂，研究中与瑞格列奈基线水平相比，连续口服利福平（600 mg，每日1次）7日，第7日或第8日单剂量口服瑞格列奈4mg，患者瑞格列奈*AUC*中位数分别下降50%和80%。与单独服用瑞格列奈相比，同服利福平可使单剂量口服瑞格列奈4mg的*AUC*下降32%，C_{max}下降26%，但是降糖效应与安全性几乎没有发生变化。相反，在连续口服利福平（600mg，每日1次）5天的随机、双交叉试验设计的研究中，与安慰剂相比，连续口服利福平5天可导致第6日单剂量口服瑞格列奈0.5mg的*AUC*下降57%，C_{max}下降41%，并且相应降低瑞格列奈的降糖效应。同服利福平对瑞格列奈的降糖效应几乎无影响，单连服利福平5日，可降低第6日单剂量口服瑞格列奈的降糖效应。由此可见，在连续给利福平最后同时服用瑞格列奈和利福平会降低后者的诱导效应，建议服用瑞格列奈的2型糖尿病患者在开始或者停止使用利福平时加强血药浓度监测。

那格列奈日服后被迅速吸收，15分钟起效，血浆蛋白结合率高达97%～99%，主要经混合功能氧化酶系代谢，在代谢中起主要作用的是CYP2C9，其次是CYP3A4。利福平与那格列奈合用，利福平通过抑制CYP2C9和CYP3A4使那格列奈的*AUC*减少24%，但只轻度降低那格列奈的血药浓度，对其降糖作用并无显著影响。

4.双胍类　二甲双胍是目前治疗糖尿病的一线用药，并因为二甲双胍的作用机制而受到医生的青睐。一项有关二甲双胍在使用利福平之前和使用之后第1日、第2日和第13日、第14日的相互作用研究表明，虽然二甲双胍不被肝药酶所代谢，对利福平影响肝药酶的作用不太敏感，但是利福平可通过正向调节OCT1的肝脏表达4.1倍，间接影响二甲双胍的吸收和药效，使该药*AUC*增加54.5%，肾清除率升高16%。

（三）抗结核药物与抗HIV药物的相互作用

艾滋病合并结核分枝杆菌感染仍然是全球重要的公共卫生问题，病死率高达15.8%。目前倾向于在抗结核治疗的基础上尽早给予抗反转录病毒治疗（ART），因此，两类药物之间的相互作用是临床工作者难以回避的非常重要的问题。抗结核药物与ART药物之间的相互作用是复杂的，二者同时使用可能带来药物过量或是不足，引起药物相关不良反应的增加或是治疗失败。当前国内该方面的研究主要集中于利福霉素类，可以作为参考的数据不足。多数ART药物与抗结核治疗药物之间的相互作用是通过诱导和抑制肝脏及肠道的代谢酶而产生的。CYP450是最重要的代谢酶家族，其中CYP3A4参与代谢多种药物包括蛋白酶抑制剂（PIs）和非核苷类反转录酶抑制剂（NNRTIs）。利福霉素类抗生素是CYP3A4诱导剂，其中利福平作用最强，利福喷丁作用次之，而利福布丁作用最弱。利福平还可以诱导CYP2C19和CYPD6，亦可增加P糖蛋白的转运活性引起PIs的血药浓度下降。PIs和NNRTIs不仅仅是CYP450的作用底物，也可以作为该代谢酶家族的诱导剂和抑制剂。NNRTIs和利福霉素类抗生素之间无明显相互作用。

1.PIs和利福霉素类抗生素　艾滋病合并结核病的患者中使用利福喷丁的治疗失败率较高，且容易产生耐利福霉素类的结核分枝杆菌，因此，当前不推荐在该类人群中使用利福喷丁。利福平可以导致除利托那韦外PIs血药浓度降低75%～95%，该作用可引起ART治疗失败。由于利托那韦可以抑制CYP3A4，临床常常将利托那韦与其他PIs连用，以增强抗病毒效应。利福平（600mg/d）与标准剂量的洛匹那韦/利托那韦（400/100mg，每日2次，LPV/r），同时使用可造成洛匹那韦剂量不足。调整LPV/r剂量为800/200mg每日2次或400/400mg每日2次可弥补因使用利福平造成的洛匹那韦剂量下降。然而随后在健康人群中的研究发现，剂量调整后的LPV/r与利福平一起使用肝损伤的发生率较高。

由于利福布丁对代谢酶的诱导作用比利福平弱，故艾滋病相关结核病的治疗常选择利福布丁。PIs中除了沙奎那韦外，一般都能与利福布丁同时使用。与利福平不同的是，利福布丁及其活性代谢物25-去乙酰利福布丁通过CYP3A4清除。PIs可以通过抑制CYP3A4减慢利福布丁的代谢，此时需将利福布丁的剂量从300mg/d降低至150mg/d。临床中也发现采用该调整方案会筛选出耐利福霉素类的结核分枝杆菌，从而导致抗结核治疗失败。鉴于可能造成的治疗失败，临床工作者应谨慎选择同时使用利福布丁和LPV/r。若必须同时使用，治疗药物监测是非常有必要的。

2.NNRTIs与利福霉素类抗生素　来源于健康受试者的资料表明，利福平（450mg/d）可使依非韦伦的生物利用度明显下降。HIV与结核分枝杆菌共同感染者中，利福平可使依非韦伦的平均峰浓度、谷浓度以及时量曲线下面积分别下降24%、25%和22%。将依非韦伦的剂量调整为每日800mg可以弥补因使用利福平造成的血药浓度下降。但依非韦伦剂量调整为每日800mg后肝损伤的发生率增加。也有学者建议根据体重来调整依非韦伦的剂量，体重超过60kg的患者依非韦伦的用量需要调整为每日800mg，体重较轻者每日600mg。CYP2B6在不同人群中存在一定的变异，有研究认为需要根据CYP2B6活性来调整依非韦伦剂量。新近发表的研究结果认为，同时使用依非韦伦和利福平时，依非韦伦剂量调整应该个体化，体重和基因型均是需要考虑的因素。

3.整合酶抑制剂与利福霉素类抗生素　目前国内可以获得的整合酶抑制剂仅有拉替拉韦钾。拉替拉韦钾主要通过UGT1A1介导的葡萄糖醛酸化途径代谢清除，少部分通过肾脏代谢。拉替拉韦钾的代谢不受CYP450影响，但UGT1A1诱导剂如利福平可以降低拉替拉韦钾的血药浓度。来源于健康受试者的研究结果表明，利福平可使拉替拉韦钾的AUC及C_{max}分别下降约40%和38%。若将拉替拉韦钾剂量调整为每日800mg，每日2次，可以弥补利福平导致的AUC及C_{max}下降，因此，同时使用利福平和拉替拉韦钾并非禁忌。不过应密切监测，谨慎使用此方案，因为该调整方案中拉替拉韦钾的谷浓度处于临床低限。

4.其他抗结核药物　关于异烟肼和ART药物之间相互作用的研究较少。体外实验结果表明异烟肼是较弱的CYP3A4抑制剂，异烟肼与ART药物同时使用时，该抑制作用微不足道。由于司坦夫定和去羟肌苷可以引起外周神经炎，应尽量避免与异烟肼同时使用。关于乙胺丁醇/吡嗪酰胺与ART药物之间相互作用的文献非常有限，在新的资料未出现之前，建议使用标准剂量乙胺丁醇和吡嗪酰胺。其他二线抗结核药物与ART药物之间的相互作用尚未被系统评估，建议使用标准剂量。但需要注意以下几点：①氨基糖苷类抗生素和卷曲霉素具有肾毒性，与替诺福韦同用时需要密切监测肾功能；②左氧氟沙星、加替沙星以及莫西沙星可能导致QT间期延长，其与PIs或依非韦伦同时使用时需要监测心电图；③硫胺类药物代谢与肝脏细胞色素P450酶有关，该类药物完全有可能与PIs和NNRTIs发生相互作用，故两类药物连用时需要监测血药浓度；④环丝氨酸对神经系统毒性较大，最好不要与依非韦伦同用。

（四）抗结核药物与免疫抑制剂的相互作用

有报道称，2例肾移植患者应用环孢素A和利福平治疗，由于利福平使环孢素A代谢速度加快以至于测不出其血药浓度，出现不可逆的排斥反应，而导致肾移植失败。环孢素A与利福平联用时，环孢素A的剂量应增加3倍，停用利福平时，应逐渐减少环孢素A的剂量，以防环孢素A的血药浓度突然升高而发生严重不良反应。

霉酚酸酯（Mycophenolatemofetil，MMF）是一种前体药物，由在体内广泛分布的酯酶快速水解成其活性代谢物霉酚酸（mycophenolicacid，MPA），MPA通过抑制次黄苷酸脱氢酶（IMPDH）抑制T_2和B_2淋巴细胞增殖，由此阻断这些细胞中DNA的合成途径，在移植患者中发挥有效的免疫抑制作用。Naesens等报道，8名肾移植患者接受霉酚酸酯和利福平600mg/d，共8日的治疗，然后测定接受利福平治疗前后MPA及其代谢物7-氧葡糖苷霉酚酸（MPA7-O-glucuronide，MPAG）和乙酰葡糖苷霉酚酸（MPAacyl-glucuronide，AcMPAG）的浓度，结果MPA的*AUC*（0-12）在合用利福平后下降17.5%，主要是由于*AUC*（6-12）下降了32.9%，MPAG的*AUC*（0-12）和AcMPAG的*AUC*（0-12）分别增加34.4%和193%。由此认为利福平诱导MRP2，使MPA的葡萄糖苷酸化增多。

钙调磷酸酶抑制剂他克莫司（Tacrolimus，FK506）是从筑波链霉菌（streptomyces tsukubaensis）发酵液中提取的大环内酯类免疫抑制剂，目前已广泛用于各种器官移植术后排斥反应的预防和治疗，FK506主要经肝脏CYP3A代谢。1例肾移植患者术后使用FK506（6mg/d）进行免疫抑制，后因患肺结核使用利福平及吡嗪酰胺7日后，FK506药物浓度下降，将FK506的剂量增加至32mg/d后，才能维持其目标浓度10～15μg/L。后患者又因食管念珠菌感染及十二指肠溃疡而给予氟康唑和克拉霉素，在此期间并未发现FK506血药浓度升高。在停用利福平并将FK506剂量降至12mg/d后，FK506血药浓度仍缓慢上升，最后降为8mg/d，达到FK506的治疗浓度。此病例说明利福平对CYP的诱导作用非常强，甚至足以抵消该酶抑制剂地尔硫卓、氟康唑和克拉霉素的作用，临床上应予以足够重视。

（五）抗结核药物与降脂药物的相互作用

辛伐他汀广泛用于治疗高胆固醇血症，是一种内酯前体药物，在体内通过脂酶转化或水解为辛伐他汀酸（3-羟基-3-甲基戊二酰辅酶A还原酶的一种竞争性抑制剂）而发挥作用，其氧化代谢的主要中间环节是CYP3A4，首次代谢在肠壁和肝脏进行。Kyrklund等就利福平对辛伐他汀和辛伐他汀酸血药浓度的影响进行了研究。利福平使辛伐他汀和辛伐他汀酸的*AUC*分别减少了87%（$P<0.001$）和93%（$P<0.001$），辛伐他汀酸的*AUC*高于辛伐他汀；血药峰浓度均降低90%（$P<0.001$），但对二者的半衰期影响不大。说明利福平与辛伐他汀的相互作用主要是利福平对肠壁和肝脏中介导辛伐他汀首次代谢的CYP具有诱导作用，影响了辛伐他汀的代谢。

（六）抗结核药物与抗感染药物的相互作用

磺胺是最早发现的具有抗菌作用的药物，磺胺甲噁唑（Sulfamethoxazole，SMZ）又称新诺明，是磺胺类药物中常用的抗生素，通常与甲氧苄啶（Trimethoprim，TMP）联合用于临床治疗。早在20世纪30～50年代，磺胺类药物就单独用来治疗肺结核。但随着20世纪50年代具有更强杀菌效果的异烟肼和链霉素出现后，磺胺类药物就基本不再用于结核病的治疗。于霞等的研究对SMZ与其他抗结核药联合用药的相互作用进行评价，发现在18株结核分枝杆菌临床分离株中，有14株（77.78%）表现出SMZ与利福布丁之间有协同性。对于H37Rv，

SMZ与其他抗结核药联合用药后，除利福布丁表现出协同作用外，其他药物均表现为无关。

吡喹酮主要治疗肝吸虫病，主要由CYP3A代谢，一随机交叉试验证明，10名健康志愿者每日口服利福平600mg，连服5日后，再服用吡喹酮40mg/kg，结果有7人血中未检测出吡喹酮的血药浓度，另外3人的C_{max}和AUC分别比单独服用吡喹酮降低81%和85%，吡喹酮的血药浓度降至最低有效血药浓度以下。因此，应避免吡喹酮和利福平合用。

19名肺结核患者，第一阶段接受400 mg/d莫西沙星5日，另外予450mg利福平和600mg异烟肼，每周3次。经过1个月清除期后，患者再接受莫西沙星5日（不予利福平和异烟肼），测定莫西沙星24小时药动曲线，进行参数比较，结果19人中有18人的C_{max}和AUC下降，达峰时间从1小时延长到2.5小时。据报道，1例严重的革兰阳性菌感染患者接受利福平和利奈唑胺治疗后，利奈唑胺的浓度降低，推测是由于P-gp表达的结果。

（七）抗结核药物与抗肿瘤药物的相互作用

舒尼替尼是抑制多种受体酪氨酸激酶的小分子化合物，用于治疗甲磺酸伊马替尼不耐受或者病情恶化的胃肠道间质细胞瘤，美国FDA于2006年1月26日批准上市。研究表明，当其与利福平合用时，舒尼替尼的C_{max}降低23%，AUC降低46%。

（八）抗结核药物与心血管等其他药物的相互作用

地高辛与利福平合用可以显著降低地高辛血药浓度。通过观察8名健康受试者单次应用地高辛（1mg口服和1mg静脉注射）及合用利福平（600mg/d）共用10日后的药动学参数的变化，发现口服地高辛的AUC明显降低，而对静脉给予地高辛的AUC没有显著的影响。说明利福平能诱导P-gp的表达，引起地高辛的吸收减少，血药浓度降低。

Dickinson等发现至少有30例妇女由于口服避孕药而又应用利福平而导致避孕失败。Machavaram等研究了利福平对雷尼替丁的影响，口服利福平600mg，7

日后，雷尼替丁的C_{max}、AUC和MRT比单独应用分别下降53%、52%和18%。

三、实验室检查

（一）治疗药物监测

治疗药物监测（therapeutic drug monitoring，TDM）是指在临床进行药物治疗过程中，观察药物疗效的同时，定时采集患者的血液（有时采集尿液、唾液等液体），测定其中的药物浓度，探讨药物的体内过程，以便根据患者的具体情况，以药代动力学和药效学基础理论为指导，借助先进的分析技术与电子计算机手段，并利用药代动力学原理和公式，使给药方案个体化，从而达到满意的疗效及避免发生毒副反应，同时也可以为药物过量中毒的诊断和处理提供有价值的实验室依据，将临床用药从传统的经验模式提高到比较科学的水平。

（二）棋盘法

微生物学家通常使用棋盘法来评价几种药物的联合效应，而肉汤稀释法、琼脂稀释法或药敏纸片扩散法也可以用来评估药物的联合效应。棋盘法可以对几种药物联合效应进行体外评估并指导临床用药，包括微量棋盘稀释法、试管棋盘稀释法（大量稀释法）和琼脂棋盘稀释法3种，其中微量棋盘稀释法为最常用的联合药敏试验方法。

四、诊断

当临床发现一种抗结核药物在用药同时应用另一种其他药物而产生了效应的改变即可做出诊断。药物相互作用可导致一种或两种药物的效应增强或减弱。

五、治疗

临床上与抗结核药物发生相互作用最明显的几乎都是药效强、安全范围小和量效曲线陡的药物（如细胞毒药物、降血糖药、地高辛等）。影响治疗效果的究竟是药物相互作用还是病理生理因素，有时是难以区别的。严密监测药物效应，及时改变剂量或换用其他药物，尽量避免药物相互作用导致的严重不良反应。充分认识到血药浓度的重要性，指导患者服用各种药物。了解患者全部用药情况，包括处方用药和非处方用药。尽可能少用药物，并且剂量要低，用药时间尽可能短。了解所使用的全部药物的效应，包括治疗效应与不良反应。观察并监测患者用药后的反应，特别是治疗方案改变之后，某些相互作用可以在服药1周或更长时间才出现。当非预期的临床反应发生时，应当对此药进行血药浓度测定，还可查阅文献，调整药物剂量直到获得期望的效果为止。如调整剂量未获成功，就应换用另一种不会与正在服用的药物发生相互作用的药物。

六、注意事项

随着各种新药的广泛使用和联合用药的增多，抗结核药与其他药物相互作用也逐年增加，常常导致联用药物的血药浓度降低，甚至失效；但也存在使联用药物吸收增加、血药浓度增高的现象。因此，在利福平与其他药物联用时，应对联用药物的吸收和代谢途径有所了解，对可能出现相互作用的药物应注意观察患者的临床表现，适时监测药物浓度，避免发生不良甚至是危及生命的药物相互作用。

当肺结核合并糖尿病时，若选用异烟肼、利福平进行抗结核治疗，则应选用以胰岛素为主的药物治疗糖尿病，不宜选用磺脲类降糖药。肺结核合并糖尿病的患者要慎用加替沙星。加替沙星是人工合成第四代氟喹诺酮类药物，与其他较新的氟喹诺酮相似，近年来临床上用来治疗结核病，并显示出较好的抗结核疗效，但有资料报道，使用加替沙星可引起低血糖和高血糖的发生，其确切机制目前尚不清楚。低血糖反应见于接受磺脲类与非磺脲类口服降糖药的糖尿病患者，常在使用加替沙星药物的前3日发生，尤其是第1日。高血糖反应多在首次服用加替沙星后的4～10日发生。因此，糖尿病患者在服用加替沙星时，要特别注意血糖的监测。如果出现任何低血糖或高血糖的迹象，应该立即停止加替沙星的应用。

利福平是CYP1A2酶的强诱导剂，可显著降低氯氮平的血药浓度，应密切观察，有条件的最好进行氯氮平的血药浓度监测。与舒尼替尼必须联合使用时，需适当调整舒尼替尼的给药剂量。

七、病例

（一）病例简介

患者，男性，57岁。

主诉 咽痛3个月，咳嗽、气短、盗汗1周。

现病史 患者3个月前出现咽痛，未予重视。1周前出现咳嗽、气短、盗汗，后至医院检查，2013年9月18日胸部CT示两肺斑片影，左肺大片实变影，2013年9月19日痰涂片找抗酸杆菌阳性（+++），诊断为肺结核，于2013年9月22日入首都医科大学附属北京胸科医院。

既往史 否认结核病、乙肝、伤寒、血吸虫等传染病病史。否认糖尿病、高血压、冠心病、精神病病史。

查体 T 37℃，P 80次/分，R 20次/分，BP 120/70mmHg。神志清，全身皮肤色泽正常，未见皮疹及出血点。全身浅表淋巴结未及肿大。头颅无畸形，巩膜未见黄染。两侧瞳孔等大同圆，对光反射正常。咽部未见充血，颈无抵抗感。气管居中，胸廓两侧对称。胸壁未及肿块，呼吸运动正常，双侧语颤对称，叩诊呈清音，双肺呼吸音粗；未闻及干湿啰音。心率100次/分，心律齐，各瓣音区未闻及杂音。腹部外形正常，无压痛及反跳痛，未触及包块，肝、脾肋下未触及。神经系统生理反射存在，病理反射未引出。

辅助检查 胸部CT（图18-1）示左肺大片实变影，其内见空洞及支气管影；右侧斑片结节样渗出影。

（二）诊断

继发性肺结核，上中下/上中下涂阳进展期。

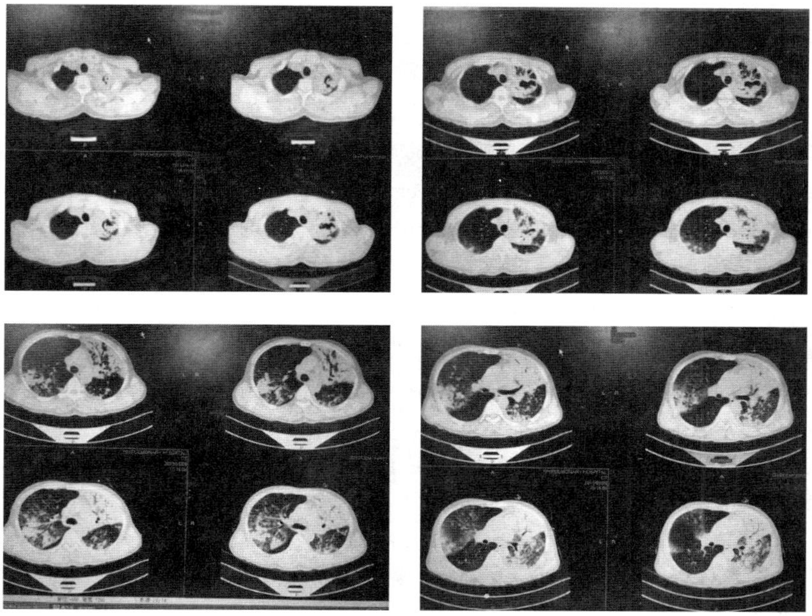

图 18-1　继发性肺结核胸部 CT 表现

（三）治疗

入院后完善相关检查，肺结核诊断明确，2013年9月22日起予抗结核HREZ。2013年10月11日晚突然出现谵妄，从病床跳起往病区走廊奔去，被医护人员拖住后放倒在地，随后口吐白沫，意识不清。立即给予安定10mg肌内注射，神志逐渐恢复。家属赶到后追问病史，诉曾有癫痫史2年，一直口服氯氮平，入院前很少发作，故入院后未告知医生。2013年10月12日请精神科会诊，诊断为癫痫精神运动性发作，建议在氯氮平口服基础上加卡马西平每日1粒口服。调整抗结核方案为：SREZ。此后患者病情好转，精神、意识正常而出院。

（四）经验教训

在入院时未主动询问精神方面的既往史，给予抗结核治疗后发生抗结核药物与精神病药物的相互作用，造成了氯氮平的血药浓度降低而导致癫痫发作。

（张　青）

参考文献

1. 张洁, 谭浩. 利福平与其他药物相互作用研究进展天津医学,2009,21(1):69-72.

2. Nishio R1, Shinke T, Otake H,et al. Paraoxonase-1 activity affects the clopidogrel response in CYP2C19 loss-of-function carriers. Thromb Res,2013,132(5):558-564.

3. Srinivas NR. Pharmacokinetic Interaction of rifampicin with oral versus Intravenous anticancer drugs: Challenges, Dilemmas and Paradoxical Effects Due to Multiple Mechanisms. Drugs R D,2016,16(2):141-148.

4. 汪志良,寻知元. 氯氮平药物相互作用研究新进展.中华精神科杂志,2014,45(1):55-58.

5. Creemer OJ, Ansari-Pour N, Ekong R, et al.Contrasting exome constancy and regulatory region variation in the gene encoding CYP3A4: an examination of the extent and potential implications. Pharmacogenet Genomics,2016,26(6):255-270.

6. Bhatt D, Chauhan N, Sharma A,et al. Investigating the Role of Plasma Glucose Concentration as a Phenotypic Marker for CYP2C9 Genetic Variants， in the Diabetic Population of Gujarat. Indian J Pharm Sci,2014,76(1):72-77.

7. 陈丽芳,黄淑萍,王倩,等. 利福平与口服降糖药的相互作用.天津药学, 2012,24(4):74-76.

8. 胡志亮.魏洪霞.杨永峰,等. 抗反转录病毒药物与抗结核药物之间的相互作用,中华传染病杂志,2012,30(9):566-570

9. Regazzi M, Carvalho AC, Villani P, et al. Treatment optimization in patients co-infected with HIV and Mycobacterium tuberculosis infections: focus on drug-drug interactions with rifamycins. Clin Pharmacokinet, 2014, 53(6):489-507.

10. 于霞,赵立平,姜广路,等. 磺胺类药物对结核分枝杆菌的体外抑菌作用及与其他抗结核药物相互作用的研究.中国防痨杂志,2013,35(6):433-438.

11. 张琳琳,杨华,肖和平. 结核分枝杆菌联合药敏试验的研究进展.中国防痨杂志,2015,37(1):86-89.

第十九章
抗结核药物不良反应

一、概述

WHO指出化学治疗是控制结核病传染的有效措施，是控制结核病流行的最主要武器，因此，化学治疗是现代结核病最主要的基础治疗。结核病是慢性传染病，如达到彻底治愈既需要多种药物联合应用，又需要规范化的疗程，这种联合用药无疑增加了药物的不良反应；因不良反应而终止抗结核治疗，导致耐药结核病患者日益增加，也进一步加重了结核病控制的难度。因此，尽量避免不良反应的发生，早期发现不良反应的症状，及时正确地处理并防止恶化，是提高患者依从性、提高结核病治愈率的重要一环。

根据国家食品药品监督管理局2004年颁布的《药品不良反应监测与管理办法》，药品不良反应是指“合格药品在正常用法、用量下出现的与用药目的无关的或意外的有害反应”。

（一）不良反应的发生频度

十分常见：不良反应发生率≥10%。

常见：1%≤不良反应发生率＜10%。

偶见：0.1%≤不良反应发生率＜1%。

罕见：0.01%≤不良反应发生率<0.1%。

十分罕见：不良反应发生率<0.01%。

（二）不良反应的严重程度

1.轻度　指轻微的反应，症状轻微，无发展或有好转，无需特殊治疗处理。

2.中度　指有较明显的药物不良反应及重要器官或系统功能的损害，需要治疗处理或停用相关药物。

3.重度　指严重不良反应，包括①引起死亡；②致癌、致畸、致出生缺陷；③对生命有危险并导致人体永久的或显著的伤残；④对器官功能产生永久损害；⑤导致住院治疗或住院时间延长。

二、临床表现

抗结核药物引发的药物不良反应在临床上的常见表现包括副作用、毒性反应、超敏反应、特异质反应、后遗效应、致畸作用以及二重感染等。

（一）副作用

副作用指在正常剂量情况下出现的与用药目的无关的反应，即药物在正常用法、用量情况下，伴随其治疗作用而出现的其他不期望的作用，在用药后1～60日（前2个月内）发生率较高，有报道占92%。

临床常见的抗结核药物的副作用包括以下几点。

1.胃肠道反应（药物的化学性刺激引起）

（1）临床表现。个体差异大，可出现不同程度的恶心、呕吐、食欲缺乏、厌食、返酸、嗳气、腹痛、腹胀、腹泻等。

（2）常见药物。吡嗪酰胺、利福平、丙硫异烟胺、对氨基水杨酸、异烟肼、乙胺丁醇、阿莫西林-克拉维酸钾、氟喹诺酮类药物和利福喷丁等。

2.神经、精神反应

（1）临床表现。失眠多梦、记忆力减退、轻度头晕、震颤、兴奋、四肢末端麻木、手足搐搦、舞蹈症等。

（2）常见药物。异烟肼、环丝氨酸、丙硫异烟胺以及氟喹诺酮类药物。

3.关节、肌肉疼痛

（1）临床表现。关节痛、全身或四肢肌肉酸痛、跟腱疼痛、活动受限。

（2）常见药物。吡嗪酰胺、氟喹诺酮类、利福布丁、异烟肼、克拉霉素等药品。

4.其他　如链霉素的杂质可导致口麻及面部麻木；异烟肼可引发痤疮，严重的面部痤疮可毁容。

（二）毒性反应

毒性反应指药品引起机体发生生理、生化功能异常或组织结构病理变化的反应。

1.消化系统损害　消化系统损害是抗结核药品引起的药物不良反应中最常见的类型，临床表现为胃肠道反应和肝脏损害。

（1）胃肠道反应。常见于胃肠道疾病患者及老年体弱者。除了抗结核药物对胃肠道的直接损伤外，还要特别注意由于肝脏损害同时伴发的胃肠道反应，如厌油、恶心、呕吐，反酸，胃灼热，严重者可引起胃溃疡、胃出血。

几乎所有抗结核药物均可引起胃肠道不良反应，如利福平、吡嗪酰胺、丙硫异烟胺、对氨基水杨酸、异烟肼、乙胺丁醇、氟喹诺酮类、贝达喹啉、利奈唑胺、克拉霉素等。此外，氯法齐明偶致剧烈腹痛。

（2）肝脏损害。程度不一，严重者可危及生命。可引起肝脏损害的药物包括吡嗪酰胺、利福平、丙硫异烟胺、对氨基水杨酸、异烟肼。详见第三章。

2.肾脏损害　肾脏损害大多较隐匿。早期常规尿检时可发现蛋白尿、管型尿，但无临床症状及尿量改变，此时停药常可恢复；如继续用药，可相继出现血尿、尿量改变、尿pH改变、氮质血症、肾功能不全（急性或慢性）等。极少数可出现严重的急性肾功能衰竭，此型多由Ⅱ型或Ⅲ型变态反应引起，来势凶猛且预后差，常见于利福平间歇用药和重复用药时，一般反应发生在用药1周内。

此类不良反应常见于原有各类肾脏疾病者、老年人，偶见于肾功能正常者。引起肾脏损害的常见药物有链霉素、卡那霉素、阿米卡星、卷曲霉素、利福平等。

3.神经系统损害

（1）中枢神经系统障碍。表现为欣快感、兴奋、焦虑、嗜睡、失眠、记忆力下降、抑郁、头晕、头痛、癫痫，甚至精神症状，原有癫痫和精神病史者可诱发或加重。

导致中枢神经系统障碍的常见药物为异烟肼、氟喹诺酮类、环丝氨酸、丙硫异烟胺、利奈唑胺、贝达喹啉。亚胺培南可引起抽搐。

（2）颅神经损害。氨基糖苷类可引起第八对颅神经损伤，与药物剂量增大和患者年龄增长呈正比。

1）前庭神经损害。出现早而且多见，表现为眩晕、头痛、恶心，眼球震颤，步态不稳，平衡失调，光线阴暗时更明显，多数停药后可逐渐消失，少数可持续较长时间。

2）听神经损害。多由链霉素和卡那霉素引起。临床要注意其先兆表现，如间断耳鸣、头晕、耳蜗饱满感，这些表现逐渐发展，出现持续耳鸣、听力减退，甚至出现耳聋，停药后听力很难恢复。链霉素可进入羊水和胎儿循环，造成胎儿先天性耳聋，多于出生后发现。

（3）视神经损害。此是乙胺丁醇最严重的毒性反应，利奈唑胺亦可诱发，严重者可致失明。视神经损害虽然罕见，但个别患者可突然发生并致盲，故需特别注意其早期症状，如眼睛不适、异物感、眼窝痛、畏光流泪、易疲劳、视力（单侧或双侧）减退、辨色力下降、视野缩小、黄斑病变、视网膜下出血。利福布丁可引起前葡萄膜炎。

（4）周围神经损伤。末梢神经炎，初期为双侧对称性手足感觉异常，四肢麻木，蚁行感，触觉减弱或刺痛，烧灼感，踩棉花感。重者呈手套和（或）袜套样改变，进而触觉减弱，疼痛、四肢无力和关节软弱。此反应异烟肼最常见，乙胺丁醇、丙硫异烟胺、环丝氨酸、利奈唑胺亦可见。糖尿病患者、营养不良者应慎用上述抗结核药物。

链霉素注射后可引起口唇、口周及手足麻木，严重者可见头面部症状，如舌颤、头晕。氨基糖苷类药品静脉注射过快，可引起肌肉麻痹，此时服用钙剂和新斯的明可改善。

（5）精神症状。环丝氨酸引发的常见精神症状为幻视、幻听、焦虑、猜疑、兴奋性增高、烦躁不安、肌肉抽搐或颤抖、神经质、多梦、嗜睡、精神抑郁及其他情绪改变或精神改变，如自杀倾向、语言障碍等。异烟肼、氟喹诺酮类也可引起精神症状，如失眠、兴奋、幻听、欣快感，癫痫样发作或精神病，及时停药后常可恢复。

静脉输入氟喹诺酮类药品时，如输液速度过快，也可诱发上述反应，减慢输液速度后部分患者反应可消失。

4.血液系统损害　常见人群为有过敏史者，老年患者及合并血液系统疾病患者等。表现为血白细胞减少，血小板减少，血红蛋白含量降低，可单独或同时发生，大多缓慢发生且轻微；严重者表现为乏力、瘀点、瘀斑；极个别严重者可出现皮下和内脏大出血，甚至导致死亡。偶有再生障碍性贫血、溶血性贫血发生。

引起血液系统损害的常见药物有利福霉素类、异烟肼、氟喹诺酮类、乙胺丁醇、丙硫异烟胺、对氨基水杨酸、利奈唑胺、亚胺培南等。需注意利福平过敏反应导致血液系统损害者发生快、进展快、预后极差。

5.循环系统损害

（1）心脏损害。司帕沙星、加替沙星、莫西沙星、克拉霉素、贝达喹啉等对QT间期有影响，可引起QT间期延长及加重原有QT间期延长患者的症状。莫西沙星与贝达喹啉同时应用对心脏损害加重，是致死的原因。卷曲霉素可引起低钾、低镁、低钙等电解质紊乱，间接致心脏损害而引发心律失常。卡那霉素和阿米卡星罕见箭毒样反应，严重者偶有心肌抑制。原有心脏病者及正在服用某些抗心律失常药物者易发生心脏毒性反应。

（2）血管损伤。加替沙星、氧氟沙星等可致血栓性静脉炎，发生率约5%，表现为局部血管红肿热痛等炎症反应，减慢输液速度后部分可缓解，严重者需停药。

6.运动系统损害　吡嗪酰胺可引发高尿酸血症，出现痛风样关节疼痛或（及）功能障碍。氟喹诺酮类药物可引起骨关节损害，出现关节和肌腱隐痛，活动受限，停药后可恢复，严重者可出现跟腱断裂；动物实验显示，氟喹诺酮类药物可对幼龄动物关节软骨造成损害并影响其发育。乙胺丁醇、利福布丁、异烟肼、克拉霉素可引起关节肌肉痛。

7.皮肤改变　氯法齐明可引起皮肤红染，利福类可呈橙红染色；氯法齐明可使皮肤干燥、发生鱼鳞样变；环丝氨酸可致皮肤苔藓样变；氟喹诺酮类、氯法齐明、吡嗪酰胺可出现光敏感反应，表现为红斑、大疱疹、糜烂，严重者出现剥脱性皮炎。莫西沙星光敏反应发生率较低。

8.内分泌代谢系统损害　内分泌、代谢系统疾病患者以及老年人、孕妇、儿童易发生。异烟肼可引起维生素B缺乏，偶可导致男性乳房发育；也可引起药物相关性狼疮或加重红斑狼疮。对氨基水杨酸、丙硫异烟胺偶可引起甲状腺功能低下。加替沙星可以干扰糖代谢使血糖不稳，异烟肼、利福平、吡嗪酰胺偶见。利福平可表现流感样症候群。

9.对胎儿的影响　利福平偶致胎儿畸形，孕3个月内孕妇禁用；氟喹诺酮类及氨基糖苷类、丙硫异烟胺等均对胎儿有影响，整个孕期禁用。

10.局部损害　氨基糖苷类局部注射可形成硬结，影响药物吸收及疗效，鞘内给药需慎重，需参照药品说明书应用，以防药物不良反应对中枢神经系统的损害。

（三）超敏反应

超敏反应指有特异体质的患者使用某种药物后所产生的轻重不一的变态反

应，是抗结核药的一大类不良反应，可与毒性反应同时发生。超敏反应本质上属于一类免疫反应。多发生在用药2个月内。

几乎每种抗结核药物都可能引起超敏反应，常见药物疹、药物热、嗜酸性粒细胞增多等。因人因药不同，超敏反应程度亦不同。

1.Ⅰ型超敏（速发型）反应　发生最快、病情严重的是过敏性休克，可表现为喉头水肿、气管痉挛、肺水肿、微循环障碍、脑缺氧、呼吸困难，濒危状态，面色苍白，四肢湿冷，血压下降，意识丧失，昏迷、抽搐；还可有各型皮疹，血管神经性水肿，哮喘，腹痛、腹泻、呕吐，严重者可出现剥脱性皮炎。

引起Ⅰ型超敏反应的主要药物为利福平、链霉素、对氨基水杨酸、氟喹诺酮类药品。过敏性休克可于皮试、注射药品时发生。

2.Ⅱ型超敏（细胞毒型）反应　主要表现在血液系统的改变，如溶血、血小板减少、白细胞减少。引起该型超敏反应的主要药物为利福平、对氨基水杨酸、异烟肼。

3.Ⅲ型超敏（免疫复合物型）反应　表现为血清样反应，发热多为稽留热或弛张热，常伴有寒战、荨麻疹、淋巴结肿大、嗜酸性粒细胞增多、腹痛及蛋白尿等。引起该型超敏反应的主要药物为利福平、对氨基水杨酸、异烟肼。

4.Ⅳ型超敏（迟发型）反应　此型也叫结核菌素型反应。轻者可见各型皮疹、皮肤瘙痒。严重者可致全身剥脱性皮炎。少数患者可表现为全身充血（以面部和球结膜明显），无明显皮疹。异烟肼可引起麻疹样皮疹；乙胺丁醇和吡嗪酰胺常引发对称性斑丘疹；氟喹诺酮类药品易诱发光敏反应；对氨基水杨酸易诱发全身充血疹。

超敏反应虽然分为四型，但临床上可单发，也可混合发生，与个人过敏史、体质和多种药物联合应用有一定关系。当患者发生任何一种过敏反应时，体质均处于高敏状态，此时原来应用的不过敏药物，也可出现过敏反应，称为交叉过敏，应引起注意。

引起超敏反应的常见药品有异烟肼、乙胺丁醇、利福平、吡嗪酰胺、对氨基水杨酸、链霉素、氟喹诺酮类药物等，因此，过敏体质和曾有药物过敏史、有过敏反应家族史者应慎用。

（四）特异质反应

特异质反应指某些人服用某些药物后出现的与药物本身药理作用无关、亦和一般人群反应不同的反应（或俗称意外反应），与这些人的先天性、遗传性因素有关。如异烟肼引起四肢末端麻木，乙胺丁醇引起的失明，利福平引发的黄染及少尿、无尿、出血等。

（五）后遗效应

后遗效应是指停药后血浓度已降至阈浓度以下时残存的生物学效应。该效应持续时间长短不一，极少数药物可导致永久性器质性损害，如链霉素等氨基糖苷类药物引起的永久性耳聋、氟喹诺酮类可能会引起的婴幼儿软骨发育不良、异烟肼引起的末梢神经炎。对于孕产妇、未成年人（小于18周岁）、肾功能不全、异烟肼慢性乙酰化者及特异体质者要注意。

（六）二重感染

二重感染也称菌群失调，是由于抗菌药物应用后人体内原有的菌群分布异常或又感染了新的菌群。

1.真菌性肺炎　可表现为肺急性侵袭性曲霉菌病或空洞内曲霉菌球，患者可在抗结核治疗过程中出现发热，咳嗽、咳痰加重，咯血，X线检查可见晕征及空洞内新月征。

2.鹅口疮、腹泻、伪膜性肠炎等

3.尿路感染　可见尿路刺激症状，常见于应用氟喹诺酮类、利福霉素类、氨基糖苷类、利奈唑胺、克拉霉素、阿莫西林克拉维酸钾药物的患者。有各种慢性基础病者易发生，如糖尿病、长期应用肾上腺皮质激素、肝硬化、慢阻肺、哮喘、HIV阳性、年老、体弱、营养不良患者等。

三、实验室检查与诊断

（一）肝肾功能

治疗前应检测肝肾功能。治疗开始时肝肾功能检查应至少2周1次，以后每月1次。如是高风险人群，治疗开始应每周1次，甚至每周2次。

（二）白细胞数量

1.常规检查

（1）血常规。治疗初期至少每周检查1次，以后每月1次。观察粒细胞减少程度及是否伴有其他系统细胞减少和异常细胞。怀疑周期性中性粒细胞减少者，成人应每周检查血常规2次，连续6～9周；儿童每周检查血常规1次，连续4周即可。

（2）骨髓象。必要时可做，可为判断病因提供依据。

2.特殊检查

（1）肾上腺素试验。肾上腺素可促使边缘池中性粒细胞进入循环池，从而鉴别假性粒细胞减少。

（2）中性粒细胞特异性抗体测定。包括白细胞聚集反应、免疫荧光粒细胞抗体测定法，用以判断是否存在抗粒细胞自身抗体。

3.诊断标准

（1）白细胞减少症。由各种原因导致外周血白细胞数（成人）低于$4.0 \times 10^9/L$时，称白细胞减少症。

（2）中性粒细胞减少症。当外周血中性粒细胞绝对值（成人）低于$2.0 \times 10^9/L$时，称中性粒细胞减少症。

（三）促甲状腺激素

应用丙硫异烟胺、对氨基水杨酸时，促甲状腺激素检查应每3个月1次。

（四）电解质

应用氨基糖苷类、多肽类时，电解质检查应至少每月1次。

（五）听力

应用氨基糖苷类、多肽类时，听力检查应每月1次。

（六）视力、辨色

用乙胺丁醇、利福布丁、氯苯噻嗪者，视力、辨色检查应每月1次。

（七）酌情检查

在整个治疗过程中，还应酌情进行大便常规、胃镜、幽门螺杆菌等的检查。

四、注意事项及治疗

（一）肝功能损害

用药前常规检查肝功能，如肝功能异常，要明确病因；肝功能正常，明确是否为乙肝病毒携带、丙型病毒性肝炎、脂肪肝及酗酒者等高危人群。

用药中任何胃肠不适，如恶心、呕吐都可能是肝脏毒性反应，严重者应暂停所有对肝脏有毒性的抗结核药，并及时检测肝功能。对于反映肝细胞损害情况，谷丙转氨酶比谷草转氨酶更具有针对性。

肝细胞酶增多如果低于3倍ULN（总胆红素小于3.0mg/dl）可继续抗结核治疗，同时加强保肝治疗，密切观察。

肝细胞酶增高如高于3倍ULN（伴有或不伴有黄疸），应停用所有潜在肝脏毒性药物，当肝细胞酶降至正常值上限的2倍以内时，可根据药物对肝功能影响的程度，逐一加用抗结核药物，每3～6日监测1次肝功能，如重新试用某种药物后又导致肝酶升高等肝脏毒性反应，严重者应立即停用并不再试用。

（二）胃肠道反应

抗结核治疗前，应询问患者是否有胃肠道症状及治疗史，可酌情继续应用改善胃肠道症状的药物。

1.恶心呕吐　可于用药前少量进食，或将药物于餐后1～2小时分次服用，或睡前服用，如不能缓解，应复查肝肾功能、电解质，并加用止吐剂，如甲氧氯普胺；如仍不能耐受可改变用药途径或改药，可从低剂量开始逐渐加量。此不良反应以丙硫异烟胺和对氨基水杨酸最常见。

2.腹泻、腹胀　及时检查大便常规，如无炎性细胞，考虑为肠功能紊乱，减慢输液速度或改变用药时间可逐渐改善，不须停药。此不良反应常见于利福喷丁和对氨基水杨酸。对氨基水杨酸可从低剂量开始逐渐加量，注意除外引起腹泻的其他原因。

口服乳酸菌（或酸奶）可减轻腹泻、腹胀症状，但口服氟喹诺酮类、阿莫西林克拉维酸钾等的患者2小时内不能食用酸奶。

（三）肾功能损害

1.注意事项　抗结核治疗前应常规检查尿常规及肾功能，如果有异常，那么在选择化疗方案时，应酌情慎用或禁用对肾脏有损伤的药物，并且在抗结核的治疗过程中要密切监测肾功能及尿常规，早期发现异常，及时停用可疑药物，严重者停用所有抗结核药物（利福平、乙胺丁醇、异烟肼、对氨基水杨酸钠、左氧氟沙星等）。

抗结核药物引起肾损害多表现为急性间质性肾炎，氨基糖苷类如链霉素、卡那霉素、阿米卡星易引起肾小管坏死。对原有肾脏疾病或潜在肾脏疾病的患者如糖尿病、风湿免疫疾病、其他对肾脏损伤的药物治疗中的患者，应慎用或禁用上述药物。肾功能不全者慎用利福类药物。利福平间歇用药可引起急性肾衰，与免疫机制有关。

2.肾功能损害的处理

（1）停药。

（2）卧床休息。

（3）限盐、限水，维持水、电解质平衡，营养支持。

（4）纠正代谢性酸中毒、高钾血症，必要时行血液透析、腹膜透析。

（5）利尿。

（6）控制感染。

（7）考虑为与免疫有关的肾功能损害时，应及时加用肾上腺皮质激素治疗。

（8）确定引起不良反应的药物，慎重选择方案。

（四）血液系统损害

1.注意事项　利福平类药物对骨髓造血系统的影响最明显，其他抗结核药物引起血液系统损伤的不良反应少见。应用抗结核药物治疗前应常规检查血常规，注意患者牙龈、皮肤黏膜、尿液等是否存在出血现象。应用抗结核药物治疗过程中应定期复查血常规，如发现有异常出血及相应症状，应随时复查血常规、凝血功能等，并与用药前比较有无变化，如果排除了引起出血的其他原因，可考虑为应用抗结核药物引起的不良反应，导致血液系统受损，应立即停药，并酌情做骨髓穿刺活检，监测骨髓造血功能。对于原有血液系统疾病患者或老年患者、有过敏反应史的患者，在用药过程中要密切观察血常规。血液系统损害纠正后，要筛选引起不良反应的药物，谨慎选择方案。

2.治疗原则和方法

（1）粒细胞减少。

1）白细胞（3～4）$\times 10^9$/L。暂不停药，可加用口服升高白细胞药物，如地榆生白片等，3～4日复查一次血常规。

2）白细胞≤3$\times 10^9$/L。停用所有可能引起骨髓抑制的药物，给予升白细胞治疗，如服用利可君、鲨肝醇、地榆生白片等，每3～4日复查一次血常规。

3）白细胞≤1$\times 10^9$/L。停用所有抗结核药物，给予粒细胞集落刺激因子，连用3日，同时应用口服升白细胞药物，每2～3日复查一次血常规。当白细胞恢复至4$\times 10^9$/L，且中性粒细胞恢复至2$\times 10^9$/L以上时，可逐步恢复抗结核治疗，逐一加用抗结核药物，并筛选出引起不良反应的药物，严密监测血常规，每加用新药前后均需复查血常规。

（2）血小板减少。要注意除外假性血小板减少。

1）血小板>80×10^9/L。治疗方案不变，每3～4日复查一次血常规，并注意观察有无临床出血症状。

2）血小板（30～80）$\times10^9$/L。停用可疑药物，同时应用升血小板药物，如升血小板胶囊、咖啡酸片，可用白介素11（IL-11）治疗，每2～3日复查一次血常规。

3）血小板<30×10^9L。停用所有抗结核药物，密切监测出、凝血时间，观察临床出血倾向，及时输注血小板，同时加用IL-11，血小板恢复后及时停药。

（3）贫血。抗结核药物很少直接单独引起贫血，如血红蛋白较抗结核药物治疗前下降30g/L，在排除了其他引起的贫血的原因后，可考虑为抗结核药物引起的骨髓抑制。如同时伴有间接胆红素升高，血红蛋白尿及溶血性贫血的症状，应考虑为溶血性贫血，此时应立即停用可疑药物，溶血性贫血严重者应停用所有抗结核药物，积极处理。因溶血性贫血是由Ⅱ型超敏反应所致，严重者可出现溶血危象。

溶血危象是指突然出现寒战、高热，烦躁，胸闷、头痛，极度疲乏，剧烈腰背及四肢酸痛，少尿、无尿甚至尿闭，血红蛋白骤减，贫血、黄疸，网织红细胞增加，肝脾明显肿大。此时治疗应立即停用所有抗结核药物，应用肾上腺皮质激素、大量输液碱化尿液（注意电解质平衡）、输血、血浆置换、预防肾衰，防治其并发症。

（4）严重造血功能障碍。如粒细胞减少应注意预防感染，血小板减少时应注意预防出血，必要时输新鲜血或成分血。

（五）过敏反应

1.注意事项　所有抗结核药物均可发生过敏反应，所有患者都有可能在应用某种药物后发生过敏反应，因此对于既往有家族过敏史的患者，对药物、食物及其他任何物质有过敏史的患者，均应详细询问并记录，以避免或谨慎使用类似药物。在服药期间，应嘱咐患者避免进食易引起过敏的食物。

2.治疗原则

（1）轻度过敏者。如单纯皮肤轻度瘙痒、少量散在斑丘疹可酌情加用抗组胺类药物。

（2）如经上述处理，皮疹增加或合并发热体温低于38.5℃，不伴寒战者，如能确定某种药物可单独停用，并加用抗组胺药如苯海拉明、异丙嗪等，或钙离子拮抗剂、维生素C等。

（3）如体温高于39.0℃尤其伴有明显寒战者，皮肤黏膜水泡、嘴唇或眼部水肿或喘息者，立即停用所有药物，及时应用肾上腺皮质激素，并及时查肝肾功能、血常规、尿常规、心电图等。

（4）过敏性休克。常突然发生，常在用药后即刻、数分钟或30分钟内发生，表现为喉部或舌部肿大，声音嘶哑，胸闷、气促、心悸不安，血压下降，抽搐、昏迷，即刻皮下或肌注肾上腺素1：1000（1mg/ml）0.5～1ml，或肾上腺素静脉滴注，2～4μg/min，总量100～500μg，同时扩容、升压、纠正酸中毒、应用肾上腺皮质激素、钙剂及对症治疗。确定导致过敏的药物后，禁忌再用，而且不得尝试脱敏应用。

（5）皮肤、黏膜症状。喉头水肿，及时行气管切开。任何药物都可能引起荨麻疹和风疹，但最常引起这些反应的是异烟肼、利福平、吡嗪酰胺、氟喹诺酮类药物和乙胺丁醇。如反应不严重，病情没有过敏性反应的迹象，则可在有监测的环境中尝试，每次重新试用一种药，如果未发生过敏反应，并且没有全身性症状、黏膜受累，则可考虑使用基本药物进行脱敏用药，但如果某种药物的试验剂量就引起反应，则应该停止使用该种药物。

（6）脱敏治疗。对于病情需要，而又没有替代药品的情况下，可采用脱敏治疗。脱敏是对发生过敏反应的患者，反复给予非常小量的变应原刺激抗体产生属于IgG的封闭抗体，从而减轻或避免变态反应的发生。一般药物从微水平开始，以后逐渐增加剂量，直至达到治疗剂量为止。脱敏疗法应在住院并有抢救设备的病房中进行。脱敏成功后药物尽量避免中断应用，如中断再用时仍需重新开始脱敏，这一过程可能引起严重的过敏反应，甚至死亡，应谨慎使用，并熟练掌握正确的方法。

再用药时应结合临床，分析已使用的药品，从最不可能引起反应的药物开始试用，逐一缓慢加用，首次可减少剂量，用药3日如果无反应，再加用另一种药物。

（六）其他系统损害

1.胃肠道反应　轻度胃痛，胃酸、胃灼热、恶心、呕吐，腹胀，可改变用药时间，如餐后1～2小时服用，或睡前服用。如症状不缓解，可用多潘立酮、甲氧氯普胺、奥美拉唑等，如原有胃肠道病变者可酌情长期应用改善胃肠道症状的药物。少数患者用药后可出现腹胀，大便次数增多，但大便常规正常，考虑与肠道功能紊乱有关，减慢输液速度或改变用药时间，多数可逐渐自愈。

2.高尿酸血症　吡嗪酰胺引起的高尿酸血症，可酌情加用别嘌呤醇，或停药。

3.肌肉、肌腱疼痛　氟喹诺酮类致使肌肉、肌腱疼痛，如能耐受，可适当休息或加用非甾体类解热镇痛药如布洛芬等对症治疗；如不能耐受或为跟腱疼痛应立即停药，给予对症治疗，一般停药后可自行缓解。

4.听力减退和前庭功能受损　应用氨基糖苷类药物时应询问患者家族史，如有先天或后天幼年耳聋者或应用某药后听力曾受损者应禁用，用药前检测患者听力，用药中密切观察患者听力变化，并避免用利尿剂等对听力有影响的药物。早期发现先兆反应，如间断耳鸣，耳饱胀感，间断听力减退、眩晕等，及时停药，可加用维生素B、腺苷古胺、六味地黄丸等，少数停药后仍可耳鸣、耳聋加重，甚至导致全频听觉丧失，极少数眩晕可持续。

5.视神经损伤　乙胺丁醇最常见，糖尿病及其他视神经受损患者应慎用，严重者应禁用，用药前、中均应检测视功能，用药中如患者出现视物模糊立即停用乙胺丁醇，应用营养神经药物，停药后多数能缓解，极个别可致盲。丙硫异烟胺、利奈唑胺、利福布丁、异烟肼和氯法齐明也与视觉毒性有关。利福布丁可导致葡萄膜炎，但具有可逆性；利奈唑胺可引起失明，停药2周以后可恢复。治疗中应教育患者随时报告视力变化，及时纠正营养不良，严密监测视力变化，并随访评估。

6.神经症状　环丝氨酸可引起精神症状，一旦出现及时停药，停药后一般可恢复正常；服用环丝氨酸，可适当加用维生素B_6以减少毒性反应。异烟肼可诱发癫痫发作或精神症状，停药后部分不能恢复正常，仍需长期用抗精神药或抗癫痫药。氟喹诺酮类也可引发抽搐，但有抽搐史者不应作为使用这些药物的禁忌证。补充维生素B_6可降低发生抽搐的风险。

7.末梢神经炎　合并糖尿病的患者慎用异烟肼，应用中需密切观察末梢神经的反应，如发现手足感觉异常，可补充维生素B，如加重，应酌情停药，停药后仍需服用维生素B对症治疗，极少数患者不能恢复正常。利奈唑胺常引起末梢神经炎，特别用药半年以上者更易发生，严重者可致双下肢无知觉。停药后极少数不能恢复正常。

8.甲状腺功能减退　可由对氨基水杨酸或丙硫异烟胺引起，两药同时应用时症状发生率可高达40%，故临床应定期检测甲状腺功能，至少每月1次。可用甲状腺激素替代疗法，同时继续用药，严重者需停上述药物。

9.光毒性　多由氟喹诺酮类和氯法齐明引起。患者服药期间应避免强光照射并酌情使用防晒霜，严重者可停药，即使停药后也会在较长时间内发生光毒性反应。

五、病例

（一）病例简介

患者，男性，52岁。

主诉　间断咳嗽、咽痛半年余，发热1个月。

现病史　患者半年来反复咳嗽、咽痛，在当地按“炎症”治疗（具体用药情况不详），症状无好转。1个月前出现发热，体温最高达40℃，伴发冷、寒战，本地行喉镜检查考虑咽部溃疡，肺部CT考虑双肺结核，本地给予异烟肼、利福平、吡嗪酰胺、乙胺丁醇、左氧氟沙星及阿米卡星抗结核及对症退热治疗（间断应用肾上腺皮质激素），仍间断高热，为进一步诊治来首都医科大学附属北京胸科医院就诊。院外共应用异烟肼、利福平、乙胺丁醇、吡嗪酰胺、阿米卡星、左氧氟沙星20日。

既往史　既往体健。

个人史　无药物过敏史。

查体　T 37.5℃，P 100次/分，R 25次/分，BP 120/80mmHg，一般情况可，双肺可闻及湿啰音，心音有力、律齐无杂音，肝脾未触及肿大。

辅助检查　胸部CT（2015年8月25日）示右肺上叶可见斑片状高密度影，边缘不清，内可见斑点状致密影，周围伴纤维索条影与胸壁相连，余肺野可见弥漫分布的小结节状及斑点状阴影，纵隔内可见多个小淋巴结影，两侧胸壁下可见幕状软组织密度影；与2015年8月10日胸部CT对比显示肺部病变融合，有明显进展。痰抗酸染色2次阳性。血常规：WBC 20.60×10^9/L，N 87.60%，RBC 4.33×10^{12}/L，HGB 122.0g/L，HCT 36.80%，余未见明显异常。电解质：K^+ 3.1mmol/L，Na^+ 133.0mmol/L，Cl^- 95mmol/L；ESR 82mm/h。血结核抗体：阳性。血气分析：pH 7.56，$PaCO_2$ 31.4mmHg，PaO_2 61mmHg。

（二）诊断

血行播散性肺结核，急性双上中下涂阳初治；肺部感染；低氧血症；电解质紊乱，低钾血症、低钠血症、低氯血症；低蛋白血症。

（三）治疗经过

入院后给予异烟肼、利福平、吡嗪酰胺、乙胺丁醇、左氧氟沙星抗结核治疗，哌拉西林/他唑巴坦抗感染及对症治疗；患者仍高热，体温达39.6℃，伴发冷、寒战，考虑有药物热可能，停用所有抗结核药物后，患者午后发热体温波动在37.5～38.5℃，无发冷、寒战。逐渐加用莫西沙星、异烟肼，患者无高热，无发冷、寒战；加乙胺丁醇一粒（0.25g）口服，3～4小时即感发冷、寒战，体温最高达39.5℃，考虑乙胺丁醇导致高热，停乙胺丁醇，体温好转，判定为乙胺丁醇引起高热；后逐渐加吡嗪酰胺、利福平，未见高热；应用莫西沙星、异烟肼、利福平、吡嗪酰胺药物抗结核治疗1个月后体温正常，复查肺部CT示肺部病变明显吸收，好转出院。

（四）经验教训

乙胺丁醇最常见不良反应为视神经炎，而发热、畏寒等也有发生，应引起临床医生的重视，及早发现，及时处理。

（初乃惠　吴树才　李志惠）

参考文献

1.肖和平,屠德华,朱莉贞,等.耐药肺结核化学治疗指南.北京:人民卫生出版社,2015.

2.裴洁,银春莲,覃伟.联用环丝氨酸在耐多药肺结核治疗中的疗效及安全性研究.传染病信息,2015,28(4):237-240.

3.杨梦婕.1例结核性胸膜炎患者对多种抗结核药物出现不良反应的病例分析.抗感染药学,2015,2:247-250.

4.宋艳华,郭少晨,高孟秋,等.环丝氨酸治疗耐多药结核病的血药浓度及不良反应监测.中国防痨杂志,2014,36(5):399-401.

5.吴燕.氟喹诺酮类药物的中枢神经系统不良反应.医学信息,2014(28):185.

6.谢安,肖和平.环丝氨酸在治疗耐多药结核病方面的应用.中华结核和呼吸杂志,2012,35(12):949-950.

7.Carroll MW,Lee M,Cai Y,et al. Frequency of adverse reactions to first and second-line anti-tuberculosis chemotherapy in a Korean cohort. Int J Tuberc Lung Dis,2012,16(7):961-966.

8.Sotgiu G,Centis R,D Ambrosio L,et al. Efficacy,safety and tolerability of linezolid containing regimens in treating MDR-TB and XDR-TB:systematic review and meta-analysis. Eur Respir J,2012,40(6):1430-1442.

9.Baghaei P,Tabarsi P,Dorriz D,et al. Adverse effects of multidrug-resistant tuberculosis treatment with a standardized regimen:a report from Iran. Am J Ther,2011,18(2):29-34.

10.肖东楼,马玙,朱莉贞.抗结核药品不良反应诊疗手册.北京:人民卫生出版社,2009.